食管疾病防治与调养

张昌欨　编著

金盾出版社

内 容 提 要

本书简要介绍食管的结构组成和生理功能,重点论述常见食管疾病的病因、临床表现、诊断要点和鉴别、中西医治疗方法、饮食调养、家庭护理及预防措施。其内容丰富,科学实用,适合于患者和广大群众阅读,也可供基层医务人员参考。

图书在版编目(CIP)数据

食管疾病防治与调养/张昌欣编著 . -- 北京:金盾出版社,2012.7

ISBN 978-7-5082-7408-9

Ⅰ.①食… Ⅱ.①张… Ⅲ.①食管疾病—诊疗 Ⅳ.①R571

中国版本图书馆 CIP 数据核字(2012)第 013288 号

金盾出版社出版、总发行
北京太平路 5 号(地铁万寿路站往南)
邮政编码:100036 电话:68214039 83219215
传真:68276683 网址:www. jdcbs. cn
封面印刷:北京蓝迪彩色印务有限公司
正文印刷:北京金盾印刷厂
装订:永胜装订厂
各地新华书店经销
开本:850×1168 1/32 印张:11.5 字数:288 千字
2012 年 7 月第 1 版第 1 次印刷
印数:1~8 000 册 定价:29.00 元
(凡购买金盾出版社的图书,如有缺页、
倒页、脱页者,本社发行部负责调换)

前　言

　　近年来,由于社会的进步和经济的快速发展,人们的物质生活水平有了很大提高。然而,随之而来的饮食结构西化,精神压力增大,加之不健康的生活方式泛滥,使患食管疾病的人数在不断增多。

　　反流性食管炎曾经是西方国家的高发病,在我国也已经成为都市人群的"时髦病"了。

　　我国食管癌的发病率也居高不下。食管癌死亡人数占世界食管癌死亡人数的 $60\%\sim70\%$,每年新发生的食管癌占世界总数的 50%。

　　目前已经证实,许多食管疾病与损伤、病毒或细菌侵害、食入致病物质、营养不平衡等因素有关系;有的病人与家族遗传有关。虽然如此,但人们的居住环境、饮食习惯、生活方式是可以改变的。只要有自我保健意识,增强机体免疫功能,减少恶性刺激,科学防病治病,就能夯实健康基石,远离食管疾病。

　　基于科普宣传,服务大众的宗旨,我们编写了《食管疾病防治与调养》这本书。内容包括食管疾病的相关基本知识、常见的症状及常用的检查手段、常用药物和治疗方法、精神调养与心理护理、自我保健与家庭护理、膳食调养与饮食指导、锻炼原则与运动方式等。希望读者能够开卷有益。

　　人们常说:健康是金! 健康是福! 的确,如果一个人失去了健康,那么他原来所拥有的和正在创造的,以及即将拥有的都将全部归于零。防未病甚于治已病,只有掌握了正确的预防保健知识,并付诸于行动,才能真正达到捍卫健康的目的。

据世界卫生组织调查,导致疾病的因素中,内因占 15％,社会因素占 10％,医疗因素占 8％,气候地理因素占 7％,个人生活方式的因素却占了 60％。所以,世界卫生组织于 1992 年发表了著名的《维多利亚宣言》,宣言中提出了健康的四大基石:合理膳食,适量运动,戒烟限酒,心理平衡。

我也谨借下面这首诗与广大热爱生活、珍视生命的朋友们共勉:狂飙信有撼天力,奈何劲松腰不屈;忍看泥沙逐流去,高山仍在添翠绿。

张昌欣

目　录

第一章 消化立业 食管首功

一、食管的自白

我的名字叫食管,是人体消化系统中不可缺少的重要器官。我的存在与人的生命有着密切的关系,一旦我生病或受伤了,那么人就不能吃东西了,营养能量得不到供应,紧接着就会危及生命。您说:我重不重要?

其实,对我好,也是对自己健康负责。所以,请大家真正爱护我! 呵护我! 保护我!

下面有十条远离食管疾病的建议,提醒大家,善待自己就必须在日常生活中付诸行动。一定要谨记哟!

1. 饮食讲究 大量吃肉、过量吃盐,癌魔就会悄然而至;多吃蔬菜、水果、谷物和喝绿茶,可以减轻癌魔侵扰的危险。所吃食物最好也是新鲜的。新鲜的蔬菜和水果含有较多维生素 A 和维生素 C,能预防食管癌发生。亚硝胺与食管癌的关系密切,真菌能增强亚硝胺的致癌作用。因此,要禁食隔夜的剩蔬菜、腐烂的水果、发霉的粮食、市售的咸鱼、咸肉和腌菜,以及煎、炸、熏、烤的食物。

2. 细嚼慢咽 吃东西时要细嚼慢咽。因为食管的鳞状上皮虽具有一定的"耐磨"特性,但毕竟程度有限。细嚼,可使口腔"击碎"食物中的一些"硬家伙",还可以使食物与唾液充分混合,形成光滑的食团。慢咽,可使食团得到食管分泌的黏液的润滑,帮助食团顺利下移到胃里,使食管不会受到磨损。如果吃东西时狼吞虎咽,那么食管难免会受到损伤。不要吃过烫的食物,不要进食过快,不要过量饮烈性酒以减轻对食管黏膜的刺激。同时,应避免精神上的重大刺激和体力过劳,这些都会促使胃-食管发生反流,产生反流性食管炎。

3. 戒除烟酒　烟、酒是食管健康的敌人,会削弱食管清除酸的能力和对上皮的保护功能,也是食管癌的诱发因素。正如清代喻昌所云:"过饮醇酒,多成噎证,人皆知之。"不可不加以警惕。

4. 生活规律　生活要有规律。规律的生活可使机体处于正常的工作状态。赖床、熬夜、不定时进餐等不良习惯均会直接影响食管健康,增加食管疾病的发生几率。

5. 锻炼身体　平时多注意加强身体锻炼,如果工作时很少活动或仅有轻度活动,每天应有约 1 小时的快走或类似的运动量,有助于增强食管的抗病能力和调节食管括约肌的功能。

6. 心理健康　保持健康心态,要情绪乐观,消除精神上的紧张。如果精神高度紧张,情感过于脆弱,情绪容易波动等,都会引起寝食不安、身体免疫功能下降等,极易导致食管疾病发生。《明医指掌》就曾说:"噎病多起于忧郁,忧郁则气结于胸臆而生痰,久则痰结成块,胶于上焦,道路狭窄,不能宽畅,饮则可入,食则难下而病已成矣。"所以,爱我,要从心开始。

7. 远离疾病　有些全身性疾病与食管疾病有关,却常被忽视,如糖尿病、结核病、缺铁性贫血、病毒感染、口腔疾病等。积极治疗这些疾病,有利于减少食管疾病的发生。

8. 定期体检　定期体检是预防食管疾病的最佳手段。如果生活在食管癌的高发地区,年龄在 40 岁以上,又是男性,平时有吸烟、饮酒等不良嗜好,近期出现吞咽困难、胸骨后疼痛或不适,应尽快进行食管 X 线钡剂检查、内镜与活组织检查,以便能够早期发现、早期治疗食管癌。

9. 合理用药　对于一些容易损伤食管黏膜的药物(如阿托

品、山莨菪碱、颠茄片、硝苯地平等)应对症服用。服药时还应注意服药方法。卧位、半卧位服药,干吞药片或喝水太少(少于15毫升),一次大把大把地服药,都是不科学的服药方法,容易使药片"卡"在食管里。应该直立、端坐位服药,多饮水,一次少服几片,多服几次。

10. 早治食管病 发现食管病应尽早治疗。特别是发现食管癌前病变如巴雷特食管、食管上皮异型增生等,就要配合医生积极治疗。每日还要多食新鲜蔬菜和水果,有规律地吃水果,可以降低63%患癌症的危险。补充多种维生素如维生素C、维生素E、维生素B等,有利于增强机体抵抗力和食管的抗病能力。势强方可凌弱,身体强壮了,癌魔自然会退避三舍。

二、走近食管看组成

我们身体里面有一个长管状的器官那就是食管。食管是消化道最狭窄的部分。食管的上端在环状软骨处与咽部相连接,下端穿过横膈膜肌1～4厘米后与胃贲门相接。

成年人的食管从门齿到食管入口处的距离约15厘米,再到贲门全长约40厘米。

食管分为颈、胸、腹(亦即上、中、下)三段。颈段长约5厘米,是指由食管开始端至颈静脉切迹平面的一段,胸段长约15厘米,上接食管颈段,下至横膈膜肌食管裂孔。腹段仅1～3厘米,上接胸段,下接胃贲门部,与肝左叶后缘相邻。食管疾病多发生在食管的中、下段。

食管有三个生理狭窄,第一个狭窄位于环状软骨下缘,即相当第6颈椎下缘平面,距门齿15厘米;第二个狭窄位于左主支气管及主动脉弓处,即第4～5胸椎之间的高度,距门齿约25厘米;第三个狭窄位于横膈膜肌的食管裂孔处,距门齿35～40厘米。食管

的这三个狭窄是异物滞留和食管癌的好发部位。医生在进行食管
内插管操作时,通过这三个狭窄处时尤其需要谨慎,以防损伤食管
壁。

食管壁较薄,仅 0.3～0.6 厘米厚,容易穿孔。食管壁由内向
外分四层。

1. 黏膜层 包括上皮、固有层和黏膜肌层。上皮为较厚的未
角化的复层扁平上皮,耐摩擦,有保护作用。在食管与胃贲门交界
处,复层扁平上皮突然变成单层柱状上皮;固有层为致密结缔组
织,内有食管腺导管;黏膜肌层由纵行肌组成。

2. 黏膜下层 为厚的疏松结缔组织构成,内含食管腺,可分
泌黏液经导管排入食管腔,起润滑作用。黏膜和黏膜下层形成
7～10 条纵行皱襞,横切面呈星形。食物通过食管时,皱襞消失。

3. 肌层 上 1/3 段为骨骼肌,下 1/3 为平滑肌,中段为骨骼
肌和平滑肌混合组成。其肌纤维的排列为内环形和外纵形两层。
食管还有括约肌,位于环状软骨水平的,称为食管上括约肌;位于
食管下端,一部分在膈上,穿过膈孔,另一部分在膈下的高压带,称
为食管下括约肌。这两处括约肌在非进食情况下是关闭的,可阻
止胃内容物反流入食管。

4. 外膜 由疏松的纤维组织构成,含有较大的血管、淋巴管
和神经,它与食管周围的器官相连。

食管的淋巴系统是由食管黏膜、黏膜下层、肌层发出的淋巴输
出管,离开食管后分两路,短输出管进入食管旁淋巴结;长输出管
走行一段距离后进入食管附近淋巴结。了解淋巴的流行方向,有
助于了解食管癌经淋巴道转移的规律,如颈段食管癌常有颈部淋
巴结转移,晚期食管癌可有锁骨上淋巴结转移。

看一下食管的“左邻右舍”,有助于我们对食管知识的更多了
解。

食管颈段前面借疏松结缔组织与气管后壁相邻。后面贴附于

脊柱,由食管后间隙及椎前筋膜与脊柱隔开。在食管与气管两侧所形成的浅沟内,有左、右喉返神经自下向上走行,肿瘤侵犯或压迫此神经时,可致哑。

食管的前外侧与甲状腺两侧叶的后部相邻,有时食管肿瘤可侵犯到甲状腺内,形成肿块,可能误诊为甲状腺肿瘤而误行治疗。胸段食管在胸腔入口处,食管位于气管和脊柱之间,在气管分叉以上,食管前壁借疏松结缔组织与气管膜部紧密相连。气管分叉略下,左主支气管横过食管的前方。气管分叉以下,食管前有心包。

食管与主动脉关系很密切,自上而下,食管首先位于主动脉之右方,至第七胸椎水平始向左偏斜,在胸主动脉的前面,至第八胸椎以下,胸主动脉在食管与脊柱之间。

三、走近食管聊功能

食管主要的功能是通过蠕动把食团输送到胃里的。

食团吞咽后由咽腔进入食管上端,食管肌肉即发生波形蠕动,促使食团沿食管下行至胃。食管的蠕动波为2~4厘米长,其速度为每秒钟2~5厘米。

成年人自吞咽开始至蠕动波到达食管末端约需9秒钟。食物在食管内移动的速度,以流体最快,糊状食物较慢,固体最慢。水在食管中只需1秒钟便到达食管下端。人在卧位情况下,食团也能因蠕动入胃,但移动较慢。如果有外伤、异物、炎症或肿瘤,食物下咽就会发生困难,出现哽噎感。

食管上括约肌是食团进入食管的第一个关口,它有两个功能:①防止吸气时空气进入食管,并使呼吸的无效腔(即死腔)减至最低程度。②防止食物反流入咽腔,以免误入气管。

食管下括约肌处的内压较胃内压高,有"高压区"之称,起到了天然"阀门"的作用,可有效防止胃内容物反流入食管。

吞咽时，食团尚未到达食管下括约肌之前，此括约肌松弛，内压下降，并可持续10～12秒钟，直到食团通过为止。

如果反复吞咽，食管下括约肌将持续松弛；如果提高腹内压，食管下括约肌的内压也随之提高，且提高的程度为胃内压的2～4倍，故胃内容物不会反流入口腔。

当暴饮暴食、吃了解痉药物等原因使食管下括约肌抵抗反流的功能下降或消失时，胃内的胃酸就很容易反流到食管，长此以往，可引起食管炎症、食管糜烂甚至食管溃疡。

当进食过多，发生胃扩张，食管下括约肌内压就会下降，其屏障功能减弱，胃内气体可反流入食管，产生嗳气，人就会出现打嗝症状。

食物成分也影响食管下括约肌的紧张性，如蛋白质食物和碱化胃内容物可提高下括约肌的紧张性，这是由于胃泌素释放增多所致；而酸化胃内容物则降低食管下括约肌的紧张性，这是由于胃泌素释放减少所致。

四、呵护食管惠及胃肠

食管是人们饮食的"第一通道"，它没有显赫的位置，也没有多大的分量，结构也不十分复杂，却担负着输送食物、水分、饮料及大多数药物的重要任务，从不懈怠，任劳任怨。

食管在承上（上连口腔）启下（下接胃）默默无闻地工作着。据粗略计算，人的一生中至少有20多吨食物、饮料，通过这约40厘米的管道进入胃中，继而送入肠道。所以说：消化立业，食管首功。

食管没有特殊的消化吸收功能。食管腔内壁表面的一层是黏膜上皮层，既薄又软，直接同食物接触，因此最容易受到各种食物的刺激，如果过于粗糙、过于热烫的食物在通过食管接触黏膜上皮时，会擦伤或烫伤食管黏膜上皮，使黏膜上皮发生破损、溃烂、出血等病变。

如果这种损害经常发生,不断刺激黏膜上皮,黏膜在反复增生、修复中,就会出现一些"变异"细胞,这些不正常的细胞多了,势必会向不好的方向发展,逐渐形成癌细胞。癌细胞的扩散和增殖,就会在食管黏膜表面出现增生、破溃、出血,并且逐渐突向食管腔或深入食管壁中间,造成人们在吞咽食物时的困难和阻塞感。

保护好食管,就守住了健康第一关,惠及胃肠,功德无量。而且对预防包括食管癌在内等多种疾病有着非常积极的意义。

另外提醒一下:呵护食管要从宝宝开始。小宝宝的食管黏膜组织薄弱,弹力组织及肌层也很幼嫩,下端括约肌发育还不成熟,控制能力差。宝宝吸奶时又很容易将空气吸入到胃里,把奶液推到食管或口腔中,所以宝宝常会"吐奶"或"溢奶"。

宝宝吃完奶后,妈妈最好能把宝宝竖起,抱在肩头,轻轻拍打背部,拍出胃里面的空气,就会有效防止宝宝吐奶。

宝宝8个月左右,食管发育成熟,"吐奶"的现象就会消失,断奶工作也会向前迈出一大步,可以吃稍硬一些的食物,如饼干、面包、苹果条、萝卜块等。但是,小颗粒的食物如花生仁、豆类等要磨碎了再给宝宝吃,以免引起食管损伤和窒息,千万要记住哦!

小贴士——

人体一般最适宜吃饭的温度是 10℃～40℃,一般最能耐受的高温就是 50℃～60℃,如果超过 60℃,就会对食管的细胞造成损伤,久而久之可能会发生癌变。

五、饮食健康测试题

1. 吃饭不愿剩，经常吃完盘中所有的食物。

2. 常吃咸菜，以及咸鱼、腊肉等腌制食品。

3. 经常吃方便面。

4. 经常吃刚屠宰的猪、牛、羊肉，认为其最新鲜，质量最好。

5. 喜爱吃动物内脏，如猪肝、猪大肠、羊杂碎等。

6. 喜欢选购白的馒头、挂面等面食，认为颜色越白越好。

7. 喜爱吃烧烤类食物，如羊肉串、烤鱿鱼等。

8. 喜欢在看电视、读书或行走时吃东西。

9. 不管食物营养价值如何，只要对胃口就买。

10. 喜欢吃素。

11. 为了某种目的，时常节食或严格限制饮食。

12. 喜欢用咖啡、冷饮或罐装甜饮料代替日常饮水。

13. 喜欢吃全麦面或杂粮。

14. 每天喝一杯牛奶或酸奶。

15. 在每3天的食谱中，都会安排胡萝卜、西红柿。

16. 西瓜、草莓喜欢挑个大的买。

17. 用餐后马上吃水果。

18. 晚餐通常是三餐中最丰盛的。

19. 常吃大豆、豌豆或扁豆。

20. 常吃洋葱、大蒜、姜。

21. 每周都吃河鱼或海鱼。

22. 常吃柑橘类水果，如柚子、橙子或橘子。

23. 经常不吃早餐。

24. 常在农贸市场购买没有包装的豆腐和豆制品。

25. 从小到现在一直偏爱某类食物。

26. 菜里要是盐、味精放少了,会觉得没有味道很难下咽。

27. 炒菜时,等油冒烟了才放菜。

28. 放了好几天的剩菜,只要觉得没放坏就加热后继续食用。

29. 每天刷碗时都用洗洁精。

30. 喜食甜食,烹炒各种菜时都喜欢放些糖。

评分标准:13、14、15、19、20、21、22 题选"是"得 2 分,选"偶尔"得 1 分,选"否"得 0 分;1、2、3、4、5、6、7、8、9、10、11、12、16、17、18、23、24、25、26、27、28、29、30 题选"是"得 0 分,选"偶尔"得 1 分,选"否"得 2 分。

测试结果:

◇ 得分在 50～60:A 级健康饮食标准

祝贺您! 能达到这个级别的人并不多,说明您非常了解如何健康地安排饮食,有良好的饮食健康意识和生活习惯,有高水准的饮食安全与营养方面的知识。

◇ 得分在 40～50:B 级健康饮食标准

很出色! 您和您的家人有较高水准的饮食安全与营养知识,有较高水平的健康饮食理念、方式和习惯。您的健康饮食水平高出平均水平,但还有可以提升的空间。

◇ 得分在 30～40 分:C 级健康饮食标准

您的饮食健康状况处在中等水平。在越来越注重饮食健康的今天,您没有落伍,但还需要努力,才能更好地保持并增进健康。您需要关注食品健康方面的信息,以获取更多的食品安全与营养方面的知识,提高健康意识,注重改变健康饮食方式和习惯。

◇ 得分在 30 分以下:D 级健康饮食标准

很遗憾! 您的饮食状况不健康。如果不加以改变,饮食对身体造成的损害会以您意想不到的方式显现出来。为了您和您家人的健康与幸福,请您马上对你的饮食方式和习惯做出调整,密切关注饮食健康和相关咨询,尽力改善现在的饮食状况。

第二章　追本溯源　揭魔面纱

一、患了食管炎苦不堪言

许多朋友可能有过这样的经历,辣椒吃多了,或空腹饮了烈酒,再或喝了过热的汤,一下子就感觉胸骨后灼热、疼痛,甚至吞咽困难,这就是粗心惹来了食管炎。

1. 食管炎的病因、症状及预防

(1)病因:食管炎通常是指食管黏膜浅层或深层组织由于受到不正常的刺激而受损,导致水肿和充血而引发的食管炎症。

这些刺激因素有烟、酒、辣椒,以及过冷、过烫、过硬的食物。当感到胃灼热,或"心口疼",喝热水或吃刺激性食物时胸骨后痛感明显,都是食管炎的症状。还有吞咽食物感到发噎,是由于食管水肿,食管内变窄或食管壁因炎症刺激而发生痉挛性收缩所致。食管炎应及时诊治,不然会恶化以至于发生食管黏膜溃疡,还会呕血或便血。

由胃腔内反流上来的胃酸,十二指肠反呕上来的胆汁也会腐蚀食管黏膜,发生食管炎。

正常情况下,胃酸或胆汁是不会反流到食管的,食管下半段有一处高压区,阻挡胃酸或胆汁向食管反流。如果贲门因故变松,高压区的压力会下降甚至消失,胃酸、胆汁就会反流到食管,对食管黏膜刺激强烈,引发食管炎。餐后平躺,进食过量,甜食或油腻食物吃得太多都会引起胃内容物向食管反流。

此外,如严重呕吐后,长期放置鼻胃管的病人,服用阿司匹林、强酸强碱、非类固醇类消炎药或接受化学治疗、放射治疗之癌症病人,或是本身抵抗力下降而受结核菌或念珠菌或病毒感染的病人均易得到食管炎的"青睐"。

　　就不同原因所致的食管炎,分别予以食管炎冠名,如:反流性食管炎、真菌性食管炎、化脓性食管炎、病毒性食管炎、药物性食管炎、食管结核、放射性食管炎等。

　　(2)症状:食管炎惹上身了,就会感到"胃灼热",或"心口疼",喝热水或吃刺激性食物时胸骨后痛感明显。还有吞咽食物感到发噎,是由于食管水肿,食管腔变窄或食管壁因炎症刺激而发生痉挛性收缩所致。

　　(3)预防:怎样呵护好自己的食管呢?

　　首先要管住嘴,平时应少吃或忌食高脂肪的饮食,戒烟、限酒,尤其不饮烈性酒。少吃柠檬汁、咖啡、巧克力、柑橘类水果、西红柿、胡椒粉等。

　　其次,还应避免餐后平卧和睡前进食。当感觉有胃酸反流迹象时,即胸骨后辣椒水样烧灼感,可于夜间睡眠时抬高床头,以防胃酸反流。

　　最后,树立保健意识,做好预防工作。感觉不适时,要及时检查,正规治疗。

2. 食管炎并发症及容易混淆的疾病

　　(1)食管炎的并发症主要有

　　①出血:可表现为呕血或便血,并伴有缺铁性贫血,发生率约为45%,其出血来源为食管炎和食管溃疡。

　　②狭窄:狭窄部位多于食管中、上段的鳞状-柱状上皮交界处,而胃食管反流引起的狭窄多位于食管下段。反流性食管炎的发生率为29%～82%。病变可单独累及柱状上皮,也可同时累及鳞状和柱状上皮。

③恶变:长期反流物进入食管可能起恶变作用。食管的柱状上皮区内可以发生异型增生,程度可自低度到高度,有时低度异型增生不易与正常柱状上皮区别,高度异型增生与原位癌有时难予区别,并可进展至浸润癌。

④溃疡:食管溃疡的发病率为2%～54%,食管柱状上皮受酸性消化液腐蚀后可发生溃疡,出现类似胃溃疡症状,疼痛可放射至背部,并可引起溃疡、出血、穿孔,溃疡愈合后发生狭窄,出现下咽不畅的症状。甚至可穿透主动脉导致大出血而迅速致死。溃疡的病理分型有两种,最为常见的为发生在鳞状上皮段的浅表性溃疡,这种类型与因反流性食管炎引起的溃疡相似。另一种少见的为发生在柱状上皮段的深大溃疡,与消化性溃疡相似。

(2)容易与食管炎混淆的疾病有

①癔球症:是指病人主诉喉部有异物感,不能起始吞咽,有堵塞感,临床检查未见器质性病变。病症认为是胃部高位反流造成食管上部刺激所致。有时为少数病人仅有的症状而导致误诊。通过内镜检查食管可以鉴别清楚。

②心绞痛:以胸闷气短或发作性心胸疼痛为主,常于劳累后发作,多无胸骨后烧灼感及吞咽困难。心电图示 ST-T 呈缺血性改变。食管滴酸试验阴性。食管炎的肌性疼痛与心绞痛可单独存在,有时同时存在,均可用硝酸甘油等缓解,鉴别很困难。心源性疼痛常横向胸部放射,而食管性疼痛垂直放射。两种类型的疼痛均能被运动突然引起,但改变体位用力时可发生反流,而持续不用力的运动可造成心绞痛。

③食管癌:以进行性进食梗塞感为主症,食管镜检及 X 线吞钡检查可作鉴别。

④胃溃疡:疼痛多位于胃脘部,常呈慢性、节律性、季节性与周期性发作,X 线钡剂及胃镜检查在胃或十二指肠球部可见溃疡病变。

二、反流性食管炎易"青睐"中老年人

许多中老年人常常感觉有胃灼热或反酸症状,这时候,反流性食管炎可能已经"青睐"上您了。

反流性食管炎是指胃、十二指肠内容物反流至食管引起的反酸、灼热感(胃灼热)等症状或组织损害,部分病人还可伴有食管外的表现,如非心源性胸痛、哮喘、慢性咳嗽、声嘶、慢性声带炎、咽喉炎、吸人性肺炎、肺纤维化,甚至龋齿等。因此,反流性食管炎病人到呼吸科就诊的事屡见不鲜。

1. 反流性食管炎的病因、症状及预防

(1)病因

①肥胖。肥胖是反流性食管炎主要症状发生的中度危险因素。超重是胃食管反流病病人中普遍存在的现象。

②吸烟。经常吸烟是引发反流性食管炎的危险因素。

③饮酒。饮酒与反流性食管炎显著相关。且每周饮酒7次以上与频繁的反流症状相关。

④食管裂孔疝。大的食管裂孔疝常伴有中至重度的反流性食管炎。食管裂孔疝可降低胃与食管交界处的张力,使食管括约肌松弛,容易引发反流。

⑤精神因素。心情抑郁和有沉重生活压力的人易患反流性食管炎。而劳累、精神紧张、生气都与反流性食管炎的患病关系较大,当病人的焦虑、抑郁、强迫症等负性情绪升高时,病情随之加重。

(2)症状

①反流性食管炎最常见的症状为反酸。每于餐后、躯干前屈或夜间卧床睡觉时,常有酸性液体或食物从胃、食管反流到咽部或口腔。此症状多在胸骨下烧灼感或胃灼热发生前出现。

②胃灼热感或疼痛。这也是本病主要症状。症状多在食后1

小时左右发生,可放射到肩胛区、颈、耳或上臂;或在身体前屈、仰卧或侧卧、剧烈运动时诱发;直立位或服制酸剂后症状可消失。过热、过酸食物可使症状加重。

③咽下困难的感觉症状较前两种症状少见。初期常可因反流性食管炎引起继发性食管痉挛,出现间歇性咽下困难;后期则可由于食管瘢痕形成狭窄,胃灼热感或疼痛逐渐减轻而为永久性咽下困难替代。进食固体食物时可在剑突处引起堵塞感或疼痛。

④严重的胃食管反流病可导致食管狭窄、出血等。

胃食管反流病发病原因是由于食管对胃、十二指肠内容物抗反流的防御机制下降,胃酸,以及胃蛋白酶、胆盐、胰酶等本来存在于胃腔中的消化液反流入食管,对食管黏膜反复侵蚀的结果。

⑤胃食管反流病的高发人群为中老年人。胃食管反流病的发病随年龄的增长而增加,40~60岁为发病高峰年龄。男女发病率之比为2.4∶1。

(3)预防:胃食管反流病对病人的生活质量影响很大,往往需要长期治疗。病人的反复就诊及重复检查,对有限的医疗资源造成很大负担。如何能有效地采取预防手段呢?

俗话说,防未病甚于治已病,下面有几条建议可助中老年朋友远离胃食管反流病:

①生活规律,起居有序,晚上不熬夜,晨起不赖床。

②保持良好的心态,多与他人沟通,学会释放压力。

③三餐饮食有度,减少脂肪摄入,脂肪可延缓胃排空,刺激胆囊收缩与分泌,降低食管括约肌压力,烹调以煮、炖、烩为主,不用油煎炸。

④增加蛋白质摄入,刺激胃泌素分泌,使食管括约肌压力增加。因此,食物中可以适当增加一些蛋白质,如瘦肉、牛奶、豆制品、鸡蛋清等。

⑤饮食宜少刺激性,少吃巧克力、甜食,烹调少用香辛料,如辣

椒、咖喱、胡椒粉、蒜、薄荷等。

⑥少喝酸性饮料及吸烟饮酒等,以防引起食管下括约肌张力下降,尤其是烈酒可使食管蠕动收缩的频率下降。

⑦减少进食量,饱食易导致食管下括约肌松弛。进食应细嚼慢咽,少量多餐。晚餐尤其不宜饱食;睡前 4 小时不宜进食。

2. 反流性食管炎并发症及容易混淆的疾病 反流性食管炎除可致食管狭窄、出血、溃疡等并发症外,反流的胃液尚可侵蚀咽部、声带和气管而引起慢性咽炎、慢性声带炎和气管炎。胃液反流和吸入呼吸道尚可致吸入性肺炎。近年来的研究已表明,反流性食管炎与部分反复发作的哮喘、咳嗽、夜间呼吸暂停、心绞痛样胸痛等有关。

以下这些疾病容易与反流性食管炎相混淆。

(1)心源性疼痛:食管炎的肌性疼痛与心源性疼痛可单独存在,有时同时存在,均可用硝酸甘油等缓解,鉴别很困难。心源性疼痛常横向胸部放射,而食管性疼痛垂直放射。两种类型的疼痛均能被运动突然引起,但改变体位用力时可发生反流,而持续不用力的运动可造成心绞痛。心绞痛症状以胸闷、气短或发作性心胸疼痛为主,常于劳累后发作,多无胸骨后烧灼感及吞咽困难。心电图呈缺血性改变。食管滴酸试验阴性。

(2)食管癌:以进行性吞咽困难为主症,食管镜检及 X 线吞钡检查可作鉴别。

(3)胃溃疡:疼痛多位于胃脘部,常呈慢性、节律性、季节性与周期性发作,X 线钡剂及胃镜检查在胃或十二指肠球部可见溃疡病变。

(4)癔球症:是指病人主诉喉部有异物感,不能起始吞咽,有堵塞感,经检查未见器质性病变。认为是胃部高位反流造成食管上部刺激所致。有时为少数病人的仅有的症状而导致误诊。

三、乘虚而入的真菌性食管炎

真菌在自然界中广泛分布，在已经发现的几千种真菌中可对人类致病的不到 100 种，而感染食管者只占其中极少数。

真菌作为条件致病菌常存在于人体皮肤、黏膜。35％～50％正常人及 70％住院病人口咽部可培养出白色念珠菌，当机体抵抗力减弱或正常机体微生物丛间的拮抗作用失衡时便乘虚侵犯多系统引起深部真菌感染。食管是较常侵犯的器官。

近年来由于抗生素、激素、免疫抑制药、抗肿瘤药物的广泛应用，以及器官移植和慢性衰竭病人日益增多，同时也由于内镜检查的应用诊断水平的提高，因此食管真菌感染屡有报道，尤其是艾滋病、食管癌合并真菌性食管炎颇为常见，

真菌性食管炎主要是由白色念珠菌感染所致，其次是热带念珠菌和克鲁斯念珠菌等。这种真菌广泛存在于自然界中，正常人皮肤、口腔、肛门、阴道中都有该菌存在，但以消化道（食管、胃、肠）带菌率最高，约占 50％。

1. 真菌性食管炎的病因、症状及预防

（1）病因：在一般情况下白色念珠菌不会导致食管炎，当机体状况发生一定变化，如长期大量使用广谱抗生素；长期接受激素或抗肿瘤药物治疗；慢性病及营养不良致机体抵抗力低下等情况下，宿主和微生物之间的动态平衡发生紊乱，机体免疫功能受损均易让真菌乘虚而入引发真菌性食管炎。

引发真菌性食管炎的原因主要有以下几种：

长期大剂量应用广谱抗生素，使机体内敏感的细菌被抑制，破坏了机体平衡，如某些可以产生抗真菌物质的革兰阴性杆菌被抑制，真菌繁殖速度就会加快。

长期应用大量糖皮质激素，可促使中性粒细胞和巨噬细胞溶

解,抗体减少,增加了真菌的毒素作用。

大剂量放射线照射及使用免疫抑制药,引起中性粒细胞和巨噬细胞数量下降,甚至直接损伤正常组织和细胞,从而为真菌感染创造条件。

长期接受激素或抗肿瘤药物治疗,导致机体免疫功能受损。

身体和体内微生物之间的动态平衡发生紊乱。

营养不良、年老体衰、消耗性疾病、手术等都会导致机体细胞免疫功能低下及白细胞吞噬、杀菌功能降低。

(2)症状:真菌性食管炎患者会感觉吞咽异物感、胸骨后不适感、反酸恶心、饱胀感。也可能仅有上腹不适感及厌食。常规胃镜检查时,医生通过消化道内镜检查可发现食管出现不连续点状及岛状白色物质附着,用水冲洗不易冲走,进行细菌刷检涂片,可发现白色念珠菌、隐球菌或球状孢子菌等真菌感染。

(3)预防:真菌性食管炎应预防与治疗相结合,特别应预防医源性因素所致的感染,严格掌握抗生素、激素使用的适应证,以减少该病的发生。

真菌性食管炎治疗方法较多,用中药锡类散、云南白药、大蒜素等治疗,西药如制霉菌素、两性霉素 B、酮康唑、氟康唑、伊曲康唑等抗真菌治疗均有效。

2. 真菌性食管炎并发症及容易混淆的疾病 真菌性食管炎多见于:①肿瘤病人,尤其是晚期肿瘤,并接受放射治疗或抗肿瘤药物治疗者。②长期接受抗生素或糖皮质激素治疗者。③某些慢性病,如糖尿病或再生障碍性贫血病人。④反流性食管炎,食管黏膜有明显糜烂或溃疡者。⑤艾滋病或艾滋病病毒携带者等免疫缺陷性疾病病人。

真菌性食管炎的并发症有食管狭窄、真菌团引起梗阻、上消化道出血、播散性真菌感染、食管穿孔、食管-气管瘘,以及继发性细菌感染所致的败血症。

下面这些疾病容易与真菌性食管炎相混淆：

（1）食管静脉曲张：本病大多有肝脏病史，查体可见门脉高压体征，如脾大、腹水、腹壁静脉曲张等。无吞咽疼痛，也极少发生吞咽困难。胃镜可见食管黏膜呈灰蓝色串珠状、蚯蚓状或团块状曲张静脉。

（2）食管癌：本病多发于中老年人。临床主要表现有进行性吞咽困难、消瘦、贫血等。通过胃镜检查及病理活检可确诊。

（3）食管结核：多数食管结核病人年龄轻，造影所见食管扩张性好，即使有狭窄通过亦较顺利，内镜下食管黏膜本身为炎症浸润和溃疡，活检病理可发现干酪样肉芽肿，抗酸染色可找到抗酸杆菌。

四、拖延不得的化脓性食管炎

化脓性食管炎可以发生败血症危及生命，故拖延不得。

1. 化脓性食管炎的病因、症状及预防

（1）病因：化脓性食管炎是在食管黏膜有破损的情况下，化脓性细菌（感染的病原体多为咽部的革兰阳性球菌和革兰阴性杆菌）侵入食管黏膜所导致的化脓性炎症。多继发于食管异物或器械检查造成食管黏膜损伤的基础上。

损伤所致的感染一般发生于损伤部位或附近，免疫功能下降者感染则多见于食管中、下段。细菌在食管壁增殖，并引起局部大量渗出、不同程度的组织坏死及脓液形成。病情轻者感染可较局限，表现为一至数个小脓肿；病情重者也可呈较为广泛的蜂窝织炎，累及食管周围组织、纵隔或毗邻脏器而形成瘘管，迁延难愈。

（2）症状：在感染较局限的情况下，脓肿可穿破并向食管腔引流而自愈，病人无感觉或仅有颈部疼痛或咽痛。病变范围较大的病人除颈部疼痛或吞咽痛外，还可出现吞咽困难、胸骨后疼痛、寒战、发热等症状。反应性较高者常可出现高热。少数病人可发生

败血症并出现相应的休克等表现。

（3）预防：防止异物、机械损伤对食管黏膜的破坏是预防化脓性食管炎的主要手段，这可以有效避免致病菌侵入食管壁，形成炎症。

另外，化脓性食管炎常发生在全身免疫力低下的状态，所以通过作息规律，合理饮食，坚持锻炼来提高机体免疫力是捍卫身体健康的最好方法。

2. 化脓性食管炎并发症及容易混淆的疾病 化脓性食管炎常发生在全身免疫力低下的状态，可同时合并其他病原体，如病毒、真菌等感染。感染加重时可以扩散，并发引起食管蜂窝织炎，累及食管周围组织，如纵隔和毗邻脏器而形成瘘管。还可以形成食管溃疡。甚至可导致败血症发生。

以下这些疾病容易与反流性食管炎相混淆：

（1）食管结核：病人结核菌素试验多为阳性。内镜下食管黏膜本身为炎症浸润和溃疡，活检病理可发现干酪样肉芽肿，抗酸染色可找到抗酸杆菌。

（2）病毒性食管炎：主要症状为吞咽疼痛。疼痛常于咽下食物时加剧，病人吞咽后食物在食管内下行缓慢。少数病人以吞咽困难为主要症状，轻微感染者可无症状。病毒性食管炎在内镜下可以发现感染病灶多位于食管远端，早期可见食管中下段环壁的1～3毫米小水疱，进展期可发现溃疡。细胞学、病理学和病毒培养检查均可协助诊断。

（3）反流性食管炎：病人多有胃灼热或反酸不适症状。通过内镜、钡剂造影、24小时便携式食管 pH 值监测、食管内酸灌注试验和试验性抑酸治疗等检查可以确诊。

（4）食管癌：病人有进行性吞咽困难，病程长者，伴有消瘦、贫血、衰竭等营养消耗情况发生。通过内镜、病理组织学检查、钡剂造影检查等不难发现癌症病灶。

五、季节变换当防病毒性食管炎

病毒性食管炎多见于恶性肿瘤、免疫功能紊乱及慢性消耗性疾病病人。化疗、放疗、激素治疗、艾滋病，以及局部创伤均可增加机体对疱疹病毒感染的敏感性。许多病人有近期病毒感染的病史。近年随着肾移植和应用免疫药物的增加，该病发病率有所增加。普通人群在季节交替变换时也容易发生病毒性食管炎。

1. 病毒性食管炎的病因、症状及预防

（1）病因：病毒性食管炎的致病微生物是疱疹病毒，故又名疱疹性食管炎。虽然存在于自然界的疱疹病毒约有 70 种，但目前认为主要有单纯疱疹病毒Ⅰ型和Ⅱ型、水痘-带状疱疹病毒、巨细胞病毒、EB 病毒等 5 种可引起人类疱疹性食管炎，其中以单纯疱疹病毒较为常见，在食管感染性疾病中仅次于白色念珠菌。

（2）症状：病毒性食管炎可以并发食管黏膜出血、食管瘘及病毒扩散引起感染。晚期合并症为食管狭窄。所以，早期不治疗，后果很严重。

在春、秋两季季节变换之时，也是感冒病毒流行期间，如感到全身酸痛、咽喉痛，伴有食管不适症状；或免疫受损者伴有食管不适症状应疑有病毒性食管炎。

病毒性食管炎加重时，病人会感觉到胸骨后异物感或胸骨后疼，吞咽疼和吞咽困难，偶有食管出血。而轻微感染多无症状。

（3）预防：病毒性食管炎无特殊预防方式，化疗、放疗、激素治疗、艾滋病，以及局部创伤均可增加机体对疱疹病毒感染的敏感性。所以，这类病人更需要重视。对疱疹频繁复发的病人，应尽量去除或避免诱发因素。积极采取措施均有助于预防单纯性疱疹感染的发生或原有隐伏性感染的发作。目前，预防单纯性疱疹的疫苗已进入临床试验阶段。

2. 病毒性食管炎并发症及容易混淆的疾病 病毒性食管炎的并发症有食管黏膜出血、黏膜坏死、重叠感染、单纯疱疹肺炎、气管食管瘘及病毒扩散引起感染。病程长的并发症为食管狭窄。

病毒性食管炎容易与下列几种疾病相混淆。

（1）食管巨细胞病毒感染：该病常可伴有其他内脏感染，因此常可在胃、肠黏膜及黏膜下发现食管巨细胞病毒。免疫重度抑制而长期存活的病人，食管巨细胞病毒常可引起食管溃疡，且易合并真菌及细菌感染。如果并发念珠菌感染或者胃酸反流，则病人常伴持续性胸骨后疼痛。

（2）水痘-带状疱疹病毒感染：水痘-带状疱疹病毒偶尔可在成年人导致食管的带状疱疹和在儿童导致食管出现水痘，一般能自愈。然而，在重度免疫抑制和免疫功能低下的病人，水痘-带状疱疹病毒可导致坏死性食管炎。食管中既可见到疱疹也可见到融合成片的坏死灶。在皮肤无带状疱疹的情况下，水痘-带状疱疹病毒感染可进一步导致内脏的播散性感染。

（3）人类免疫缺陷病毒感染：食管可成为人类免疫缺陷病毒感染的原发部位，可出现多个小溃疡。表现有发热、腹泻、吞咽疼痛及一过性的皮疹。

（4）乳头瘤病毒感染：乳头瘤病毒可导致正常人鳞状上皮长出疣和扁平湿疣。乳头瘤病毒感染食管较肛门、会阴部少见，病变为皮肤疣和扁平湿疣的一种翻版。诊断主要依靠组织病理学和免疫组化检查。食管乳头瘤病毒感染一般不需要进行治疗，如果进行治疗应用干扰素大多有效。大的病变需在内镜下进行摘除。

六、节外生枝的药物性食管炎

正常情况下经口服药时，药物从口腔经过食管很快到达胃，很少引起食管的不良反应。但是如果食管本身存在异常，如受压、狭窄、运动障碍、胃食管反流等，以及服药方法不当，如卧位服药、服药时进水太少，致使药物在食管滞留时间延长，某些药物则可引起食管损伤，这种因药物而引起的食管黏膜损伤称为药物性食管炎。

药物性食管炎自 1970 年开始被认识以来，发现其致病药物种类繁多。引起药物性食管炎常见的药物有抗生素类（如四环素、多西环素）、抗胆碱药依美溴铵、铁制剂、氯化钾缓释片、奎尼丁、阿司匹林，以及非甾体类抗炎药等。

抗生素是导致药物性食管炎的最常见药物，其食管损伤常不严重。服用林可霉素和复方新诺明的病人亦可见食管溃疡。长期应用广谱抗生素还可引起食管念珠菌感染。

无论氯化钾缓释片或肠溶氯化钾片，均可引起严重的食管损伤。这是由于氯化钾对食管黏膜的强烈刺激和腐蚀作用，可引起食管渗出、出血、溃疡和狭窄，甚至引起穿孔。

依美溴铵为抗胆碱药而用于治疗尿失禁和夜尿症，一般睡前服用。由于依美溴铵片接触水即膨胀崩解，如吞服时不用水或饮水过少，可因吸湿性能使其黏附在食管黏膜上，从而引起食管炎症、溃疡和狭窄。

普萘洛尔（心得安）、阿普洛尔（心得舒）、铁制剂均能导致食管溃疡。口服氟尿嘧啶容易出现出现胃烧灼痛、胸骨后压迫感及吞咽困难等不适症状，甚至出现坏死性食管炎。

皮下注射氯化卡巴胆碱有引起严重呕吐，以致食管下撕裂、穿孔。

大剂量水合氯醛和阿司匹林能刺激食管引起狭窄和溃疡。地高辛、奎尼丁、色甘酸钠、齐多夫定（叠氮胸苷）、氨茶碱、保泰松、吲哚美辛、泼尼松等均可引起食管病变。

1. 药物性食管炎的病因、症状及预防

（1）病因：药物性食管炎的发病常与以下几种因素有关，而且往往是这些因素共同作用的结果。

食管疾病和异常,包括食管运动障碍,如运动不协调、痉挛、胡桃夹食管、反流性食管炎等;心房增大、纵隔肿瘤等压迫食管引起食管狭窄;二尖瓣置换术后食管移位等易于导致药物在食管中滞留。

药物的化学性质,物理溶解度,以及与食管黏膜接触时间可影响药物毒性。某些药物或高浓度药物滞留于食管,由于其本身的理化性质可直接腐蚀食管黏膜和溶解黏膜细胞屏障,如四环素、阿司匹林和维生素 C 等。

某些药物可降低食管下括约肌压力易致胃液反流,将酸性胃内容物反流入食管,引起损伤,如茶碱、硝酸甘油、烟酸等。

长期服用抗生素、糖皮质激素,以及免疫抑制药等可损伤食管黏膜,并可导致食管念珠菌感染等。

服药后立即取卧位病人,或送服药物时饮水太少,甚至不饮水的病人,易造成药物在食管滞留,导致食管病变。

药物剂型、形状和大小与造成食管病变有关。小、重、椭圆形的药片比大、轻、圆形的药片容易吞服。胶囊比片剂更容易滞留和溶解从而引起食管损伤。

(2)症状:该病常在服药后数小时、数天,甚至数周出现胸骨后疼痛,疼痛常呈持续性,进食后疼痛加重,可向颈、背、上肢放射。有些病人出现吞咽疼痛、咽下困难、咽喉部异物感、紧缩感,低热,以及呕血、黑粪等。少数病人在服用某些药物后,仅表现为食管狭窄症状。还有一些病人因胸骨后疼痛伴心电图检查发现功能性心肌缺血波形而误诊为心肌炎。

(3)预防:对能引起食管损伤的药物,应小心送服或改换别的药物,尤其对老年人及食管有结构和功能异常者。叮嘱病人取坐位或立位服药,要饮用足够的水送服。睡前服药因易发生食管滞留应提醒病人注意,卧床不起的病人及吞咽困难者应尽量应用液体制剂或肠外给药。

2. 药物性食管炎并发症及容易混淆的疾病　药物性食管炎可以并发食管溃疡、出血、狭窄、穿孔及真菌性感染等。

药物性食管炎容易与下列疾病相混淆。

(1)心肌炎:心电图检查可以发现有房性期前收缩、室性早搏等心律失常表现。心肌酶谱明显高于正常值。药物性食管炎与心肌炎的区别要点在于:有长期服药史;内镜检查可见食管病变;普萘洛尔(心得安)试验阳性;停用致病药物,食管炎逐渐减轻或消失。

(2)反流性食管炎:内镜检查炎症、溃疡发生的部位主要发生在食管下段。而药物性食管炎则常发生在药物淤积处。

七、雪上加霜的放射性食管炎

放射性食管炎常发生于肺癌及纵隔等胸部恶性肿瘤的放疗过程中或之后,有时间接发生于口咽部恶性肿瘤的放疗。

食管的鳞状上皮对放射性物质比较敏感,因此在放疗过程中有可能发生放射性食管损伤,尤其当患肿瘤病人放疗与化疗同时进行时,这种食管损伤会更加严重。

1. 放射性食管炎的病因、症状及预防

(1)病因:现在放射治疗(放疗)广泛地应用于胸腔纵隔恶性肿瘤的处理,但由于放射线对生物体产生的电离作用,亦可使正常组织和细胞遭受损伤和破坏。因放射线所引起的食管损伤,称之为放射性食管炎。

当放疗剂量大于 30 戈瑞,可引起食管神经肌肉的损伤,导致食管的蠕动减弱,甚至消失。随着放射线剂量增大,食管损伤愈重。放射线本身的电离作用可使食管上皮细胞损伤、坏死。在此基础上,由于食管蠕动的减慢,造成有害物质通过食管时间延长,加重了这种损伤。

此外,放疗可引起机体白细胞减少,机体免疫力减低,从而引起食管感染,出现食管的炎症性改变。口咽部恶性肿瘤的放疗,有时也会引起放射性食管炎,这与放射线导致涎腺萎缩,唾液分泌极度下降有关。唾液是中和胃酸,保护食管黏膜的有效物质。抗酸屏障减弱,可致使损伤因子作用强于保护因子,从而引起放射性食管炎。

(2)症状:放射性食管炎典型的症状,为咽下疼痛或胸骨后疼痛。常见于放疗后1周或数周内出现,一般症状较轻。严重者可出现胸部剧痛、发热、呛咳、呼吸困难、呕吐、呕血等,应警惕食管穿孔或食管气管瘘的发生。

(3)预防:放、化疗病人的饮食以高热能、高蛋白质、高维生素和易消化的饮食为佳。

服用阿司匹林或吲哚美辛(消炎痛),可减轻放射线对食管黏膜的损伤。同时可用制酸药(如雷贝拉唑)、H_2 组胺受体拮抗药(如法莫替丁)、黏膜保护药(氢氧化铝凝胶)、食管-胃动力药(多潘立酮)来预防和缓解急性放射性食管炎的症状。

小贴士——

戈瑞为核辐射剂量国际单位。每1千克受照物质吸收1焦耳核辐射能时,其核辐射剂量称为1戈瑞。

2. 放射性食管炎并发症及容易混淆的疾病 放射性食管炎有可能在食管癌病人放疗后并发食管穿孔、大出血和瘘管,但这些并非全由放射性食管炎所致,而有可能是肿瘤外侵放疗后退缩的结果。如放疗后的病人持续性胸骨后剧痛,伴发热、脉搏加快等,应警惕食管穿孔,需立即进一步检查并作恰当处理,尽量避免或降低并发症发生的风险。

放射性食管炎还容易与下列疾病相混淆:

（1）化脓性食管炎：化脓性食管炎以异物所致机械损伤最为常见。细菌在食管壁繁殖，引起局部炎性渗出、不同程度的组织坏死及脓液形成，也可呈较为广泛的蜂窝织炎。

（2）食管结核：食管结核病人一般多有其他器官结核的先驱症状，特别是肺结核。食管本身症状往往被其他器官症状混淆或掩盖，以至不能及时发现。按照结核的病理过程，早期浸润进展阶段可有乏力、低热、血沉增快等中毒症状，但也有症状不明显者。继之出现吞咽不适和进行性吞咽困难，常伴有持续性咽喉部及胸骨后疼痛，吞咽时加重。溃疡型的病变多以咽下时疼痛为其特征。食物溢入气管应考虑气管食管瘘的形成。吞咽困难提示病变纤维化引起瘢痕狭窄。

（3）真菌性食管炎：真菌性食管炎的临床症状多不典型，部分病人可以无任何临床症状。常见症状是吞咽疼痛、吞咽困难、上腹不适、胸骨后疼痛和烧灼感。重者胸骨后呈刀割样绞痛，可放射至背部酷似心绞痛。念珠菌性食管炎可发生严重出血但不常见。未经治疗的病人可有上皮脱落、穿孔甚至播散性念珠菌病。食管穿孔可引起纵隔炎、食管气管瘘和食管狭窄。对持续高热的粒细胞减少病人应检查有无皮肤、肝脾、肺等播散性急性念珠菌病。

（4）病毒性食管炎：食管的单纯疱疹病毒感染常同时有鼻唇部疱疹。主要症状为吞咽疼痛。疼痛常于咽下食物时加剧，病人吞咽后食物在食管内下行缓慢。少数病人以吞咽困难为主要症状，轻微感染者可无症状。

八、饮食不谨慎致食管白斑找上门

食管白斑可作为黏膜白斑病的一个局部的表现或是仅限于食管的疾病，又称为食管黏膜白斑病。当黏膜发生角化过度，即出现白色斑块状变化，称为白斑。此种白斑可发生在身体各处黏膜，以口腔和外阴部黏膜比较多见。

白斑多见于 40 岁以上男性病人,一般无明显自觉症状,后期白斑对于热和刺激性食物特别敏感。发病人群以工人、学生、生活不规律者(如商人、个体经营者)、打工者多见,而教师、科技工作者、公司职员等生活较规律人群中较少发病。

1. 食管白斑病的病因、症状及预防

(1)病因:凡有长期持续性刺激因素,如烈性烟酒、辛辣食物和过热饮食,以及口腔不卫生等都是引起黏膜角化过度的原因。此外,如贫血、内分泌紊乱、肝硬化、系统性进行性硬化症、真菌感染等因素,也会影响上皮的正常角化过程。

患有食管白斑病的病人的整个食管有弥漫性白斑,宛如白色树皮,累及整个食管。或散在性白斑呈斑片或斑块。通过显微镜可以发现上皮层角化过度并有不同程度的角化不良,棘细胞层增厚,棘细胞内外广泛性水肿致成细胞内联系断裂,真皮有轻度炎性细胞浸润。

(2)症状:食管白斑一般没有明显的自觉不适症状,如果白斑损害迅速扩大、增厚、皲裂、破溃、基底硬结、疣状突起时,可出现胸骨后隐痛,或发生明显疼痛。这时候应予以高度警惕,争取及早进行内镜下活组织检查和治疗,以排除癌前期损害的可能。

食管白斑可单独存在或是黏膜白斑的一个局部表现,多呈良性经过,预后良好。

(3)预防:预防食管白斑病,应提高健康保健意识,主动去除导致白斑发生的各种因素,规律生活,按时进餐,戒烟限酒。

不吃过热或过冷和辛辣刺激性食物,少吃粗糙食物和腌制食品。

尽量减少食物中的有害成分,如可将蔬菜用蔬果洗涤剂浸泡后清水洗净。少食罐装腌制食品、油炸食品等。

2. 食管白斑并发症及容易混淆的疾病 食管癌是食管白斑

的并发症。食管白斑发生癌变者约5%。片面地把不同程度的白斑都看成"癌前期损害"是不够恰当的。

然而，当食管白斑损害迅速扩大，基底硬结，疣状突起或发生明显疼痛时，就应予以高度警惕，争取及早进行内镜下活组织检查和治疗，以排除癌前期损害的可能。因为，迅速扩大的食管白斑有逐渐向食管癌转变的趋势。

正确认识和诊断食管白斑，需要与以下疾病相鉴别。

(1)化脓性食管炎：化脓性食管炎以异物所致机械损伤最为常见。细菌在食管壁繁殖，引起局部炎性渗出、不同程度的组织坏死及脓液形成，也可呈较为广泛的蜂窝织炎。

(2)食管结核：食管结核病人一般多有其他器官结核的先驱症状，特别是肺结核。食管本身症状往往被其他器官症状混淆或掩盖，以至不能及时发现。按照结核的病理过程，早期浸润进展阶段可有乏力、低热、血沉增快等中毒症状，但也有症状不明显者。继之出现吞咽不适和进行性吞咽困难，常伴有持续性咽喉部及胸骨后疼痛，吞咽时加重。溃疡型的病变多以咽下时疼痛为其特征。食物溢入气管应考虑气管食管瘘的形成。吞咽困难提示病变纤维化引起瘢痕狭窄。

(3)真菌性食管炎：真菌性食管炎的症状多不典型，部分病人可以无任何感觉。常见症状是吞咽疼痛、吞咽困难、上腹不适、胸骨后疼痛和烧灼感。重者胸骨后呈刀割样绞痛，可放射至背部酷似心绞痛。真菌性食管炎可发生严重出血，但不常见。未经治疗的病人可有上皮脱落、穿孔甚至播散性念珠菌病。食管穿孔可引起纵隔炎、食管气管瘘和食管狭窄。对持续高热的粒细胞减少病人应检查皮肤、肝、脾、肺等部位有无播散性急性念珠菌病。

(4)病毒性食管炎：食管的病毒感染常同时有鼻唇部疱疹。主要症状为吞咽疼痛。疼痛常于咽下食物时加剧，病人吞咽后食物在食管内下行缓慢。少数病人以吞咽困难为主要症状，轻微感染者可无症状。

九、侵犯胃肠殃及食管的克罗恩病

克罗恩病是一种胃肠道的慢性、非特异性的全壁层肉芽肿性炎症,病变呈节段性分布,可累及从口腔到肛门整个消化道的一段或可同时侵犯若干段,病变部位分布中小肠、回肠末段约占90%。食管克罗恩病广义地讲,是指克罗恩病累及食管,食管病变是整个克罗恩病的一部分,大多数伴发有广泛的胃肠道克罗恩病,并有胃肠道外表现。

1. 食管克罗恩病的病因、症状及预防

(1)病因:克罗恩病发病原因可能与下列因素有关:

①感染。现在多认为克罗恩病是由病毒感染而引起的。

②遗传。有资料显示,在同一家族成员中的发病率本病较高,在不同种族间的发病率有明显差别,提示其发生可能和遗传因素有关。但尚未发现遗传规律,可能与多基因或多因子控制的遗传有一定关系。

③免疫反应。因本病主要病理改变是肉芽肿性炎症,属于迟发型变态反应常见的组织学变化,目前有人认为克罗恩病的发病与免疫反应有关。并且在组织培养中,其循环淋巴细胞对自体或同种(包括胎儿)结肠上皮细胞有细胞毒作用;约50%病人的血清中发现抗结肠上皮细胞抗体或出现循环免疫复合物,提示存在体液免疫异常。本病常出现肠外损害,如关节炎、虹膜睫状体炎、硬化性胆管炎等,且经糖皮质激素治疗后能使病情缓解,提示存在细胞免疫异常。上述特点表明克罗恩病可能是自体免疫性疾病。

(2)病理:所有部位的克罗恩病均具有相似的病理解剖学特征:在大体标本上最为突出的特点是病变累及食管壁的全层,即病变过程呈透壁性,病变浸润肌层并导致受累食管黏膜层缺血性坏死,继而糜烂、脱落,形成浅表性溃疡。

镜下所见食管克罗恩病最显著的组织学改变亦为非干酪性上皮样肉芽肿。这种肉芽肿由上皮样组织细胞聚集而成,可伴有结核结节之多核巨细胞,其边缘有淋巴细胞环绕,中心无干酪性坏死;可见于管壁全层,但以黏膜下层最多见。

其镜下特点为:病变呈透壁性改变,表现为肉芽肿或微小肉芽肿形成,多位于食管黏膜下、外膜下、肌间隙和引流区的淋巴结中,约60%的病例具有这一特点。另外,还表现为局灶性淋巴细胞集聚,黏膜下层明显增厚(组织水肿、淋巴管和血管扩张及淋巴组织增生所致)。

(3)症状:急性期食管克罗恩病因有食管炎或食管溃疡常引起吞咽疼痛,疼痛多位于胸骨后。口腔、咽部可见溃疡,会阴部亦可出现溃疡。经糖皮质激素治疗可能使食管溃疡愈合。

一些病人可发展为慢性病变,这种全壁层的炎症和狭窄可导致吞咽困难和吞咽疼痛、恶心,病人常伴有食欲减退、倦怠、体重减轻。可伴有发热、关节痛、结节性红斑、贫血、口眼皮肤舍格伦综合征(干燥综合征)等胃肠道外表现。急性期血沉增快。

少数食管克罗恩病病人无症状,往往经内镜或X线检查才发现和进一步进行检查确诊。

在诊断思路和检查程序上,对于有原因未明的吞咽疼痛、吞咽困难、胸骨后疼痛、恶心、呕吐、呕血症状的病人应考虑到食管炎症性病变和肿瘤的可能性。

一般均应进行常规的食管X线检查和内镜检查(包括经内镜活检病理组织学检查)。如活检病理检查未提示食管癌或其他恶性肿瘤时,除应考虑其他食管炎外,尚应考虑食管克罗恩病。

对于疑似病例,若能追查到食管外克罗恩病累及的其他部位,尤其是小肠、回肠末段、口腔、肛门病变时,这对食管克罗恩病的诊断是很有意义的旁证和依据。

但由于病变好发于黏膜固有层或黏膜下层,所以经内镜活检难以达到深部组织,有时对黏膜深层炎性病变不能作出诊断。手术前诊断食管克罗恩病的可能较小。

(4)预防:保证睡眠时间、加强营养、适当锻炼增加机体抵抗力。注意预防上呼吸道、肠道等部位感染,因感染可促使病情加重或复发。避免应用非甾体类抗炎药物,以避免病情恶化。

2. 食管克罗恩病并发症及容易混淆的疾病 食管克罗恩病并发症有食管梗阻、狭窄、穿孔、化脓性瘘管及窦道形成、癌变、大出血等严重并发症。

食管克罗恩病是一种肉芽肿性食管炎,如作为克罗恩病的一部分,与其他消化道炎症疾病容易鉴别。如单独存在,则需要与食管结节病、食管真菌病和食管结核病进行鉴别诊断,前者较难鉴别,后者可通过细菌和真菌培养或涂片染色检查作出鉴别诊断。

食管肉瘤样变、食管静脉曲张、反流性食管炎有时也易与食管克罗恩病混淆。通过内镜检查、病理组织学检查(考虑为食管静脉曲张可能时不宜取病理组织)、钡剂造影、酸反流相关检查等方法可以鉴别清楚。

十、恃强凌弱的食管结核

食管结核好发于食管中、上段,且多在气管分叉水平以上,发生于下段者仅占 12%。是由结核杆菌引起的食管慢性特异性炎性肉芽肿性病变。本病病变范围多在距切齿 2~13 厘米处,这可能与气管分叉处淋巴结密集且同食管相邻密切有关。

许多资料表明,痰菌阳性的空洞型肺结核病人中,很少并发食管结核,即使大量结核菌经食管吞入到消化道,但食管的直接被接种却罕见。其原因可能与食管黏膜对于结核杆菌有较强的抵御能力有关,且食管呈垂直位走向,结核菌通过迅速,又有食物、唾液的不断冲刷,不易滞留于食管。此外,食管的黏膜由垂直走向的复层鳞状上皮细胞组成,有利于对结核菌侵袭的防御。

1. 食管结核的病因、症状及预防

(1)病因:结核病是人体与结核杆菌相互作用的结果,只有在侵入人体的细菌多、细菌毒力大及机体免疫功能低下致局部抵抗力下降时,才发生结核。

食管结核多是在病人原有疾病的基础上感染结核杆菌所致,如反流性食管炎、食管溃疡、食管狭窄等。另外,还有两种易感因素:机体抵抗力减低如肺结核、糖尿病、恶性肿瘤等放、化疗及处于病程晚期等。免疫功能低下如器官移植、长期服用免疫抑制药、获得性免疫缺陷综合征(艾滋病)等。

食管结核的食管黏膜受损程度不同,病人的感觉也不尽相同:

溃疡型:其突出症状为咽喉或胸骨后疼痛,有时为背痛,多呈持续性,吞咽时加重,病人有畏食现象,随后体重减轻。

增殖型:表现为进行性吞咽困难。

颗粒型:症状较轻,有时较为严重者也可出现吞咽困难。

(2)症状:食管结核不同程度的病情,症状表现也轻重不一。一般而言,食管结核病情较轻者可无症状,病情严重者则有发热、疲乏、无力、消瘦及盗汗等全身症状。病人多以吞咽困难、吞咽痛或胸骨后疼痛为主诉就诊,缺乏典型的结核中毒症状。有的病人以呕血为首发症状,甚至表现为内科治疗难以控制的消化道大出血。

符合以下几点条件者应考虑食管结核的可能:①年龄偏低,50岁以下发病率较高。②女性病人多。③病程短,病人有吞咽困难及胸痛症状一般少于 3 个月。④有结核病史者约占 50%。

(3)预防:提高机体免疫力及避免与结核病人接触,是预防食管结核的重要措施。

对于开放性肺结核病人,避免咽下含有结核杆菌的呼吸道分泌物,则能明显减少食管结核的发生。

加强营养,坚持锻炼,是增强提高机体抗病能力的最佳手段。

还要避免与结核病人接触,注意环境卫生,能明显减少食管结核的发生。

2. 食管结核并发症及容易混淆的疾病 随着食管结核病情进展,食管结核可并发牵引性憩室乃至憩室穿孔、食管梗阻、喉返神经麻痹、食管纵隔瘘、食管胸膜瘘以及食管气管瘘等并发症,并出现相应的症状和体征。最后,病人可长期发热、消耗、中毒及全身营养障碍而出现恶病质,再合并各种条件致病菌感染,导致病人死亡。

食管结核容易与以下疾病混淆,应仔细鉴别。

(1)食管癌:溃疡型食管结核病变易误诊为食管癌。食管病变本身引起的症状往往被其他器官结核症状所掩盖,直到病变引起食管狭窄,出现进行性吞咽困难时,又容易与食管癌相混淆。

特别是40岁以上病人患有溃疡型食管结核,单凭食管X线钡剂造影检查,有时与食管癌的鉴别诊断可能存在一定困难。在遇到这样的病例时,内镜活检便能明确诊断。

食管癌病人一般无活动性肺结核病史,病人发病年龄多在50岁以上,常无发热,而以吞咽困难或胸骨后疼痛为主要表现。其病程进展较快,短期内体重明显减轻。X线检查可见管腔狭窄、管壁僵硬,有明显充盈缺损,周围黏膜破坏明显,可有龛影。食管脱落细胞学检查及内镜检查可确诊。

食管结核的X线表现以溃疡大、充盈缺损少及管壁狭窄不严重为特征,病变与正常管壁分界不明显。如病人同时患有咽喉或肺结核,有结核中毒症状,有助于食管结核的诊断。

综上所述,食管结核与食管癌的鉴别诊断要点如下:

食管结核多发生于青壮年,年龄较轻,低于45岁,女性多见;而恶性肿瘤发病多在50岁以上,男性多见。

食管结核病人多有肺结核病史或结核接触史,胸部X线检查提示肺部有陈旧性结核或有活动性结核病灶。

食管结核临床症状轻，由于结核性食管狭窄引起的吞咽困难进展较缓慢，呈非进行性吞咽困难，与食物性状无关，病程常较短，抗结核药物治疗有效；食管恶性肿瘤引起的吞咽困难及胸痛呈进行性加重，常在短时期内(3～6个月)出现重度吞咽困难，且一般情况恶化快。其病程较长，常伴消瘦症状。

食管结核皮肤结核菌素试验(PPD皮试)阳性、血清结核抗体阳性。

X线钡剂造影检查：食管结核食管腔有充盈缺损和溃疡，或黏膜呈虫蚀样改变，管壁稍僵硬，纵隔淋巴结结核压迫食管所致充盈缺损，多呈弧形，局部黏膜平整，附近有软组织肿胀影或病变周围结核钙化影；而食管癌管壁不整，僵硬，黏膜明显破坏，充盈缺损明显且不规则。

食管内镜检查：食管结核可见黏膜炎症、溃疡、结节、增厚、瘢痕或管腔狭窄等表现，活组织检查可明确诊断。纵隔淋巴结结核压迫食管者，食管内镜可见外压性改变，黏膜平整。浸透食管壁者可见类似食管结核样改变，需活检确诊。

(2)食管平滑肌瘤：食管结核增生型病变偶尔误诊为食管平滑肌瘤。食管平滑肌瘤病人进行食管钡剂造影检查时可见边缘光滑的充盈缺损，上、下边界与正常食管分界清楚等典型的X线征象，结合病史，诊断多无困难。食管结核的管壁狭窄呈移行性，内镜检查也有助于鉴别诊断。

(3)食管其他外压性病变：单凭食管钡剂造影检查很难鉴别食管受压的原因。食管CT扫描检查一般能确定食管受压的原因是食管周围淋巴结、纵隔肿瘤抑或是肺内肿瘤。如怀疑为胸内大血管畸形引起的吞咽困难，数字减影血管造影对诊断有重要意义。

(4)食管消化性溃疡：食管消化性溃疡多发生在食管下段，病人多有食管裂孔疝及胃食管反流。食管钡剂造影检查时可见龛影多为单发,有时多发,呈圆形或椭圆形。龛影周围的食管可因痉挛或瘢痕收缩而出现不同程度的狭窄。食管结核多发生在食管中、上段,病变管腔多无痉挛性狭窄。

(5)反流性食管炎:反流性食管炎具有典型的胸骨后疼痛及灼热感,多发于餐后。内镜检查可见病变局限于食管下段,并可发现胃食管反流,黏膜活检可资鉴别。

(6)食管静脉曲张:食管静脉曲张应与增殖型食管结核鉴别。前者多有肝硬化与门脉高压病史;食管钡剂造影检查见食管黏膜皱襞粗、迂曲不规则,呈蚯蚓状,较少引起管腔狭窄,无溃疡发生。CT强化扫描可见食管黏膜下迂曲的静脉。必要时可行食管内镜检查。

十一、吃药也会吃出食管溃疡来

食管溃疡由不同病因所引起、发生于食管各段的坏死性病变,也就是食管的黏膜层、黏膜下层直至肌层被破坏而形成的炎性病变。

1. 食管溃疡的病因、症状及预防

(1)病因:造成食管溃疡的较常见的原因,以由胃酸反流至食管所引起的食管溃疡为最多见。还有一些抗生素或是非类固醇抗炎药使用后也会引发食管溃疡。通常是服药后马上卧床或是服药后未配以足量饮水,致药物滞留食管腐蚀食管黏膜,继而引发食管溃疡。食管溃疡还会发生于免疫力低下的病人,如患糖尿病、癌症等。最常见的致病原是念珠菌及疱疹病毒。化脓性食管炎治疗不及时也可以加重成为食管溃疡。

(2)症状:食管溃疡的病人,由于酸性胃液及进食的刺激溃疡面,可出现以下症状:

胸骨下段后方或高位上腹部疼痛。疼痛常于进食后或饮水时

加重,并可放散至肩胛区、左侧胸部,或向上放射至肩部及颈部,有时疼痛酷似冠心病、心绞痛,应加以鉴别。鉴别的方法可通过详细地询问病史及查体,并通过心电图、食管钡剂及内镜检查来确定诊断。

咽下困难也是比较常见的症状。咽下困难是指进食吞咽时有通过受阻的感觉。开始只是对固体食物咽下困难,以后可以随着病情的加重,即使是液体食物也会感到通过受阻。这是由于食管溃疡的病人进食后食物的刺激可引起食管痉挛性收缩而出现咽下困难。

此外,慢性溃疡可使局部形成瘢痕、狭窄,也是引起咽下困难的重要原因。

有些食管溃疡病人还可出现恶心、呕吐、嗳气等症状,此因食管的正常蠕动被破坏而引起。

有些食管溃疡病人因进食困难或进食疼痛导致长期进食量少,还会出现贫血及体重减轻等情况。

(3)预防:避免食管溃疡发生预防措施很重要。首先,要保护好食管,包括生活有规律,定时进餐,戒烟忌酒,避免坚硬和刺激性强的食物。

患有食管炎者要积极对症治疗,避免病情加重。服用药物时要多饮水送服,避免药物在食管中滞留,引起食管损害。

2. 食管溃疡并发症及容易混淆的疾病 食管溃疡的并发症为呕血、食管穿孔、食管纤维化、食管狭窄、溃疡恶性变等。

食管溃疡主要与食管结核、早期食管癌容易混淆,要仔细鉴别清楚。

(1)食管结核(溃疡型):食管结核几乎均发生于晚期肺结核、喉结核、纵隔结核或骨结核的病人,原发性食管结核极为罕见。食管结核中溃疡型是最常见的类型,症状为咽喉或胸骨后疼痛,有时有背痛、多呈持续性吞咽时加重,病人有畏食现象,随后体重减轻。

X线及食管镜检查可见管腔狭窄、溃疡及由于周围粘连肿大的纵隔淋巴结的压迫而造成食管外形不规则。镜下见溃疡呈浅在鼠齿状，基底灰白色，周围黏膜有多数黄色小结节，即结核结节。活组织病理学检查及细菌培养可帮助确定诊断。

（2）早期食管癌：有时与食管溃疡很难区别，检查时要特别注意。根据其各自表现出来的不同症状及内镜病理检查，不难作出诊断。有时病变确难区分，需要反复追随观察及进行多次内镜下活组织检查，方能作出正确的诊断。

食管癌病人除了有食管良性溃疡的症状外还常伴有消瘦、体重明显减轻、贫血等症状；并有进行性的吞咽困难。晚期还可有颈淋巴结的转移而出现淋巴结肿大。

X线及内镜检查见溃疡形状不规则，边缘不整齐，溃疡底部不平坦，有污秽苔附着，周边黏膜质脆，触之易出血，常有结节样隆起、僵硬，可有糜烂。脱落细胞及活组织检查，常可找到癌细胞。

（3）食管克罗恩病：克罗恩病可累及整个消化道，如果病变仅限于食管，则称为食管克罗恩病，病理学特点是以溃疡性或非干酪性肉芽肿性病变为主。

症状表现主要是咽下困难和疼痛。在活动期红细胞沉降率加快，有的可合并关节炎、皮肤湿疹、口腔及会阴等处的溃疡。X线及食管镜检查见食管呈慢性溃疡炎症改变，黏膜不规则或管腔狭窄，病变初见于食管下段，以后逐渐向上蔓延，直至累及整个食管，黏膜充血、糜烂、浅表溃疡、及肉芽肿，并可因穿透性溃疡而产生多发性瘘管。病理检查为非特异性的急性和慢性炎症。

（4）其他：如念珠菌样食管炎、疱疹及病毒性食管炎等也需进行鉴别诊断。通过病理及细菌学检查，再结合相应的临床症状，不难作出诊断。

十二、警惕征兆隐匿的食管癌

1. 食管癌从何而来 食管癌,俗称噎食病或膈食病,是食管黏膜上皮及食管腺上皮发生的恶性肿瘤。多见于男性,病人中男与女之比为 1.6∶1。年龄 40 岁以上多见,发病的高峰在 50～70 岁,这个年龄段的病人占整个食管癌病人的 60%。食管癌最常发生在三个生理狭窄部位,尤以中段为多见。

若问及食管癌从何而来? 显然,环境和某些致癌物质亚硝胺类化合物和真菌毒素等是重要的致病因素。在高发区的粮食和饮水中,硝酸盐、亚硝酸盐和二级胺含量显著增高,且和当地食管癌和食管上皮重度增生的患病率呈正相关。这些物质在胃内易合成致癌物质亚硝胺。真菌毒素的致癌作用早为人们所注意。

各种霉变食物能产生化学致癌物质,镰刀菌、白地真菌、黄曲真菌和黑曲真菌等真菌不但能还原硝酸盐为亚硝酸盐,并能增加二级胺的含量,促进亚硝胺的合成。具有致癌潜力的真菌长期持续侵犯食管上皮,可能引起或可能协同其他致癌因素而促进癌变,故食管真菌病可能是食管癌的癌前病变之一。

食物的刺激作用食管损伤及某些食管疾病也可以促发食管癌。在腐蚀性食管灼伤和狭窄、食管贲门失弛缓症、食管憩室或反流性食管炎病人中,食管癌的发病率较一般人群为高。这是由于食管内滞留而致长期的慢性炎症、溃疡,或慢性刺激,进而食管上皮增生,最后导致癌变。食管癌高发地区的居民有进食很烫的饮食、饮烈酒、吃大量胡椒、咀嚼槟榔或烟丝的习惯,这些对食管黏膜的慢性理化刺激,均可引起局部上皮细胞增生。弥漫性或局灶性上皮增生可能是食管癌的癌前期病变。

营养不良和微量元素缺乏,摄入动物蛋白不足和维生素 A、维

生素 B_2、维生素 C 缺乏，是食管癌高发区居民饮食的共同特点。缺铁性贫血、蛋白缺乏症或土壤内缺乏某些元素，如钼、铜、硼、锌、镁和铁等，都可能与食管癌发生间接有关。

遗传因素。食管癌的发病常表现家族性聚集现象。食管癌高发家族的染色体畸变率比低发家族的高。这些现象说明遗传与食管癌有一定的关系。

小贴士——

我国河南林县是食管癌高发区，酸菜是林县居民的一种主要副食品，常被白地真菌严重污染而含有高浓度的硝酸盐、亚硝酸盐和二级胺。食用的酸菜量与食管癌的发病率成正相关。长期用酸菜提取液和浓缩液喂大白鼠，也证实具有致食管癌作用。

2. 食管癌不同时期的症状表现 食管癌是发生在食管上皮组织的恶性肿瘤，占所有恶性肿瘤的 2%。食管癌早、中期有治愈可能、晚期难度较大。

（1）食管癌早期症状

①咽下哽噎感最多见，可自行消失和复发，不影响进食。常在病人情绪波动时发生，故易被误认为功能性症状。

②胸骨后和剑突下疼痛较多见。咽下食物时有胸骨后或剑突下痛，其性质可呈烧灼样、针刺样或牵拉样，以咽下粗糙、灼热或有刺激性食物为显著。初时呈间歇性，当癌肿侵及附近组织或有穿透时，就可有剧烈而持续的疼痛。疼痛部位常不完全与食管内病变部位一致。疼痛多可被解痉药暂时缓解。

③食物滞留感染和异物感咽下食物或饮水时，有食物下行缓慢并滞留的感觉，以及胸骨后紧缩感或食物黏附于食管壁等感觉，食毕消失。症状发生的部位多与食管内病变部位一致。

④咽喉部干燥和紧缩感咽下干燥粗糙食物尤为明显,此症状的发生也常与病人的情绪波动有关。

⑤少数病人可有胸骨后闷胀不适、胸痛和嗳气等症状。

(2)食管癌中期症状

食管癌中期症状表现如下:

①疼痛表现。胸痛或背部疼痛是中晚期食管癌常见的症状之一,疼痛为钝痛、隐痛或烧灼痛、刺痛,可伴沉重感,胸背痛往往是癌瘤外侵引起食管周围炎、纵隔炎,甚至累及邻近器官、神经及椎旁组织所致。溃疡型及髓质型伴有溃疡者疼痛更为常见。

②声音嘶哑。当肿瘤直接侵犯或转移灶压迫喉返神经时出现声带麻痹,导致声音嘶哑,一部分患者可因治疗有效声嘶好转。

③吞咽困难。这是中晚期食管癌病人的常见表现,开始为固体食物不能顺利咽下,或用汤水冲后咽下,继之半流质饮食也同样受阻,最后进流质饮食咽下也有困难。吞咽不利程度与病理类型有密切关系,缩窄型及髓质型较严重。

④干咳。如压迫气管可出现气急、干咳,如果形成食管瘘则发生进食呛咳。

中期食管癌的典型症状:为进行性吞咽困难。可有吞咽时胸骨后疼痛和吐黏液样痰。

(3)食管癌晚期症状

①咽下困难。进行性咽下困难是绝大多数病人就诊时的主要症状,但却是本病的较晚期表现。因为食管壁富有弹性和扩张能力,只有当约 2/3 的食管周径被癌肿浸润时,才出现咽下困难。因此,在上述早期症状出现后,在数月内病情逐渐加重,由不能咽下固体食物发展至液体食物亦不能咽下。如癌肿伴有食管壁炎症、水肿、痉挛等,可加重咽下困难。阻塞感的位置往往符合癌肿部位。

②食物反应。常在咽下困难加重时出现,反流量不大,内含食

物与黏液,也可含血液与脓液。

③其他症状。如当癌肿压迫喉返神经可致声音嘶哑;侵犯膈神经可引起呃逆或膈神经麻痹;压迫气管或支气管可出现气急和干咳;侵蚀主动脉则可产生致命性出血。并发食管-气管或食管-支气管瘘或癌肿位于食管上段时,吞咽液体时常可产生颈交感神经麻痹症候群。

(4)食管癌的全身表现:食管癌早期全身表现为精神差、食欲减退,乏力等。晚期可出现打嗝、吞咽困难。并且由于病人进食困难可导致营养不良而出现消瘦、贫血、失水或恶病质等体征。当癌肿转移时,可触及肿大而坚硬的浅表淋巴结,或肿大而有结节的肝脏。还可出现黄疸、腹水等。其他少见的体征尚有皮肤、腹白线处结节,腹股沟淋巴结肿大。

3. 食管癌信号要记牢 民间称食管癌为"噎食",早有"得了噎食,吃麦不吃秋,吃秋不吃麦"的说法,道出了食管癌的自然病程多为 6 个月,也说明了食管癌危害之烈。

过去对食管癌很难做到早期发现和早期诊断,等到病人因不能进食而来就诊时,往往已是中、晚期,因而治愈率极低。我国刚解放时,手术后 5 年存活率仅 10% 左右。

现在,由于应用带网气囊双腔管作食管拉网涂片细胞学检查,以及用 X 线钡剂多轴透视法进行大批人群的普查,从而使早期诊断率大大提高,并且使早期食管癌术后 5 年存活率提高到 90.3%。与此同时,也积累了不少关于食管癌早期病理变化与临床征兆的资料。

近年来,我国食管癌的发病率有缓慢降低趋势,但降低得并不明显,发病率和死亡率仍居高不下。其重要原因是病人到医院就诊时绝大多数已是中、晚期,此时治疗,5 年生存率较低,且预后也差。

实际上,只要能够早期发现食管癌并进行早期治疗,治疗效果非常满意,早期食管癌治疗后5年生存率达90%以上。

食管癌的发生并不是无声无息的,发病初期常常会有一些轻微的症状警示病人,但都被大意忽视了,这才让病灶有了"胆量",肆意的挥霍病人的健康,给病人带来了很多的不适症状,也给正常的生活带来了影响。

其实,只要留意,食管癌早期是有信号的。这些信号表现在哪些方面呢?

(1)吞咽食物时有哽噎感:在食管癌的早期阶段,由于病变常表现为局部小范围食管黏膜充血、肿胀、糜烂、表浅层溃疡和小斑块病变,当食物通过时,就会出现吞咽不适或吞咽不顺的感觉。如病情再进一步发展,就会出现哽噎感,多半是因为吞服类似烙饼、干馍或其他不易彻底嚼碎的食物时才能发现。

(2)食管内有异物感:病人自觉某一次因为吃了粗糙的食物而将食管擦伤,或者疑为误将异物吞下而存留在食管内,有类似如米粒或者蔬菜碎片贴附在食管上,吞咽不下,即无疼痛也与进食无关,即使不做吞咽动作,也仍有异物存在的感觉。异物感的部位多与食管癌的病变位置相吻合。

(3)食物通过缓慢并有停留感:常有食管口变小,食物下咽困难并有停留的自我感觉。这些症状只出现在下咽食物时,进食之后即行消失,且与食物的性质没有关系,甚至在饮水时也有相同的感觉。

(4)咽喉部有干燥感和紧迫感:常感到下咽食物不顺利,并有轻微疼痛,有点儿干燥、发紧的感觉。特别是在吞咽干燥或粗糙食物时这种干燥、发紧的感觉更为明显。另外,此种早期症状的发生与情绪波动有关。

(5)胸骨后有闷胀不适感:隐约地感到胸部不适,既不能指出不适的部位,也难以叙述不舒服的具体情况。

(6)胸骨后疼痛:这种症状在早期食管癌病人中比较多见。常在咽下食物时胸骨后有轻微疼痛,并能感觉得到疼痛的部位。疼痛的性质可为烧灼样痛、针刺样痛、牵拉摩擦样痛。疼痛的轻重与食物的性质有关,吞咽粗糙、热食或有刺激性的食物时,疼痛比较重;吞服流质、温热的食物时,疼痛比较轻。咽食物时疼痛,进食后又有所减轻,甚至消失。这种症状大多可用药物治疗,暂时获得缓解,但数日或数月后病情又会复发,且反复出现,存在较长时间。

(7)剑突下(心口)疼痛:自感剑突下为烧灼样刺痛,轻重不等,多出现在下咽食物时,食后减轻或消失。也有的为持续性隐痛,与进食关系不大。

以上食管癌早期的信号表现,可单独出现,也可并列出现。有的表现持续时间长,有的则间断发生。在早期病人中,完全没有征兆的是少数,只是征兆比较隐匿,很容易被人们忽略罢了。一旦有以上征兆,不可掉以轻心,应及时到正规医院进行检查。

4. 食管癌的预防举措　早期食管癌的含义为:癌未侵及肌层;未发生转移;感觉不显著。前两点很易理解,后一点则需加以说明。这里说的是感觉不显著,而不是说没有症状,而是说在这个时候食管癌的早期征兆已经发生了。

食管癌的预防应从以下几个方面着手:

(1)广泛开展卫生宣传教育工作,普及防癌知识。

(2)及时治疗癌前病变,如贲门痉挛、食管裂孔疝及食管贲门黏膜上皮重度不典型增生等。出现早期症状及时检查治疗。

(3)开展普查工作,及时发现早期病例,以提高治愈率。如果是生活在食管癌的高发地区,年龄在40岁以上的男性,平时有食用酸菜、饮酒等习惯,近期出现吞咽困难、胸骨后疼痛或不适,应尽快进行食管脱落细胞学检查、X线钡剂检查、食管镜与活组织检查以便能够早期发现、早期治疗。

(4)改善饮食习惯,改良水源、土质等,把住"癌从口入"关。不要吃发霉的粮食,少吃酸菜。因为发霉的粮食可产生毒素。改变食用酸菜的习惯,酸菜中含有大量的亚硝胺类物质,这些物质都有较强的致癌作用。

少吃或不吃含亚硝酸盐过多的食物,如酸菜、泡菜、腌鱼、腌肉、熏肉等。不吸烟,少饮烈性酒,少吃或不吃过于粗糙、坚硬的食物。不要吃过烫的食物,不要进食过快,不要过量饮烈性酒以减轻对食管黏膜的刺激。

多吃具有防癌、抗癌作用的食物,如含维生素、微量元素丰富的水果、蔬菜等。

食管癌高发区的居民要重视食管癌易感性的遗传,如果子女仍生活在与父辈相同的生活环境之中,要适当调整生活方式,特别是饮食习惯。

(5)用漂白粉处理饮水,使水中亚硝酸盐含量减低,常服用维生素C,可以减少胃内亚硝胺的形成。

(6)保持良好的情绪,勿生闷气,学会心理求助。

(7)加强体育锻炼(如练气功、打太极拳、五禽戏等)。

5. 食管癌并发症及容易混淆的疾病

(1)并发症:多见于晚期病人,常见的并发症有以下几种。

①呕血、便血。由于肿瘤溃破而引起。

②因癌转移所引起并发症。如癌细胞侵犯喉返神经造成声带麻痹和声音嘶哑;肿瘤压迫和侵犯气管、支气管引起的气急和刺激性干咳;侵犯膈神经,引起膈肌麻痹;侵犯迷走神经,使心率加速;侵犯臂丛神经,引起臂酸、疼痛、感觉异常;压迫上腔静脉,引起上腔静脉压迫综合征;肝、肺、脑等重要脏器癌转移,可引起黄疸、腹水、肝衰竭、呼吸困难、昏迷等并发症。

③食管穿孔。晚期食管癌,尤其是溃疡型食管癌,因肿瘤局部侵蚀和严重溃烂而引起穿孔。因穿孔部位和邻近器官不同而出现不同的症状。穿通气管引起食管气管瘘,进饮食时出现呛咳,尤其在进流质饮食时症状明显;穿入纵隔可引起纵隔炎,发生胸闷、胸

痛、咳嗽、发热、心率加快和白细胞升高等;穿入肺引起肺脓肿,出现高热、咳嗽、咳脓痰等;穿通主动脉,引起食管主动脉瘘,可引起大出血而导致死亡。

(2)容易与食管癌混淆的疾病:对不能排除癌而各种检查又不能确诊者可作随诊,至少每月复查1次,不能存侥幸心理。

①食管静脉曲张。病人常有门脉高压症的其他体征,X线检查可见食管下段黏膜皱襞增粗、迂曲,或呈串珠样充盈缺损。严重的静脉曲张在透视下见食管蠕动减弱,钡剂通过缓慢。但管壁仍柔软,伸缩性也存在,无局部狭窄或阻塞,食管镜检查可进一步鉴别。

②贲门痉挛。也称贲门失弛缓症,由于迷走神经与食管壁内神经丛退行性病变,或对胃泌素过分敏感,引起食管蠕动减弱与食管下端括约肌失弛缓,使食物不能正常通过贲门。一般病程较长,多见于年轻女性,症状时轻时重,咽下困难多呈间歇性发作,常伴有胸骨后疼痛及反流现象,用解痉药常能使症状缓解,反流物内常不含血性黏液。一般无进行性消瘦(但失弛缓症的晚期、梗阻严重时,病人可有消瘦)。X线检查食管下端呈光滑鸟嘴状或漏斗状狭窄,边缘光滑,吸入亚硝酸异戊酯后贲门渐扩张,可使钡剂顺利通过。内镜活组织检查无癌肿证据可资鉴别。

③食管结核。比较少见,一般为继发性,如为增殖性病变或形成结核瘤,则可导致不同程度的阻塞感、吞咽困难或疼痛。病程进展慢,青壮年病人较多,平均发病年龄小于食管癌。常有结核病史,结核菌素试验阳性,有结核中毒症状,内镜活检有助于鉴别。

(3)食管造影表现:一为食管腔内充盈缺损及溃疡,病变段管腔稍窄,管壁稍僵硬,龛影较大而明显,龛影边缘不整,周围充盈缺损不明显。二为食管一侧壁充盈缺损,为食管周围的纵隔淋巴结结核形成的肿块压迫食管腔,并侵及食管壁所致。三为食管瘘管形成。表现为食管壁小的突出的钡影,像一小龛影,周围无充盈缺损,为纵隔淋巴结结核,并发淋巴结食管瘘。最后有赖于食管细胞学或食管镜检查而确定诊断。

①食管炎。食管裂孔疝并发反流性食管炎，有类似早期食管癌的刺痛或灼痛，X线检查黏膜纹理粗乱，食管下段管腔轻度狭窄，有钡剂潴留现象，部分病例可见黏膜龛影。对不易肯定的病例，应进行食管细胞学或食管镜检查。缺铁性假性食管炎多见于女性，除咽下困难外，尚有小细胞低色素性贫血、舌炎、胃酸缺乏和反甲等征。补铁剂治疗后，症状较快改善。

②食管憩室。可以发生在食管的任何部位，较常见的为牵引性憩室。初期多无症状，以后可表现不同程度的吞咽困难及反流，于饮水时可闻"含嗽"声响，有胸闷或胸骨后灼痛、胃灼热或进食后异物感等症状。因食物长期积存于憩室内可有明显口臭，有时因体位变动或夜间睡眠发生憩室液误吸、呛咳。X线多轴透视或气钡双重对比检查可显示憩室。

③食管良性狭窄。多有吞酸、碱化学灼伤史，X线可见食管狭窄，黏膜皱折消失，管壁僵硬，狭窄与正常食管段逐渐过渡。临床上要警惕在长期炎症基础上发生癌变的可能。

④食管良性肿瘤：一般病程较长，进展慢，症状轻。多为食管平滑肌瘤，典型病例吞咽困难症状轻，进展慢。X线见表面黏膜光滑的隆起肿物，圆形或"生姜"样壁在性充盈缺损，表面黏膜展平呈"涂抹征"，但无溃疡。食管镜检查局部管腔扩张正常，可见隆起于正常黏膜下的圆形肿物，在食管蠕动时可见在黏膜下"滑动"现象。有时与生长在一侧壁、主要向黏膜下扩展的表面黏膜改变轻微的食管癌不易区别，但后者在内镜下见不到"滑动"。

⑤食管平滑肌肉瘤：大体所见有两种形态，一种为息肉型，另一种为浸润型。息肉型在食管腔内可见结节状或息肉样肿物，肿物周界清楚，隆起、外翻。中央有溃疡，溃疡面高低不平，肿物也向腔外突出。X线表现，息肉型在食管腔明显扩张，腔内有巨大肿块时，呈多数大小不等的息肉样充盈缺损，黏膜破坏中有龛影，钡流

不畅,管腔受压移位。管腔外常见软组织肿块影,很像纵隔肿瘤,但食管造影时可见该肿块与食管壁相连而明确诊断。浸润型的 X 线表现与食管癌相似。

⑥食管外压改变:是指食管邻近器官的异常所致的压迫和吞咽障碍。某些疾病如肺癌纵隔淋巴结转移、纵隔肿瘤、纵隔淋巴结炎症等可压迫食管造成部分或严重管腔狭窄,产生严重吞咽困难症状,有时可误诊为食管癌。食管钡剂造影常可排除食管本身疾病。食管周围器官病变,如纵隔肿瘤、主动脉瘤、甲状腺肿大、心脏增大等。除纵隔肿瘤侵入食管外,X 线钡剂检查可显示食管有光滑的压迹,黏膜纹正常。

⑦癔球症:本病属功能性疾病,发病与精神因素有关,多见于青年女性。病人常有咽部球样异物感,进食时可消失,常由精神因素诱发。本病实际上并无器质性食管病变,内镜检查可与食管癌鉴别。

十三、食管平滑肌瘤男多于女

在发现的食管良性肿瘤中,食管平滑肌瘤占了 50%～80%。发病年龄多见于 20～60 岁,男性多于女性 2～3 倍。

食管平滑肌瘤发生的同时常常有一些伴发性的疾病,包括:食管癌(两者并无直接关系,因食管癌是多发病)、食管裂孔疝、憩室、食管血管瘤及贲门失弛缓症等。食管平滑肌瘤还可能并发术后食管瘘、肺部感染、吻合口狭窄。

食管平滑肌瘤在国人中以食管中段多见,下段次之,上段少见。肿瘤数目绝大多数为单发,少数为多发,多发的数目不定,二至十几个不等。由于病程长短不同,大小差别很大,据资料报告最大直径 28 厘米,最小直径 1 厘米,但 85% 肿瘤直径<4 厘米。重量最小 0.25 克,据报道最重者达 5 000 克。

1. 食管平滑肌瘤的病因、症状及预防

（1）病因：食管平滑肌瘤的诱发因素尚不清楚。食管平滑肌瘤主要来源于食管固有肌层，约 74％的平滑肌瘤起源于内环行肌，其余起源于黏膜下肌层及外纵行肌。肿瘤呈膨胀性向腔内、外生长，97％肿瘤为壁内生长，2％向纵隔生长，1％肿瘤突入食管腔。肿瘤大体形状不一，多呈圆形或椭圆形者，约占全部病例的 60％，不规则（生姜形）占 10％，马蹄形占 8％，其他不规则形如螺旋形、哑铃形、条索形、结节状或分叶状，或环绕食管。

食管平滑肌瘤恶变得很少，有报告恶变率为 0.24％～3.3％。

由于大部分食管平滑肌瘤瘤体较小，生长缓慢，约 50％以上的病人无任何症状，多因其他原因做胸部 X 线检查或上消化道钡剂造影、胃镜检查时发现有食管平滑肌瘤。

（2）症状：如果病人有症状，其持续时间都比较长。食管平滑肌瘤病人若有症状，主要表现为咽下困难，见于 45％～56％的病例中，与食管癌不同的是进展缓慢或间歇发生，程度较轻。

一般平滑肌瘤造成的食管梗阻并不严重，约 1/3 病人主要是在胸骨后或上腹部有疼痛或有胀满感，大多数病人已有多年的病史。另有 1/3 病人有反酸、嗳气、食欲减退及其他非特异性消化道功能紊乱。

少数病例的肿瘤可增大，甚至压迫气道而发生呼吸道症状，呼吸困难、声音嘶哑、胸骨后疼痛等。全身症状少，营养状况无影响。症状一般与肿瘤大小、部位及外形有一定关系。

（3）预防：预防食管平滑肌瘤的措施是：作息有规律，不熬夜。戒烟限酒，饮食不宜过烫，少食或不食腌制食品和刺激性食物。还要学会心理调适，经常锻炼可保持愉快心情。

2. 食管平滑肌瘤并发症及容易混淆的疾病 食管平滑肌瘤可导致其表面黏膜溃疡坏死，可合并食管裂孔疝、食管憩室，甚至引起食管穿孔，也有肿瘤引起窒息猝死。食管平滑肌瘤病人也可合并食管癌。上述并发症可掩盖平滑肌瘤的症状,造成漏诊。食管平滑肌瘤还会并发术后食管瘘、肺部感染、吻合口狭窄等。

食管平滑肌瘤容易与以下疾病相混淆。

(1)纵隔肿瘤:体积较大的食管平滑肌瘤向壁外生长时可造成纵隔内软组织影,易被误认为纵隔肿瘤,因此对后下纵隔与食管关系密切的肿块,不要满足于纵隔肿瘤的诊断,应警惕食管平滑肌瘤的存在。

(2)食管癌:多发性平滑肌瘤或不规则形的肿块环抱食管,致管腔凹凸不平,黏膜显示不清而与食管癌难以鉴别。食管癌可见管壁僵硬,充盈缺损不规则、黏膜破坏及龛影等黏膜肿瘤的特征。有的腔内型食管癌或癌肉瘤可以与平滑肌瘤相似,但仔细观察可见黏膜不整,而且腔外无软组织块影。较大的食管平滑肌瘤累及的食管较长,病变区黏膜菲薄,并可伴有充血等表现,故在食管造影时易误认为黏膜有破坏而诊断为食管癌。

(3)纵隔淋巴结肿大或炎性包块:因食管平滑肌瘤的症状表现为吞咽困难,钡剂检查示食管中段有充盈缺损,食管镜检显示食管中段有光滑球形病灶,这在纵隔淋巴结肿大或炎性包块的病例中也有类似表现。此时若在食管钡剂造影的同时拍摄侧位片或行CT扫描,则可能明确为外压性食管梗阻而明确诊断。

(4)某些生理变异:例如,右迷走锁骨下动脉或囊状动脉瘤的外压,左主支气管、主动脉弓产生的光滑压迹区,另也需与较少见的椎体附件压迫相鉴别。虽然食管钡剂检查是诊断食管平滑肌瘤的首选方法,但如与外压性病变难于鉴别时,CT是极好的进一步检查手段,尤其是位于主动脉弓水平和气管隆突水平的病变,CT检查显得更为重要。

(5)其他疾病:有时结核性淋巴结炎可侵入部分食管壁产生与平滑肌瘤相似的改变。位于食管下段的肿瘤须与左心房压迹相区别。

十四、食管里长出的肉疙瘩

食管息肉通俗的说:就是食管里长出来的肉疙瘩。这个肉疙瘩多为单个的,都比较长,其长度可达10~20厘米。有的病人的食管息肉可以从颈段食管腔内向下延长到贲门部乃至胃腔内。

1. 食管息肉的病因、症状及预防

(1)病因:遗传因素、炎症刺激、不良生活方式、异物刺激、机械性损伤和酸性体质等都可能是息肉诱发因素。

食管息肉好发于颈段食管的黏膜层或黏膜下层组织。病变多在颈段食管接近气管环状软骨或环咽肌的水平。

食管息肉属于腔内型良性病变,起初为很小或者直径不足1厘米的黏膜瘤,生长缓慢。以后在其生长过程中,因受食管肌肉的顺序性收缩(蠕动)的塑形作用或铸型作用的影响,其外形多呈圆柱状或长条状,常有细而长的蒂,因此可在食管腔内上、下滑动。息肉的蒂多在环咽肌水平。

有时,病人因胃食管反流而将息肉从食管腔内呕吐到下咽部、口腔或口腔外,之后又能将其吞入到食管腔内。如果息肉呕至咽喉部后不能还纳,便会导致病人窒息或造成脑缺氧。随着食管息肉的逐渐发展与增大,有的病人的食管腔明显扩张,容易误诊为食管失弛缓症或贲门痉挛,但食管息肉不会造成食管腔的梗阻。

食管的息肉样恶性肿瘤十分罕见,其主要病理学特征是在良性息肉的顶端可以找到鳞癌细胞。

(2)症状:食管息肉生长缓慢,病人感觉到不适症状出现较晚。主要症状为吞咽困难。约56%的食管息肉病人可以出现有吞咽困难症状,其严重程度与食管管腔的梗阻程度有密切关系。其他常见症状有进食后呕吐、反酸、体重减轻或消瘦,许多病人还诉有胸骨后疼痛不适。如果息肉很大,可以压迫气管,引起咳嗽、呼吸困难、哮喘,甚至窒息。

当息肉生长到一定程度时,病人出现食管梗阻或大部分食管腔梗阻的症状,主要表现为吞咽困难、呕吐或反流。由于食物长期刺激息肉或者息肉发生恶变,息肉表面常有溃疡形成,引起呕血或黑便。有的病人自觉上腹部有程度不一的疼痛,个别病人有较为剧烈的胸痛,类似心绞痛。

食管息肉特有的症状是病人可因阵发性咳嗽或呕吐而将息肉呕至下咽部或口腔内,或者息肉定期在口腔内出现,病人自觉咽部有异物感或感觉到咽部(口腔)有肿物。约 40％食管息肉病人有这种症状。很多病人试图咬断突入到口腔内的肿物,有的病人由于年迈与牙齿脱落而无法将呕至口腔内的食管息肉咬断。随着吞咽动作,病人能将突入到口腔内的肿物重新吞咽到食管腔内。有的病人在感觉到口咽部有肿物时,可自行用手指将其推入到食管腔内。因有蒂的食管息肉可以在颈段食管与口腔之间往返活动,上述表现多为一过性,要及时就医检查,早期明确诊断并进行治疗,要高度警惕食管息肉导致气管梗阻及窒息的危险性。

(3)预防:预防食管息肉的发生要从日常生活中保持良好的生活习惯做起。

规律饮食,少喝酒,少吃辛辣刺激、肥甘厚腻等食物。

定时定量,食物应易消化且富有营养。

食管息肉不能在弱碱性的人体中形成,因此经常食用碱性食品可以预防食管息肉的产生和癌变。

2. 食管息肉并发症及容易混淆的疾病 食管息肉可以发生溃疡出血、堵塞食管腔或发生恶变,个别病人的食管息肉在呕吐到口腔后不能还纳食管内而突然堵塞咽喉部,可导致病人窒息死亡。

个别食管息肉病人可以合并有肥大性骨关节病。手术摘除息肉之后,合并的肥大性骨关节病的症状随之消退或缓解,其发病机制尚不清楚。

食管息肉容易混淆的疾病及鉴别情况如下：

食管息肉合并食管扩张的病人应与食管—贲门失弛缓症相鉴别。内镜检查、X线下食管造影检查、食管测压等检查可以辨析清楚。

此外，还应与食管腔内的某些息肉样恶性肿瘤相鉴别，如食管癌肉瘤、假性肉瘤、食管鳞癌等，食管钡剂造影检查与内镜检查时其大体外观类似息肉，需要与食管良性息肉相鉴别。此时在内镜下行病理取检，有望明确病理诊断。

十五、人到中年当防食管裂孔疝

食管裂孔疝系腹腔内脏（主要是胃）经膈食管裂孔疝入胸腔所致的疾病，是各种膈疝中最常见者。中医学认为，该病是以脘部痞胀疼痛、呕吐等为主要表现的疝病类疾病。

食管裂孔疝可发生于任何年龄，但症状的出现随年龄增长而增多。

1. 食管裂孔疝的病因、症状及预防

（1）病因：形成食管裂孔疝的病因，少数为发病于幼年的病人有先天性发育障碍的因素，如形成较大的食管裂孔和裂孔周围组织薄弱。

后天性因素是主要的，如随着年龄增长使食管裂孔部位肌肉逐渐萎缩；肥胖因素也会引起该部位肌肉张力减弱；各种原因如妊娠、腹水、慢性咳嗽、习惯性便秘等导致慢性腹内压力升高使胃体疝入膈肌之上而形成食管裂孔疝；手术后裂孔疝是长期腹腔压力增高的后天因素，如胃上部或贲门部手术，破坏了正常的结构亦可引起疝。

食管裂孔疝按形态主要分为以下三型：滑动型裂孔疝、食管旁裂孔疝、混合型裂孔疝。

（2）症状：在"心口"或其左右季肋部有隐隐胀痛、绞痛或牵拉

痛,向下颌、背、肩部放射,伴有嗳气、反酸,持续数分钟至 1 小时,可自动缓解。

在饱餐后 1～1.5 小时发作;在进食或饭后还可出现腹痛,进食愈多疼痛愈重,不吃不痛;饭后卧床或夜间仰卧加剧,饭后散步则疼痛减轻。

重症病人会发生吞咽食物困难、呕血、柏油样大便或缺铁性贫血,甚至休克而危及生命。

如遇巨大食管疝压迫邻近心、肺器管,还会有心悸、咳嗽、气急等症状出现。本病易与食管下端癌,贲门癌和心绞痛等病相混,对此应有相当注意,以免误诊。

(3)预防:人到中年,对食管裂孔疝应做好预防工作。

首先,饮食宜清淡低脂,多吃蔬菜而避免刺激性食物,不宜吃得过饱,特别是晚餐。

餐后不宜立即卧床,戒绝烟酒。睡眠时抬高床头以减少胃疝入胸腔和胃酸反流的机会。

对同时存在的有利于疝形成的各种疾病应予治疗。如肥胖者应设法减轻体重,有习惯性便秘应给予纠正和治疗,认真治疗慢性咳嗽等。

小贴士——

食管裂孔疝在一般人群普查中发病率为 0.52%,而在有可疑食管裂孔疝症状者的常规胃肠 X 线钡剂检查中,食管裂孔滑疝的检出率为 11.8%。近年来在 X 线检查时采用特殊体位加压法,其检出率可达 80%。常用的手术方法有:修复食管裂孔;食管、贲门固定术;胃固定加胃底前摺术;高选择性迷走神经切断术。

当出现下列情况应考虑手术：

①疝囊急性嵌顿或绞窄者。②并发顽固性反流性食管炎，内科治疗无效，其症状严重者。③合并食管狭窄或反复出血者。④疝囊较大经常嵌顿并产生压迫症状者。

2. 食管裂孔疝并发症及容易混淆的疾病　食管裂孔疝最常见的并发症是反流性食管炎、食管溃疡和狭窄、消化道出血。巨大裂孔疝扭转时可引起胃扭转、狭窄、穿孔、急性胃扩张和肠梗阻等。疝囊中溃疡也可引起出血、穿孔，穿孔可破入胸膜腔、心包和右心室。

食管裂孔疝常伴发有消化性溃疡（占 50％）、慢性胆囊炎（约占 20％）、胆石症（占 10％～30％），以及食管下段憩室病等。

下列这些疾病容易与食管裂孔疝相混淆：

（1）慢性支气管炎：单纯慢性支气管炎或肺部感染的症状、体征及 X 线异常影像仅限于肺部，而本病则有呼吸道症状以外表现，如餐后剑突下痛、胸骨后痛、反酸、胸骨后烧灼样痛、吞咽困难等，X 线透视、平片检查肺部以外亦可有改变，上消化道 X 线造影检查、内镜、CT 扫描检查有助于诊断、鉴别诊断。

（2）冠心病：与食管裂孔疝引起的胸痛易误诊为冠心病发作。但只要掌握其解剖、病理、病理生理及临床特点，结合以下几点可供鉴别：

①食管裂孔疝常规心电图及 24 小时动态心电图检查呈 ST 段压低、T 波低平倒置或伴心律失常，但胸痛间歇期常规心电图正常，次极量活动平板试验阴性。而冠心病病人在胸痛间歇期常规心电图亦有异常改变，次极量活动平板试验阳性。

②食管裂孔疝病人胸痛发生与劳累无明显关系，但与饮食关系密切。常在饱餐后 30 分钟～1 小时后胸痛发作，平卧、弯腰、咳嗽、屏气用力或用力排便等腹压增加的因素可诱发或加重胸痛，而半卧位、站立、散步、呕吐酸水或胃内容物后胸痛减轻或缓解。睡眠中胸痛发作，起坐后逐渐缓解。冠心病心绞痛则无上述特点。

③X线检查可有膈上疝囊征、膈上出现胃黏膜、下食管括约肌上升和收缩、胃食管反流等。

④内镜检查可见：齿状线上移大于2厘米，食管末端狭窄的管腔增宽变直，食管下段、贲门、胃体腔口在同一纵轴上，胃液反流入食管，胃黏膜皱襞通过膈食管裂孔翻入胸腔，诱导病人恶心时胃黏膜如核桃样疝入食管，食管旁疝可见胃黏膜疝囊腔随吸气、呼气而膨出和缩小，反流性食管炎的内镜表现等。

⑤对无冠心病并存者服用硝酸甘油、硝酸异山梨酯（消心痛）或硝苯地平（心痛定）等冠状动脉扩张药虽部分病人胸痛缓解，但起效缓慢或疗效不肯定。而应用西咪替丁（甲氰咪胍）、雷尼替丁、法莫替丁及胃动力药（多潘立酮、莫沙必利等）可使食管裂孔疝病人的胸痛等症状明显缓解，发作间隔期延长。

（3）胆囊炎、胆石症：胆囊炎、胆石症多有发热、黄疸、血象升高、肝功能异常等改变，且B超、CT扫描检查可见胆道系统炎症、结石影像。而单纯食管裂孔疝病人则无黄疸、肝功能异常等改变，B超、CT扫描检查亦无肝胆系统炎症、结石影像。当遇到剑突下痛、右上腹痛、恶心呕吐等症状的病人不能只想到肝胆系统疾病，还要考虑有食管裂孔疝之可能。只要想到本病，应行上消化道X线造影检查，如能见到膈上疝囊征、膈上出现胃黏膜、下食管括约肌上升和收缩、胃食管反流等征象，即可确诊。

（4）消化道出血、贫血：由于食管黏膜糜烂溃疡或反复疝入致贲门黏膜撕裂、疝入胃溃疡，食管裂孔疝可有消化道出血，其发生率2.5%～20.7%。多表现为持续少量黑便或呕少量新鲜血，严重者可大量呕血、黑便，重度贫血也可为首发症状。常疑诊为较常见的血液病、消化道炎症或溃疡、消化道肿瘤引起的出血，忽视了食管裂孔疝存在的可能。但只要遇到消化道出血、贫血的病人想到本病，及时行内镜、消化道X线造影、血液检查多能诊断。

（5）消化道疾病：食管裂孔疝病人多因剑突下痛、反酸、上腹烧

灼感、吞咽不畅等，与食管炎、胃炎、溃疡病、食管癌等疾病的一些
症状类似。但食管裂孔疝引起的反酸、胸骨后烧灼样痛可因平卧
及增加腹压（弯腰、举重物、用力排便等）而加重，单纯食管炎、胃
炎、溃疡病反酸、胸骨后烧灼样痛无此特点。

由于食管黏膜水肿、糜烂、溃疡或运动功能障碍，食管裂孔疝
引起的吞咽不畅多为间断性、反复发作或持续几小时，几天后常自
行缓解；而食管癌、贲门癌吞咽困难为进行性加重，并伴有消瘦等
病史。慢性食管炎、溃疡、肿瘤浸润等可引起食管挛缩，在胸腔内
食管长期向上牵拉下，食管下段和贲门逐渐进入膈上而致食管裂
孔疝；此种情况须仔细追问病史和查体，并借助X线检查、内镜和
病理检查进行鉴别。

（6）气胸、脓胸：食管裂孔疝疝囊内嵌顿的胃溃疡穿孔后，胃内
气液体漏入胸腔压缩肺组织，病人出现胸部疼痛、呼吸困难。由于
胸腔内呈负压，因此胃内气体可不断进入胸膜腔，上述症状进行性
加重。患侧肋间隙增宽，叩诊呈鼓音，听诊肺呼吸音减弱或消失。
X线透视膈下无游离气体，胸腔内积气，肺组织压缩萎陷，纵隔移
位。从症状、体征及辅助检查与气胸酷似，非常容易误诊。但食管
裂孔疝疝囊内嵌顿的胃溃疡穿孔病人既往多有剑突下痛、胸骨后
烧灼样痛、反酸、上腹烧灼感、吞咽不畅等表现，而且上述症状常因
平卧及增加腹压而加重；X线透视下插入胃管，胸腔内可见胃管阴
影，注入水溶性造影剂胸腔内可显影。

食管裂孔疝疝囊内嵌顿胃穿孔后，胃内消化液漏入胸腔并刺
激胸膜，表现为剧烈胸痛，并因肺组织被压缩而出现呼吸困难。X
线检查显示胸腔内有致密影，有液平面，从而误诊为脓胸。而该疾
病与脓胸的区别在于胸腔引流液的性质及引流量的多少。因胃内
潴留液、分泌液可继续进入胸膜腔，嵌顿胃穿孔后引流量较多，引
流出的液体呈深褐色，非空腹穿孔可见食物残渣，而且胸痛及呼吸
困难、患侧肺呼吸音低不因引流而缓解，X线检查肺萎陷仍存在。

病情较一般脓胸危重,处理不当或不及时,可很快出现感染性休克而死亡。

(7)先天性肺囊肿:先天性肺囊肿是胚胎期肺发育异常所致,有单发性和多发性、闭合性囊肿和开放性囊肿之分。与支气管不相通者为闭合性囊肿,与支气管相通者为开放性囊肿。开放性囊肿黏液经细小通道排出支气管,支气管与囊腔间有时形成一个单向"活瓣",吸气时空气较易进入囊腔并使其膨胀,呼气时囊内气体不能排出而成为张力性囊肿,压迫患侧正常肺组织并使纵隔及心脏移位,对侧肺亦可受压,出现呼吸困难等症状。与疝囊内嵌顿的胃溃疡穿孔后,胃内气液体漏入胸腔压迫肺组织,病人出现呼吸困难的症状、体征相似。但先天性肺囊肿消化道造影胸腔内无胃肠道影像,而食管裂孔疝病人往往有剑突下痛、上腹烧灼感、胸骨后烧灼样痛、反酸、吞咽不畅等病史,且X线检查左侧膈上可见疝囊影,钡剂检查时膈上可出现粗大的胃黏膜影,并经增宽的食管裂孔延续至膈下胃底部。

(8)妊娠反应:孕妇食管裂孔疝应与妊娠反应相鉴别,妊娠反应的症状多发生在妊娠早期的前3个月,随妊娠月份增加,症状逐渐好转或消失;孕妇食管裂孔疝与腹压增高有关,多在妊娠的第5个月以后出现,越临近妊娠晚期,症状越重,而且与体位有关。

小贴士——

食管裂孔疝病人因诊断未明,疼痛反复发作,疗效差及伴有其他多种多样的症状,使病人产生焦虑、紧张的情绪而多科多次求诊。因症状多样、多变,被拟诊的病种有报道称多达30种以上。

十六、中青年人好发的
食管-贲门失弛缓症

食管-贲门失弛缓症又称贲门痉挛、巨食管,是由食管神经肌肉功能障碍所引起的疾病。

贲门位于食管与胃交界处,因交感神经与副交感神经分布的缺陷,造成食管蠕动和张力消失,食管贲门扩张肌弛张功能减弱,形成贲门部位痉挛,造成食物通过困难。

贲门痉挛可能在食管黏膜慢性炎症和管腔压力升高的基础上发生膈上膨出型食管憩室和癌变。

食管-贲门失弛缓症病人的食管下段和贲门部肌肉肥厚,食管下部 2～4 厘米长有缩窄,缩窄上部管腔明显扩大,食管拉长弯曲,食物潴留积于扩大的食管腔内,常合并不同程度的炎症,病程长久的贲门痉挛病例食管癌的发病率可达 2%～7%。

食管-贲门失弛缓症好发于中青年,病程长而全身状态良好,症状时轻时重,与精神紧张有一定关系。

1. 食管-贲门失弛缓症的病因、症状及预防

(1)病因:目前大多认为是由于食管运动神经功能失调所引致。食管组织胸段食管壁肌层肌间神经丛节细胞变性,数量减少或缺失。由于副交感神经分布存在缺陷,致食管壁张力低,蠕动消失,食管下段括约肌痉挛。

(2)症状:该病表现为咽下困难,以进固体食物和冷液体食物更明显。症状有缓解期,常受情绪和神经紧张影响,如并发食管炎,可出现胸骨后烧灼样疼痛,甚至因黏膜溃疡出血而呕吐,较大的扩张食管腔内,常潴留食物,造成食物反流。因进食困难,常于吃饭时饮大量水,进食时间也较正常人长,体检可无阳性体征,绝大多数病人无营养障碍病症;如并发食管炎或吸入性肺炎可出现相应的症状和体征。

中医则认为本病因情志不遂,气结痰凝,或饮食不节,损伤脾胃,升降失常所致。在早期多属气结痰凝,食物咽下哽噎不顺,胃脘及胸中阻隔并感疼痛。重则水谷不入,反流食物,嗳气不舒,每因情志因素诱发或加重;后期多属脾胃虚弱,见脘腹胀满,腹部隐痛,纳食减少,或食人即吐,大便溏薄,神疲乏力等症。

(3)预防:少食多餐、饮食细嚼,避免过冷过热和刺激性饮食。

对精神经紧张者可予以心理治疗。

部分病人采用 Valsalva 动作(行强力闭呼动作,即深吸气后紧闭声门,再用力做呼气动作,呼气时对抗紧闭的会厌)以促使食物从食管进入胃内,解除胸骨后不适。

舌下含硝酸甘油可解除食管痉挛性疼痛,加速食管排空。

2. 食管-贲门失弛缓症并发症及容易混淆的疾病

(1)食管-贲门失弛缓症可以并发下列疾病

①呼吸道并发症:约在 10％的病人中发生,儿童中更明显,因反流呕吐发生吸入性肺炎、支气管扩张、肺脓肿及肺纤维化为最常见。

②食管癌:据报道 2％～7％的病人可合并食管癌,尤其病程在 10 年以上、食管扩张明显、潴留严重者。主因食物潴留发生食管炎的慢性炎症刺激因素造成。食管肌层切开或扩张术后并不能预防癌肿的发生,有手术成功后多年仍可发生癌肿的报道。因此,应仔细观察有无并发食管癌,遇有可疑情况,进行活体组织学检查。疑并发有食管癌病例除钡剂 X 线检查外,还需要做内镜活检及细胞学刷检。

③食管炎:由于失弛缓症的食管内食物潴留,内镜检查可见到有食管炎及其造成的黏膜溃疡,溃疡可发生出血,少数发生自发性穿孔,食管气管瘘。身体衰弱或已接受抗生素治疗或粒细胞减少者可合并念珠菌感染。内镜中见在炎性黏膜上有白斑。标本涂片

及活检可以确诊。治疗应首先行扩张解除食管潴留,病情不能耐受强力扩张者可用吸引引流以保持食管排空,同时应用抗生素。

④其他并发症:由于失弛缓症的食管扩张,使管腔内张力增加,发生膈上膨出型憩室的并发症,可随失弛缓治疗的同时处理。少数病人发生类似类风湿关节炎的关节并发症,治疗失弛缓症后症状可缓解。

(2)食管-贲门失弛缓症容易与下列疾病相混淆

①纵隔肿瘤、食管癌、及贲门癌等。纵隔肿瘤通过 CT 扫描或磁共振成像(MRI)进行鉴别诊断。

食管-贲门失弛缓症与食管癌、贲门癌的鉴别诊断最为重要。癌性食管狭窄的 X 线特征为局部黏膜破坏和紊乱;狭窄处呈中度扩张,而食管贲门失弛缓症则常致极度扩张。

食管贲门癌造成的狭窄是由于癌组织浸润管壁所致,黏膜有破坏,可形成溃疡、肿块等改变。病变多以管壁的一侧为主,狭窄被动扩张性差,内镜通过阻力较大,狭窄严重者,常无法通过,强力插镜易造成穿孔。

食管-贲门失弛缓症的 X 线诊断一般并不困难,典型的 X 线表现为食管下端呈鸟嘴状狭窄。但贲门癌特别是缩窄型癌亦可使食管下端呈鸟嘴状狭窄,钡剂通过困难,与贲门失弛缓症难以鉴别。

值得注意的是,食管-贲门失弛缓症可以并发食管癌或贲门癌。原因可能为食管黏膜长期受到潴留物刺激,发生溃疡,黏膜上皮增生恶变等。故对于高龄,病程较短,症状不典型的病例,诊断食管-贲门失弛缓症需慎重,对于已确诊多年的食管-贲门失弛缓症病人也应警惕癌变的可能。

②原发性与继发性的食管-贲门失弛缓症。食管-贲门失弛缓症有原发和继发之分,后者也称为假性食管-贲门失弛缓症,指由胃癌、食管癌、肺癌、肝癌、胰腺癌、淋巴瘤等恶性肿瘤、南美锥虫病、淀粉样变、结节病、神经纤维瘤病、嗜酸细胞性胃肠炎、慢性特

发性假性肠梗阻等所引起的类似原发性食管-贲门失弛缓症的食管运动异常。

假性失弛缓症病人有吞咽困难症状，X线检查食管体部有扩张，远端括约肌不能松弛，测压和X线检查均无蠕动波。这种情况发生在食管接合部的黏膜下层及肠肌丛有浸润性病变存在的疾病。最常见的原因是胃癌浸润，其他少见疾病如淋巴瘤及淀粉样变，肝癌亦可发现相似的征象。内镜检查中未经预先扩张，该段不能将器械通过，因为浸润病变部位僵硬。大多数情况下活检可确诊，有时须探查才能肯定诊断。

③无蠕动性异常。硬皮症可造成食管远端一段无蠕动，并造成诊断困难。因食管受累常先于皮肤表现。食管测压发现食管近端常无受累，而食管体部蠕动波极少，远端括约肌常呈无力，但松弛正常。无蠕动性功能异常亦可在伴有的周围性神经疾病中见到，如发生于糖尿病及多发性硬化症的病人。

④迷走神经切断后的吞咽困难。经胸或腹途径切断迷走神经后能发生吞咽困难。经高选择性迷走神经切断术后，约75%的病人可发生暂时性吞咽困难。大多数情况下，术后6周症状可以逐渐消失。X线及测压检查中，可见到食管远端括约肌不能松弛及偶然无蠕动，但很少需要扩张及外科治疗。根据病史可以鉴别。

⑤老年食管。老年人中食管运动功能紊乱是由于器官的退行性变在食管上的表现。大多数老年人在测压检查中发现食管运动功能不良，原发性及继发性蠕动均有障碍，吞咽后或自发的经常发生无蠕动性收缩。食管下端括约肌松弛的次数减少或不出现，但食管内静止压不增加。

⑥反流性食管炎。并发食管狭窄等的反流性食管炎反流的内容物与食管-贲门失弛缓症不同，它的反流物可有酸臭味，有时可含有胆汁；X线钡剂检查时，食管下端无典型的鸟嘴样改变，食管测压时，食管下括约肌的压力下降且食管下括约肌压力

带较短。

⑦弥漫性食管痉挛。也是一种原发性食管动力障碍性疾病，X线钡剂检查时有开塞钻样表现。对可疑病例可给予依酚氯铵（抗胆碱酯酶药）试验，而食管测压等动力学检查则可明确诊断。

⑧心绞痛。多由劳累诱发，而本病则为吞咽所诱发，并有咽下困难，此点可资鉴别。

⑨食管神经官能症（如癔球症）。大多表现为咽至食管部位有异物阻塞感，但进食并无哽噎症状。

⑩食管良性狭窄和由胃、胆囊病变所致的反射性食管痉挛。这些疾病食管表现仅有轻度扩张。X线钡剂检查和内镜检查可以与食管-贲门失弛缓症相鉴别。

十七、鸠占鹊巢的巴雷特食管

用鸠占鹊巢来形容巴雷特食管一点也不为过，因为该病就是食管下段黏膜本来覆有鳞状上皮的地方被不正常的柱状上皮覆盖了。

巴雷特食管多见于中、老年人，而且在男性人群中多见，男女的比例为（3.1～4.0）：1。症状主要是胃食管反流及并发症所引起的，胃-食管反流症状为胸骨后烧灼感、胸痛及反胃现象。

1. 巴雷特食管的病因、症状及预防

（1）病因：巴雷特食管的形成原因长期以来一直存在着两种学说，即先天性学说和获得性学说。

先天性学说认为从胚胎学角度来讲，人体胚胎发育至3～34毫米时（4个月以前），原始前肠（食管的前身）黏膜被覆柱状上皮。发育至130～160毫米（18～20周）时，鳞状上皮开始替代柱状上皮，这种变化由食管的中央开始并逐渐向胃和口腔两端发展，至出生前全部完成。这种延伸如受到任何阻碍，都可能导致食管下段于出生后仍然被覆柱状上皮及食管上段残留柱状上皮细胞。

获得性学说认为,巴雷特食管是一种获得性疾病,它与胃食管反流性疾病有密切关系。食管下段长期暴露于酸性溶液、胃酶和胆汁中,造成食管黏膜的炎症和破坏,导致耐酸的柱状上皮替代鳞状上皮。发现大多数巴雷特食管病人存在反流性食管炎。

医生还发现,一些外科手术后,如食管肌层切开术、全胃切除加食管空肠吻合术以及胃食管侧侧吻合等手术后均可发生巴雷特食管。其原因主要是由于手术破坏了食管下括约肌的完整性,造成胃酸和胆汁反流或食管及胃排空障碍。

此外,有报道化疗药物可使食管黏膜损伤,导致巴雷特食管。

(2)症状:巴雷特食管病人可终身不出现症状。巴雷特食管的症状主要是胃食管反流及并发症所引起的,胃-食管反流症状为胸骨后烧灼感、胸痛及反胃,许多病人出现有典型胃灼热及反胃才去就诊,部分因食管狭窄或癌变出现吞咽困难为首诊主诉症状。

值得注意的是巴雷特食管可发生严重的并发症,良性并发症包括反流性食管炎、食管狭窄、溃疡、穿孔、出血和吸入性肺炎等。而巴雷特食管的异型增生是癌前期状况已为多数人公认。

(3)预防:巴雷特食管的主要预防手段是改变不良的生活方式。这也是与预防反酸、胃灼热的最好办法。

尽量少吃高脂肪餐,如巧克力、咖啡、糖果、红薯、土豆、芋头等食品;严格戒烟和停止饮酒;少吃多餐。

餐后不宜马上躺下,睡前2～3小时最好不要进食;如果晚上容易反酸最好在睡眠时把床头抬高10～20厘米都会有帮助的。

另外,心理因素也十分重要,心理因素对消化系统的影响也很大,如焦虑抑郁都会让消化系统出现不良反应,加重胃-食管反流症状,所以在紧张的时候,自我调适,注意缓解压力非常重要。

2. 巴雷特食管并发症及容易混淆的疾病 巴雷特食管常见的并发症有:

(1)溃疡:巴雷特食管引起溃疡的发病率为2%～54%,食管柱状上皮受酸性消化液腐蚀后可以发生溃疡,出现类似胃溃疡的症状,疼痛可放射至背部,并可引起穿孔、出血、浸润、溃疡愈合后发生狭窄,出现下咽不畅的症状。甚至可穿透主动脉导致大出血而迅速致死。

巴雷特食管溃疡的病理分型有两种,最为常见的为发生在鳞状上皮段的浅表性溃疡,这种类型与因反流性食管炎引起的溃疡相似。另一种少见的为发生在柱状上皮段的深大溃疡,与消化性溃疡相似。

(2)狭窄:食管狭窄是巴雷特食管最常见的并发症。狭窄部位多于食管中上段的鳞-柱状上皮交界处,而胃食管反流引起的狭窄多位于食管下段。反流性食管炎的发生率为29%～82%。病变可单独累及柱状上皮,也可同时累及鳞状和柱状上皮。

(3)恶变:巴雷特食管中发生癌肿的发生率不甚确切,长期反流物进入巴雷特食管可能起恶变。巴雷特食管的异型增生是癌前期状况已为多数人公认。

(4)胃肠道出血:可表现为呕血或便血,并伴有缺铁性贫血,发生率约为45%,其出血来源为食管炎和食管溃疡。

巴雷特食管容易与早期溃疡型胃癌混淆。主要依靠内镜下的肉眼观察及活检病理组织学改变相鉴别。

十八、食管憩室不可小视

食管憩室系指与食管相通的囊状突起。其分类比较繁杂。按发病部位可分为咽食管憩室、食管中段憩室和膈上食管憩室。根据其发病机制不同又分为牵引性、内压性、牵引内压性憩室。根据憩室壁的构成可分为真性憩室(含有食管壁全层)和假性憩室(缺少食管壁的肌层)。此外尚可分为先天性憩室和后天性憩室。

1. 食管憩室的病因、症状及预防

(1)病因:咽食管憩室系咽食管联结区的黏膜和黏膜下层在环状软骨近侧的咽后壁肌肉缺陷处膨出而成,又称为咽食管憩室(Zenker's憩室),也叫咽囊。咽食管憩室的形成认为是咽与上食管肌群舒缩失调所致。

上食管括约肌是由环咽肌、下咽缩肌和食管上端环状纤维所共同组成,其主要功能有:保持静止状态下食管的关闭,防止食管内容物反流进入咽部,使气管、支气管免受来自食管内容物的侵袭;阻挡空气吸入食管腔内,防止呼吸引起的食管扩张;吞咽时立即开放,保证适量的食团迅速通过咽部进入食管。

上食管括约肌的后壁即下咽缩肌的斜形纤维和环咽肌的横行纤维之间存在着一个缺乏肌层的三角形薄弱区,在吞咽时食管下括约肌未能协调地充分弛缓,致使该薄弱区内压急剧增加,导致局部黏膜自薄弱区疝出,形成内压性假性憩室。

食管中段憩室多发生于气管分叉处的食管前壁和前侧壁。其形成与邻近气管、支气管淋巴结炎症、瘢痕收缩有关(尤其是结核性炎症),致使食管壁向外牵引而形成牵引性憩室。

膈上食管憩室常与食管-贲门失弛缓症、食管弥漫性痉挛、膈疝、巴雷特食管并存,与先天性发育不良或食管运动功能障碍有关。

(2)症状:膈上憩室的症状与憩室的大小及并发症有关,食管运动功能检查显示其运动减弱,但症状与之并无明显关联。病人可感有胸闷、胸骨后痛、咽下困难、食物反流等,偶并发食管癌及自发性食管破裂,甚至食管支气管瘘。

憩室属良性疾病,发展缓慢,病史较长。例如,咽食管憩室,大小为 0.5～12 厘米,起初憩室很小,可以不表现任何症状,随着憩室逐渐增大,病人咽部有异物感、瞬间食物停滞感,渐渐出现反胃,进食后数小时或夜间常有未经消化的食物反流到口中。由于憩室中食物潴留时间的长短不同,反流出来的食物可为原味或呈酸臭味,饮水时可能发出含嗽声响,可见呛咳。

巨大憩室可逐渐引起食管狭窄,出现吞咽困难。有的病人左颈部出现包块,轻轻按摩之后又可以消失,有的病人每晚睡前要先平卧将头放低,甚至头着地,以便将憩室内容引流出来,然后才能安睡。大憩室压迫气管可引起呼吸困难,个别病人出现声带麻痹。

食管中段憩室一般不大,直径1～2厘米,呈锥形,无颈,不易积食。多数病人无症状,但有的病人可出现胸骨后疼痛、胃灼热感,也可发生狭窄而引起吞咽困难者。

膈上憩室往往发生在贲门食管连接处之上方,因食物易潴留而不易排出,病人常有哽噎感、胃灼热感、嗳气、呃逆和反胃,特别是改变体位时易引起反胃、呕吐,下胸部有气过水声,吐出物多为未消化食物或隔餐食物。憩室大者压迫食管或伴有食管痉挛时,均引起吞咽困难,个别病人诉称胸骨后隐痛或剧痛。膈上憩室往往合并食管裂孔疝及反流性食管炎等。

食管壁内假性憩室很小,通常为1～3厘米,但有规则地分布于整个食管。由于并发炎症并逐渐发展,可产生食管狭窄,大多数病例表现间歇性吞咽困难,症状逐渐加重,并觉胸骨后疼痛。食管无狭窄者不出现吞咽困难。

食管憩室大者易潴留食物,容易合并炎症,甚至发生溃疡、出血,使症状加重,往往有胸骨后闷胀感、胃灼热感,一旦合并出血则以呕血为主要表现,呕血量一般不多,夹杂或不夹杂未消化食物。如有自发性穿孔或内镜检查导致穿孔,则见剧烈胸痛,呼吸急促,发绀,心律失常及颈部皮下气肿等表现,病情重笃,病死率高达46%。

(3)预防:首先要饮食规律,忌进食甜、酸、冰、辣、烫、硬等对食管有刺激或容易造成伤害的食物。

其次,在行食管介入检查时,要求操作者经过严格培训,认真遵守操作规程,以认真负责的态度进行检查,最大程度避免食管损伤。

当感觉有可疑症状时,应及时进行检查,达到早期发现、早期诊断、早期治疗的目的。

2. 食管憩室并发症及容易混淆的疾病 由于食物的积存,憩室会继续增大、并逐渐下坠,不利于憩室内积存物的排出,致使憩室的开口正对咽下方,咽下的食物均先进入憩室而发生反流,此时出现吞咽困难,并呈进行性加重。

部分病人还有口臭、恶心、食欲减退等症状。有的因进食困难而营养不良和体重下降。在未采取治疗的情况下,如果憩室逐渐增大,积存的食物和分泌物开始增多,有时会自动反流到口腔内,偶尔造成误吸。误吸的结果将会导致肺炎、肺不张或肺脓肿等并发症。出血、穿孔等并发症较少见。

在诊断上,需对咽食管憩室、膈上憩室、食管中段憩室、假性食管憩室进行鉴别:

(1)咽食管憩室的检查及诊断标准:物理检查阳性体征不多,部分病人在吞咽几口空气后,反复压迫环咽肌水平胸锁乳突肌前缘,可听到响声。

检查的主要手段是 X 线检查,平片上偶见液平面,服钡剂可见食管后方的憩室,若憩室巨大明显压迫食管,可见到钡剂进入憩室后,再有一条钡剂影自憩室开口流向下方食管。造影时反复变动体位,有利于憩室的充盈和排空,便于发现小憩室及观察憩室内黏膜是否光滑,除外早期恶变。

(2)膈上憩室的检查及诊断标准:膈上憩室常由胸部 X 线检查确诊。胸部平片有时可看到含液平面的憩室腔,服钡造影在膈上几厘米处见到憩室,常突向右侧,亦可突向左侧或前方。膈下腹段食管出现憩室的情况极为罕见。憩室可以同时合并裂孔疝,造影时需多方位观察,以免漏诊或误诊。内镜检查有一定危险,只在怀疑恶变和有合并畸形时进行。

食管中段憩室也同样依靠X线确诊,服钡造影时要采用卧位或头低脚高位,并左右转动体位,才能清晰地显示憩室的轮廓,因为食管中段憩室的开口都比较大,造影剂很容易从憩室内流出,不易在内存留。

(3)假性食管憩室的检查及诊断标准:X线检查时不能发现假性憩室。服钡造影可发现食管腔内有多发的长颈烧瓶状或小纽扣状小囊袋,1~5毫米大小不等,呈散在性或局限性分布。食管明显狭窄处,假性憩室亦较多,故认为食管狭窄与假性憩室周围炎症有关。内镜检查食管呈慢性炎症改变,仅在极少数病人中见到假性憩开口,活检亦不易确诊。

很多假性憩室病人常有念珠菌感染,可能是继发的,尤其是糖尿病病人。

此外,食管憩室还应与下列疾病鉴别:

①化脓性食管炎。化脓性食管炎以异物所致机械损伤最为常见。细菌在食管壁繁殖,引起局部炎性渗出、不同程度的组织坏死及脓液形成,也可呈较为广泛的蜂窝织炎。

②食管结核。食管结核病人一般多有其他器官结核的先驱症状,特别是肺结核。食管本身症状往往被其他器官症状混淆或掩盖,以至不能及时发现。按照结核的病理过程,早期浸润进展阶段可有乏力、低热、血沉增快等中毒症状,但也有症状不明显者。继之出现吞咽不适和进行性吞咽困难,常伴有持续性咽喉部及胸骨后疼痛,吞咽时加重。溃疡型的病变多以咽下时疼痛为其特征。食物溢入气管应考虑气管食管瘘的形成。吞咽困难提示病变纤维化引起瘢痕狭窄。

③真菌性食管炎。真菌性食管炎的症状表现多不典型,部分病人可以无任何症状。常见症状是吞咽疼痛、吞咽困难、上腹不适、胸骨后疼痛和烧灼感。重者胸骨后呈刀割样绞痛,可放射至背

部酷似心绞痛。念珠菌性食管炎可发生严重出血但不常见。未经治疗的病人可有上皮脱落、穿孔甚至播散性念珠菌病。食管穿孔可引起纵隔炎、食管气管瘘和食管狭窄。对持续高热的粒细胞减少病人应检查有无皮肤、肝脾、肺等播散性急性念珠菌病。

④病毒性食管炎。食管的病毒感染常同时有鼻唇部疱疹。主要症状为吞咽疼痛。疼痛常于咽下食物时加剧,病人吞咽后食物在食管内下行缓慢。少数病人以吞咽困难为主要症状,轻微感染者可无症状。

十九、凶险万分的食管静脉曲张

食管静脉曲张是食管的静脉血管因压力增高发生了曲张的血管病变。

1. 食管静脉曲张的病因、症状及预防

(1)病因:该病对于中国人有特殊的意义,因为我国是乙肝第一大流行国,很多病人最终都进入了肝硬化、肝衰竭。由于肝脏主要的血供来源之一的门静脉系统压力过高,导致它的功能异常。原本应该汇入这个系统而回流至心脏的静脉血液无法流入,淤积在管腔里就使静脉异常的扩张而且不能回缩至正常(静脉壁没有弹性,血液多了就会扩张,失去正常的管径,这是它跟动脉的主要区别之一,也就是所谓的静脉曲张)。

任何部位的静脉回流障碍均可引起食管静脉曲张,后者是门脉高压的重要并发症。

(2)症状:食管静脉一旦曲张,血管壁弹性减低,脆性增加,就容易破裂出血。食管静脉曲张突出的症状是呕血,往往是突然发作,血色新鲜涌吐而出,甚至呈喷射状。并可以直接导致病人因失血而发生休克,甚至危及生命。因而在急性上消化道出血中。如病人突然出现休克者,往往多见于门静脉高压所致的食管静脉曲

张出血。

如曾有肝炎、血吸虫病或慢性酒精中毒病史,体格检查见蜘蛛痣、腹壁静脉怒张、脾大甚或腹水,而肝功能检验有异常,则往往提示是肝硬化并门静脉高压

(3)预防:食管静脉曲张是肝硬化后期的并发症,是由肝硬化造成的,只要对肝硬化进行有效的预防和治疗就可避免食管静脉曲张的发生。

乙型肝炎、血吸虫肝病、酒精性肝病等均可加重成为肝硬化,继而导致门脉高压引发食管静脉曲张。因此,预防工作要从源头上做起。规范医疗市场,加强血液制品的监管,对献血人员进行乙型肝炎等相关项目检测,切断乙型肝炎传染途径。

不要接触有钉螺的疫水,避免感染上血吸虫。患上了血吸虫肝病要在正规医疗机构积极治疗,完成用药疗程。

科学饮食,规律生活,禁烟戒酒,戒除不良嗜好,避免酒精性肝病发生。

2. 食管静脉曲张并发症及容易混淆的疾病 食管静脉曲张是一种危险性很大的疾病,当犯病时,一定要及时的就医治疗,以免发生危险。

食管静脉曲张破裂出血突出的并发症是呕血,往往是突然发作,血色新鲜涌吐而出,甚至呈喷射状。因而在急性上消化道出血中,如病人突然出现休克者,往往多见于门静脉高压所致的食管静脉曲张出血。

食管静脉曲张容易与下列疾病相混淆。

(1)中或下段增殖型食管癌:食管增殖型癌呈息肉状或分叶状充盈缺损,管壁僵硬,不能扩张,病变范围短并与正常食管分界清楚。食管静脉曲张则呈广泛的蚯蚓状或串珠状充盈缺损,管壁凹凸不平,柔软可扩张。

钡剂检查:食管增殖型癌钡剂通过狭窄段受阻,其上端食管扩

张;食管静脉曲张钡剂通过食管延缓,无梗阻。

(2)食管多发静脉瘤:虽然食管多发静脉瘤本质上也是一种静脉曲张,但不是大范围或者整条血管的异常扩张,而是某一个部位,突出的病灶形似肿瘤而得名。多发性静脉瘤就是有两个以上的部位有瘤样突出。造成静脉瘤的原因很多,类似动脉瘤,外伤、感染,以及血管疾病是最常见的原因。

(3)胃底静脉曲张:食管静脉曲张常与合并出现,亦可单独存在。后者表现为胃底和贲门部呈葡萄状、息肉状、圆形、分叶状充盈缺损。

二十、食管损伤重在预防

食管损伤是一种常由于器械或异物引起的以食管破裂、穿孔为主要病变的疾病,如不及时处理,几乎毫无例外地发生急性纵隔炎、食管胸膜瘘,并可能致死。由于食管特殊的解剖位置,可以被多种不同的原因造成损伤。

1. 食管损伤的原因、症状及预防

(1)原因:根据损伤的原因大体上分为机械性损伤和化学性损伤。机械性损伤中又可分为腔内损伤和腔外损伤。近年来随着在食管腔内用仪器进行诊断和治疗的病例迅速增加,医源性食管损伤在这类疾病中占的比例也不断增大。另外,根据食管损伤的部位又分为颈部食管损伤、胸部食管损伤和腹部食管损伤。①腔内损伤。采用腔内医疗器械诊断和治疗食管和胃疾病在当今是相当安全的,但并不是完全没有危险。食管腔内损伤多发生在用这些器械在食管内或通过食管进行诊断和治疗的过程中,采用硬食管镜发生的并发症要比纤维食管镜高。在有膈上憩室、食管-贲门失弛缓症、食管狭窄的病人,如果不小心操作则更易发生食管损伤。②腔外损伤。腔外损伤主要由于胸部或颈部挫伤或穿透性枪伤、刀伤,并多与胸部或颈部的其他损伤同时存在。

由于食管没有浆膜层而不同于消化道的其他部位,如肠道结构中的浆膜和黏膜下层含有抗张力的胶原和弹力纤维,使之更易于损伤。食管的颈段后壁黏膜被覆一层很薄的纤维膜,中段仅被右侧胸膜覆盖,下段被左侧胸膜覆盖,周围没有软组织支持,加上正常胸腔内压力低于大气压,这些是食管易于损伤的解剖因素。

(2)症状:不同原因引起食管损伤的症状和体征不同。而穿孔的部位、大小不同,穿孔后到就诊的时间不同,其表现出来的症状也有不同。但不管哪种情况,90%～97%的病人有颈部或胸骨后剧烈疼痛,伴吞咽时加重。31%的病人有呼吸困难、心率增快、血压下降,甚至出现休克。几乎均有纵隔或下颈部皮下气肿,后期为纵隔脓肿或脓气胸。87%～90%以上的病人有发热,白细胞计数增高。

食管损伤后容易发生食管穿孔,而食管穿孔后的并发症和死亡率同从发病到诊断时间有明显关系,因此早期迅速做出食管穿孔的诊断是非常重要的。食管穿孔病人的典型症状是疼痛、发热、皮下或纵隔气肿三联症。还有吞咽疼痛、呼吸困难、心率加快、休克等症状。

胸部创伤,特别是食管附近有创伤病人,应常规检查是否有食管损伤。当重视并时常想到这种疾病发生时,结合有关病史、症状、体征及必要的辅助检查多可做出及时、正确诊断。

少数病例早期未能及时诊断,直至后期出现脓胸,甚至在胸穿或胸腔引流液中发现食物方做出诊断。

(3)预防:避免食管损伤首先要避免医源性食管损伤,这与规范医疗操作有关。

在下列这些诊疗项目中:非外科手术操作、内镜下治疗(硬化、电灼、热疗、激光、注射止血药等)、良性或恶性狭窄的扩张、放置导引钢丝、气囊扩张(失弛缓症)、硬式食管镜诊疗、内镜检查、鼻胃管、气管插管、放置支架、癌症姑息治疗、取出异物、放疗或选择性化疗、食管周围外科手术、胸段脊柱手术、外科缝合及食管旁手术等，应该严格遵守操作规程，胆大心细对于操作者来说显得尤为重要。

还有与医疗操作无关的损伤因素也同样要注意避免，这些非医疗操作损伤因素包括：自发性食管损伤、呕吐、异物、摄入腐蚀性物质、感染所致溃疡、药物性食管损伤、巴雷特溃疡、胃食管酸反流（胃泌素瘤）、胃黏膜食管异位、应激性食管损伤、创伤性食管损伤、钝性损伤（跌落、碰撞、打斗、用力不当等）、刺穿性创伤（子弹、刀、钉等）、压力性创伤（高压气体等）。

2. 食管损伤并发症及容易混淆的疾病 用仪器在食管腔内检查和治疗引起损伤的并发症主要是食管穿孔。食管穿孔的部位是环咽肌和咽括约肌连接处的颈部食管，约 50％的食管穿孔发生在环咽部 Lannier's 三角，这个三角由咽括约肌和在颈椎 5、6 水平的环咽肌构成。当有颈骨刺和颈部过伸时，极易被损伤发生穿孔。

第二个用仪器易引起食管损伤的部位为上段食管，这个部位相对狭窄，部分与肺门、主动脉弓及左主支气管固定。其他易于损伤的部位是食管的远端与胃连接处，还有梗阻病变的近段、食管癌延伸的部位，以及进行检查或扩张的部位。

对所有行食管内器械操作后出现颈部、胸部或腹部疼痛的病人，因想到发生食管穿孔的可能性。有三联症即呕吐、下胸痛、下颈部皮下气肿时更应迅速怀疑有食管穿孔的可能，并应做进一步检查。

胸部创伤，特别是食管附近有创伤病人，应常规检查是否有食管损伤。当重视并时常想到这种疾病发生时，结合有关病史、症状、体征及必要的辅助检查多可做出及时、正确诊断。少数病例早期未能及时诊断，直至后期出现脓胸，甚至在胸穿或胸腔引流液中发现食物方做出诊断。

食管穿孔后口腔含有的大量细菌随唾液咽下,酸度很强的胃液、胃内容物在胸腔负压的作用下,较易经过穿孔的部位流入纵隔,导致纵隔的感染和消化液的腐蚀,并可穿破纵隔胸膜进入胸腔,引起胸腔内化脓性炎症。

食管穿孔后的并发症和死亡率同从发病到诊断时间有明显关系,因此早期迅速做出食管穿孔的诊断是非常重要的。

(1)颈部食管穿孔:颈部食管穿孔常发生在较薄的食管后壁,由于食管附着的椎前筋膜可以限制污染向侧方扩散。穿孔的最初几小时颈部可没有炎症表现,几小时后由于口腔或胃内的液体经过穿孔进入食管后间隙和沿着食管平面进入纵隔,引起纵隔炎症,病人诉颈部疼痛、僵直,呕吐带血性的胃内容物和呼吸困难。体格检查发现病人虚弱,伴各种不同程度的呼吸困难。通常可听到经鼻腔呼吸发出的粗糙的呼吸声。颈部触诊发现颈部硬和由于皮下气肿产生的捻发音。全身感染中毒症状常在24小时后发生。

(2)胸部食管穿孔:与颈部穿孔不同,胸段食管穿孔直接引起纵隔污染。迅速发生纵隔气肿和纵隔炎。尽管早期仅是纵隔的污染,但可迅速发展为坏死性炎症过程。当薄的纵隔胸膜被炎症穿破,胃液及胃内容物经破口反流到纵隔和胸膜腔,引起胸膜腔的污染和积液,形成纵隔和胸膜腔化脓性炎症。

中上段食管穿孔常穿破胸腔。食管穿孔后引起的炎症过程和体液的大量蓄积表现为一侧胸腔剧烈疼痛,同时伴有呼吸时加重,并向肩胛区放射。在穿孔部位有明确的吞咽困难,低血容量,体温升高,心率增快,并且心率增快与体温升高不成比例。全身感染中毒症状、呼吸困难的程度,根据胸腔污染的严重性、液气胸的量,以及是否存在有气道压迫,而有轻重不同。

纵隔镜检查后发生的食管损伤更不易诊断,有时甚至当病人发生纵隔炎和皮下气肿时或病理报告活检组织有食管黏膜或食管肌肉时才做出食管损伤或穿孔的诊断。体格检查可以发现病人有不同程度的中毒症状，不敢用力呼吸，肺底可听到啰音，当屏住呼吸时，可听到随着每次心跳发出的纵隔摩擦音或捻发音。颈根部或前胸壁触及皮下气体，当穿孔破入一侧胸膜腔时，出现不同程度的液气胸的体征。受累侧胸腔上部叩鼓音，下部叩浊音，病侧呼吸音消失。少数病例可发展为伴有气管移位，纵隔受压的张力性气胸，纵隔及胸腔的炎症产生对膈肌的刺激，可表现为腹痛、上腹部肌紧张、腹部压痛，应注意同急腹症相鉴别。

（3）腹部食管穿孔：食管腹腔段的损伤较少见，一旦损伤，由于胃的液体进入游离腹腔，主要引起腹腔的污染，表现为急性腹膜炎的症状和体征。这同胃、十二指肠穿孔很相似，应注意胸段食管远端的损伤也可以表现为这种情况。有时这种污染可能不在腹腔而在后腹膜，这将使诊断更加困难。这是由于腹腔段食管与膈肌相邻近，常有上腹部疼痛和胸骨后钝痛并放射到肩部的较典型的特征。

尽管食管穿孔有这些症状表现，但凭这些非特征性的症状体征立即作出诊断有时仍较困难，常需借助其他辅助检查以明确诊断。并需与其他疾病如胃、十二指肠溃疡穿孔，胰腺炎，心肌梗死，降主动脉瘤，肺炎，自发性气胸等鉴别。

常用的鉴别检查手段：胸片、胸腹联合透视、B超、心电图等。

二十一、食管神经官能症

在当前社会里，很多人都忙于生活和工作的压力，身体素质渐渐的不如以前。因此，大家都开始逐渐的关心自己的健康问题。食管神经官能症就是其中常见的一种心理疾病，它严重地影响着人们的正常生活。

1. 食管神经官能症的病因、症状及预防

（1）病因：神经官能症的发病通常与不良的社会心理因素有

关,不健康的素质和人格特性常构成发病的基础。一般认为,个体神经系统功能减弱与不健全的性格特征有关,精神刺激与心理打击常常是诱因,与遗传因素也有关系。

(2)症状:神经症是常见病,患病率相当高,且症状复杂多样,可以表现在食管、胃、肠、心脏等器官。其典型体验是病人感到不能控制的自认为应该加以控制的心理活动,如焦虑、持续的紧张心情、恐惧、缠人的烦恼、自认毫无意义的胡思乱想、强迫观念等。病人虽有多种躯体的自觉不适感,但经过医院检查未能发现器质性病变。病人一般能适应社会,其行为一般保持在社会规范容许的范围内,可以为他人理解和接受,但其症状妨碍了病人的心理功能或社会功能。病人对存在的症状感到痛苦和无能为力,常迫切要求治疗,自知力完整或完全完整。

食管神经官能症的症状有哪些呢?

食管神经官能症也可称为癔球症,主要表现为有咽及食管堵塞感或咽下不适、咽下困难,吐之不出,且检查无明显异常发现。病人神情抑郁,食欲很差,但进食时没有吞咽受阻的现象。日常生活中,食管神经官能症是比较常见的,但许多人并没有意识到自己患有心理疾病,而是把它当成普通的身体疾病治疗,却起不到相应的治疗作用,于是便会陷入反复求医的怪圈。

确诊食管神经官能症必须排除器质性疾病,尤其是食管的恶性病变,还要包括以下所有条件:①喉部持续或间断的无痛性团块或异物感。②感觉出现在两餐之间。③没有吞咽困难或吞咽痛。④没有胃-食管反流导致该症状的证据。⑤没有以组织病理学为基础的食管运动障碍。

(3)预防:预防措施从以下四方面着手,显得尤为重要。

①要重视心理卫生,解除心理障碍,调整脏器功能。

②注意饮食卫生,吃饭时一定要细嚼慢咽,使食物在口腔内得到充分的磨切,并与唾液混合,减轻胃的负担,使食物更易于消化,

尽量少吃刺激性食品,更不能饮酒和吸烟。

③适当参加体育锻炼,参与娱乐活动,学会幽默可以减少心理上的挫折感,求得内心的安宁,增加愉快生活的体验。

④生活起居应有规律,少熬夜,不过分消耗体力、精力。主动适应社会及周围环境,注意季节气候变化及人际关系等因素对机体的不良影响,避免胃肠道功能紊乱的发生或发展。

小贴士——

神经官能症是由心理因素引起的,基本上都是主观感觉不良,没有相应的器质性损害。表现为当事人一般社会适应能力保持正常或影响不大;有良好的自知力,对自己的不适有充分的感受,一般能主动求治。

2. 食管神经官能症并发症及容易混淆的疾病 食管神经官能症并发症通常表现严重营养不良、神经性厌食。食管神经官能症病情常随情绪变化而波动,症状可因精神治疗如暗示疗法而暂时消退。多数病人情绪紧张、就医时倾诉繁多,滔滔不止,有的将症状写在纸上,惟恐遗漏。医生首先应耐心听取和分析病人的陈述,仔细进行体格检查和常规化验,鉴别清楚。食管神经官能症容易与下列疾病相混淆:

(1)食管癌:有进行性吞咽困难,症状持续性逐渐加重。刚开始是进干食有哽噎感,后来,饮水亦有哽噎感。同时伴有消瘦、乏力等症状。通过食管内镜、食管钡剂等检查可以一目了然。

(2)焦虑症:焦虑症多发生于中青年群体中,诱发的因素主要与人的个性和环境有关。虽然本病也有消化不良、恶心、呕吐等症状,但病史比较短,而且可以询问出导致焦虑的原因。初步诊断为此症后,须密切随访,才能确保诊断无误。

(3)脑内占位性病变:食管神经官能症引发的神经性呕吐与脑

内占位性病变因颅内高压引发的呕吐的表现有些类似。但脑内占位性病变但常伴有智力损害、肢体瘫痪、神经麻痹，脑 CT 扫描或脑电图异常可帮助鉴别。

（4）早期妊娠反应：食管神经官能症表现出来的神经性厌食须与早期妊娠反应、垂体或肾上腺皮质功能减退鉴别。通过相关的实验室检查均可鉴别清楚。

第三章 借双火眼 魔难遁形

一、反流性食管炎检查一席谈

1. 反流性食管炎相关检查常用方法分类 主要分为四类。

(1)了解是否存在胃-食管反流情况,还需要检测反流物的性质。该检查方法包括:24 小时便携式 pH 值监测、24 小时便携式胆汁监测、24 小时便携式多导阻抗和 pH 值同步监测、放射性核素扫描、钡剂造影。

(2)确定病人症状是否为胃-食管反流所致的方法:食管内酸灌注试验和经验性抑酸治疗(PPI 试验)。

(3)检测是否存在反流所致的食管黏膜损害及其程度的方法:上消化道内镜包括食管镜和胃镜、黏膜活检病理组织学检查、钡剂造影。

(4)确定有无引起反流性食管炎的食管病理生理改变的方法:食管测压、钡剂造影。

2. 四类方法中的主要检查项目、适应证及检查步骤

(1)24 小时便携式 pH 值监测:食管内 24 小时 pH 值监测可以帮助确定食管酸反流的有无、确定反流是以餐后反流为主还是合并夜间反流、反流的严重程度、症状是否与反流有关、抑酸治疗是否充分及评价抗反流药物和抗反流手术的治疗效果。

其适应证包括:有典型的食管反流症状如胃灼热、反酸,但是内镜检查正常,抑酸治疗无效者;非典型食管反流症状,如非心源性胸痛,呼吸道症状如咳嗽、哮喘及反复发作吸入性肺炎,耳鼻喉科症状如声嘶、喉炎,以及非典型上腹部症状,如消化不良、打嗝、呃逆及上腹痛等;内科药物治疗无效者;手术前为明确诊断;药物及手术治疗后疗效评价。

检查步骤:①一般要求停用影响胃肠道运动和抑制胃酸分泌的药物至少 3 天。特别是对于抑制胃酸分泌的药物,如果检查目的是为了确定是否存在食管反流,应严格停用甚至更长时间;如果已明确是反流性食管炎,检查目的是为了明确抑酸治疗是否充分,则不需停药。②检查前禁食 6 小时以上或者隔夜禁食。③在体外将系统及 pH 值探头在标准液中定标后,将 pH 值探头(玻璃电极或单晶锑电极)置于经食管压力测定确定的食管下括约肌上缘 5 厘米处。检查过程中规律进食,避免酸性食物,记录进食、体位变化及症状发生的时间。pH 值监测一般需要经鼻腔置管 22 小时以上。④结果分析:食管内 pH 值<4,定义为有食管反流,分析指标包括总反流时间、反流时间百分比、反流次数、>5 分钟的反流次数、最长反流时间,并计算总的反流积分,常用的是 Demeester 积分,还可以计算症状指数和反流指数。根据 Demeester 积分可以评定反流的严重程度。⑤如果同时进行多位点监测,除了上述标准位置外,还可以根据检查需要将其他位点置于不同的位置。如对有呼吸道症状病人进行检测时,可将另一 pH 探头置于食管上段以帮助确定反流物到达的位置,或将另一个 pH 值探头放入胃内以帮助评估同时有无的十二指肠胃反流。有时还可以将 pH 值检测探头放置在咽部以确定有无咽部的反流。⑥近年来新开发的无线 pH 值技术(Bravo 系统)通过内镜将 pH 值探头置于下食管,一般为齿状线(SCJ)上方 6 厘米处,通过体表接收装置收集信息,最后进行分析。该方法不需经鼻腔置管,病人依从性好,可长时间监测 3～4 天,特别适用于药物疗效观察。

目前便携式 24 小时 pH 值监测被认为是诊断反流性食管炎

的金指标。虽然特异性很好,但是本检查的敏感性有时仍偏低。

(2)24小时便携式胆汁监测:可确定反流性食管炎病人除了有胃酸反流以外,是否还存在胆汁反流的情况。

其适应证为:已经明确为反流性食管炎或巴雷特食管,了解是否同时合并胆汁反流;明确或疑似反流性食管炎,但是单纯抑酸治疗效果不满意者。

检查方法:目前应用的是 Bilitec 2000 胃肠导管和技术,将胆汁监测探头置于食管下括约肌上缘的上方5厘米处或胃内。Bilitec 2000 胃肠导管采用的是分光光度的原理,利用胆汁含有的色素进行检测。与便携式 pH 值监测相同,需停用有影响的药物,进行体外定标。

检查期间进食标准餐,要求食物不含色素,检查过程中记录进餐、平卧及不适的时间。一般将吸光度>0.14(也有研究者认为应为0.25)作为存在胆汁的标准,分析胆汁反流的次数、持续时间及与症状之间的关系。

(3)24小时便携式多通道阻抗及 pH 值监测:这项检查是近年来国际上一项新型检查技术,通过在两个金属电极之间存在液体和气体时的阻抗(传导性)变化来反映反流的发生。以及反流物的性质,单纯多通道阻抗检测可确定液体或气体反流,合并 pH 值监测可区分液体反流是酸反流、微酸反流、重复反流、非酸反流等。同时还可以反映食管的清除功能,包括物理清除和化学清除。

适应证包括:怀疑存在食管反流症状但症状不典型、治疗不满意的病人。也可作为治疗前后疗效判定的手段。该方法已经发现许多病人存在非酸反流亦可导致反流症状。

(4)钡剂造影:可检测有无反流相关的食管裂孔疝及有无反流所致的食管狭窄。由于钡剂造影检查需要病人调节体位,而硫酸钡的密度较大,因此一般不用来检测有无食管反流。如拟重点观察反流,除观察有无自发性反流外,还可嘱咐受试者做引起症状的动作来判断症状是否与反流有关。

有研究发现,采用钡剂的方法,正常人 20% 存在反流症状,而病人的阳性率为 25%～71%。对于轻度食管炎,准确率仅为 25%,但中、重度食管炎的准确率分别可达 82% 和 99%。

(5)内镜及病理组织学检查:内镜检查可以评估食管黏膜损害的有无及分级、有无食管并发症,如溃疡、狭窄、短食管等、有无巴雷特食管。

活检组织学检测有无非典型增生、排除其他原因,如药物性食管炎、食管溃疡、感染性食管炎、有无食管裂孔疝等。

其适应证包括:①长期反流(超过 2 年)病人评价有无巴雷特食管。②反流性食管炎病人出现吞咽困难、吞咽疼痛、体重下降、呕血等症状。③巴雷特食管随访观察。④内镜或手术前评估。

检查方法:可采用普通内镜、无痛内镜检查,或经鼻超细内镜检查。反流性食管炎的炎症病变在内镜下可分为 4 度:

Ⅰ度:轻度炎症。内镜见食管下段黏膜较正常稍红。活检镜检食管上皮的基底膜增生,表面细胞有脱落,近表面处有血管乳头,尚未形成真正的食管炎,不是反流造成的特征,不需抗反流治疗。

Ⅱ度:炎症较重,但无溃疡。内镜见黏膜明显发红,组织学见为血管化的上皮及其出血的小灶。

Ⅲ度:表面上皮继续脱落,发生表面溃疡(Ⅲa),溃疡广泛并融合(Ⅲb)。内镜很易确认,溃疡可进展为溃疡性食管炎。

Ⅳ度:食管狭窄。溃疡的深入发展累及食管周围组织及淋巴结,导致食管壁增厚及水肿。在间歇期中发生食管瘢痕及纤维化收缩,造成食管狭窄,狭窄部常位于食管胃接合部上方 3～5 厘米处。也可使食管短缩,使食管胃接合部提升入纵隔内。手术处理时不能使食管胃接合部重新返回腹腔。

活组织病理检查:内镜检查同时还可以对食管病灶处活检取

标本进行组织学检查。通过病理检查可以确定是否有反流性食管炎的病理改变,以及有无胆汁反流,是否有反流性食管炎,以及相关病理的严重程度等有重要价值。

反流性食管炎病理表现包括:鳞状上皮增生,黏膜固有层乳头延伸,上皮细胞内炎细胞浸润,黏膜糜烂,溃疡形成,巴雷特化生。

(6)经验性抑酸试验(PPI 试验):PPI 试验为一较好的临床检测手段,是采用 PPI 类强力抑酸药物来确定是否为酸相关性疾病的方法。

适应证为具有典型症状或非典型反流性食管炎的病人,特别适用于病人当时无法进行其他相关检查而症状比较严重的病人,以及不能耐受其他检查的病人。

检查方法:标准剂量 PPI 类药物如奥美拉唑、雷贝拉唑等,空腹口服,1 天 2 次,疗程 7~14 天。如果症状缓解 50% 以上为 PPI 试验阳性,表明其症状可能为反流性食管炎所致。PPI 试验检测反流的敏感性为 78%,特异性为 54%。

(7)食管滴酸试验:是判断食管是否有酸反流情况的检查手段之一。该试验的敏感性和特异性约 80%。

方法:病人取坐位,经鼻腔放置胃管。当管端达 30~35 厘米时,先滴入生理盐水,每分钟约 10 毫升,滴 15 分钟。如病人无特殊不适,换用 0.1N 盐酸,以同样滴速滴注 30 分钟,在滴酸过程中,出现胸骨后痛或烧灼感者为阳性反应,且多于滴酸的最初 15 分钟内出现。如重复二次均出现阳性反应,并可由滴入生理盐水缓解者,可判断有酸反流。

(8)酸灌注试验:是评价非心源性胸痛是否为食管源性的一种方法,近年来还用来确定是否存在酸敏感。该方法敏感性为 32%~100%,特异性为 40%~100%。

方法:在中段食管交替灌注 0.1N 盐酸或生理盐水,速度 6~8 毫升/分钟,时间 30 分钟。如果灌注盐酸诱发病人症状而灌注生理盐水症状不出现,则认为阳性。可确定病人症状是否与酸反流有关。

(9)食管压力测定:食管压力测定可帮助确定食管下括约肌位置,指导 pH 值探头的放置位置,而且对指导手术治疗有一定的作用。在手术前进行食管压力测定,如食管体部收缩幅度低,在进行胃底折叠术应注意防止术后出现吞咽困难的可能。

方法:一般采用低顺应性液态灌注系统,采用定点牵拉法或快速牵拉法来确定食管下括约肌的位置,应用带 Sleeve 的导管,将 Sleeve 置于食管下括约肌,吞咽 5 毫升室温的水来检测食管下括约肌松弛及食管体部的收缩情况。检查前应该停用影响胃肠运动的药物。

(10)放射性核素:可用于检测有无胃食管反流及十二指肠胃反流。

方法:口服放射性物质的溶液 300 毫升,正常人 10~15 分钟后胃以上部位无放射性存在,否则多提示有反流性食管炎。

(11)反流性食管炎相关检查的敏感性病特异性比较:见下表。

反流性食管炎相关检查的敏感性和特异性比较表

诊断试验	敏感性 (%)	特异性 (%)	阳性预测值 (%)	阴性预测值 (%)	诊断准确率 (%)
奥美拉唑试验	84.4	56	77.5	66.6	74.2
内镜	64.4	84	87.8	56.7	71.4
组织学	82.2	60	78.7	65.1	74.2
钡剂	26.6	92	85.7	41.0	50.0
同位素	15.5	96	87.5	38.7	44.2
pH 值监测	77.7	92	94.5	69.6	82.2

二、辨析真菌性食管炎的种种办法

检查真菌性食管炎,首选内镜检查,优势在于可以直视的活检和刷检,并可评估食管炎的严重程度。

内镜下真菌性食管炎的食管黏膜弥漫性充血或出血、变脆、糜烂、溃疡和假膜形成,可有广泛坏死,有时呈腐肉样外观,偶见真菌肿块、肉芽肿或食管壁内血肿。

典型表现为黏膜表面有不易剥脱的白色及黄色隆起的假膜,但程度不等。

轻者中、下段食管有大小不等的圆形隆起,白苔类似豆腐渣易除去。

中度者食管中下段有纵形白苔,周围充血水肿,未被覆盖的黏膜发红,食管蠕动减弱但无僵硬。

重者沿食管长轴见隆起片状豆腐渣样的污秽斑块及血痂,用活检钳除去白苔可见发红而易出血的黏膜,黏膜完全剥脱者食管外观平滑呈灰色。

单凭内镜下的表现是不足以作出真菌性食管炎诊断的。内镜直视下刷检和活检是目前确诊真菌性食管炎的最佳方法。

从病人的食管分泌物或食管溃疡周围及表面刷检,可采用一种带鞘的细胞刷,直接涂片进行过碘酸希夫反应、银染色、革兰染色,找到真菌丝和大量芽孢即可确诊。细胞刷的阳性率显著高于活检标本。涂片诊断真菌性食管炎的敏感性为88%～96%,特异性为85%。

内镜检查时还可以进行致病菌培养,多用于鉴定致病菌株和药物敏感试验。

对于不能耐受内镜检查的病人,通过放射性检查也能发现真菌性食管炎。

急性真菌性食管炎最好行双重对比食管造影,能显示纵向的菌斑、假膜以及蠕动障碍。偶尔整个食管黏膜完全剥脱呈光滑 X 线征象。黏膜糜烂时,其边缘不规则或呈颗粒状阴影,或食管钡剂连续附着。在慢性期,随着病程延长可见充盈缺损和管腔狭窄伴锯齿状,或多发小结状阴影呈卵石样外观,有时可见到多发性憩室。典型病变多局限于食管下 2/3。

血清学检查有一定的价值,如血清凝集试验对确定念珠菌侵袭性感染较为敏感。在确诊为真菌性食管炎的病人中 68％凝集度高于 1∶160。用血凝抑制法测定甘露聚糖抗原(念珠菌细胞壁上的多糖)和抗体,约 1/3 胃肠道念珠菌侵袭性感染病人其滴度迅速升高,用放射免疫和酶标免疫吸附法测定血清中甘露聚糖抗原可有 40％～50％的敏感性,而非侵入性念珠菌感染则测不到甘露聚糖抗原。

三、化脓性食管炎检查要重视

化脓性食管炎的病人通常会有食管异物或器械检查造成损伤史。并且会有发热、胸骨后疼痛等表现。相关的检查要重视,可以通过检查对病情了解清楚,制订治疗方案的时候做到心中有数。

化脓性食管炎在进行实验室检查时可以发现:血常规中白细胞总数及中性粒细胞数升高。食管分泌物做细菌培养发现致病菌。

进行内镜检查时,常见食管黏膜充血、水肿、溃疡、假膜,以及局部脆性增加,或食管脓肿形成。

内镜下取病理活检如在黏膜下层见到较多的细菌即可确立诊断为化脓性食管炎。

四、病毒性食管炎的检查手段

当病人有吞咽痛和吞咽困难,特别是有免疫损害的病人应高度警惕病毒性食管炎。

内镜是检查病毒性食管炎的最佳方法。通常在内镜下感染病灶主要位于食管远端,早期可见食管中下段环壁的1～3毫米小水疱,但较少见。水疱中心脱落可形成散在边缘隆起的溃疡,称"火山"溃疡,这种溃疡大小不等,从数毫米到1～2厘米,有明显红斑和水肿,以后溃疡可愈合,但黏膜变脆,有弥漫性糜烂和出血。

进展期的病毒性食管炎,在内镜下显示有斑块、鹅卵石样黏膜或基底不平的溃疡。在溃疡边缘活检及细胞刷或口唇疱疹做病毒培养可获阳性结果。病毒很少侵犯黏膜下层,因此,细胞变化最多发现于溃疡边缘,活检及刷检应在溃疡边缘进行。

病毒性食管炎确诊还需要细胞学、病理学和病毒培养检查。利用毛刷细胞学采集标本,在鳞状上皮细胞内找到包涵体。24小时可获结果。借助内镜利用活检钳在溃疡边缘处取材活检阳性率高。病程晚期取材难度大,利用病毒培养可在24～72小时获得结果。

病毒性食管炎病人可通过免疫组化和原位杂交方法可作出诊断。免疫组化染色用福尔马林固定,石蜡包埋连续切片,用抗单纯疱疹病毒Ⅰ型多克隆抗体、多抗体ABC法进行;原位杂交用单纯疱疹病毒DNA探针进行。免疫组化染色病变上皮细胞的细胞质、细胞核、巨细胞病毒等均呈强阳性,原位杂交见细胞核阳性。

在X线下做食管吞钡检查,在正常的黏膜上发现孤立的溃疡为特征,病变早期呈浅圆或卵圆形,后期溃疡融合形成斑块。

做双重对比造影检查,可以发现正常黏膜背景下散在广泛表浅的"火山"样溃疡,则有力支持食管疱疹病毒感染,可进一步做组织学、细胞学检查、病毒培养及免疫学检查。

免疫荧光法抗原测定是利用抗体(特别是单克隆抗体)直接检测组织中的病毒抗原的方法,可提供快速的诊断。

DNA 杂交分析可检出组织学和免疫荧光法不能确诊的病毒,其敏感性和特异性甚高,可在 48 小时内获结果。

血清学检查检测血清单纯疱疹病毒抗体,可作为病毒感染的标志。

五、药物性食管炎的诊断依据及化验检查

药物性食管炎的病人常有服用易损伤食管的药物史,且服药时常不用水或只饮用少量水或服药后即取卧位。或这些病人又存在引起食管病变的其他诱发因素,如食管受压、胃食管反流等。

病人常在服药后数小时、数天甚至数周出现胸骨后疼痛,疼痛常呈持续性,进食后疼痛加重,可向颈、背、上肢放射。有些病人出现吞咽疼痛、咽下困难、低热以及呕血、黑粪等,可伴有咽喉部异物感及紧缩感。

患有药物性食管炎的病人通过 X 线食管吞钡检查,可见溃疡龛影和溃疡周边黏膜水肿形成的晕轮,有时可发现食管狭窄。

内镜食管镜检查可见食管黏膜呈炎性改变,如黏膜发红、血管模糊、糜烂、溃疡,多数可见渗出,甚至出血及狭窄。

在病变部位活组织学检查常为食管炎症改变。

实验室检查:本病合并感染时,血中的白细胞总数及中性粒细胞数升高。

特别提醒:少数症状不典型的病人在服用某些药物后,仅表现为食管狭窄症状。少数病人因胸骨后疼痛伴心电图功能性 ST-T 异常而误诊为心肌炎。

六、放射性食管炎的检查方法

放射性治疗所致急性损伤和破坏十分常见,但多为自限性。而放疗所致的后期效应虽相对少见,却会逐渐加重。

根据病人的放疗病史及症状,诊断放射性食管炎并不困难。

实验室检查:有诊断意义的常规化验检查为血常规检查,可以发现白细胞计数降低。

食管吞钡检查:最常见的征象是食管的异常蠕动和鸟嘴状狭窄。早期有症状者,可见全蠕动波减弱、食管溃疡等,晚期则可见食管狭窄。

食管镜检查可窥见不同时期的食管炎表现。通过内镜下食管组织取检,急性期在黏膜下层及肌层可以发现有炎症细胞浸润。

通过病理检查可以看见以下的放射性食管炎的病理分期:

坏死期:食管受放射线照射后,基底细胞停止分裂,很快出现变性坏死,黏膜下水肿,血管扩张,上皮脱落。此期食管黏膜表现为呈现充血、水肿、糜烂、溃疡。

枯萎期:放疗数周后坏死组织脱落,管壁变薄,黏膜变得平滑。一些病人仍可出现明显的食管平滑肌异常。此期易发生食管出血、穿孔。

再生期:放疗数月后基底层残存的细胞开始再生,逐渐向上延伸、移行,表层重新覆盖新生的上皮细胞。此期,由于放射引起的血管和组织损害,逐渐出现纤维化。食管变细、狭窄,并且食管运动障碍加重。

七、食管白斑的检查要领

确诊食管白斑有赖于内镜下所见和内镜直视下取黏膜活组织检查。

内镜检查显示,食管黏膜全部发白或散在性白色斑块,高出或略微高于正常黏膜。重者全部食管发白,白斑块略高于正常黏膜。或见有皲裂、继发溃疡,白斑之间为正常黏膜。

活组织检查可见有些白斑呈现棘细胞增厚并含有大量糖原。因而又把这种黏膜白斑病称为糖原性棘皮病。如果白斑较大、基底硬结、呈疣状突起者应多处取组织活检,以了解有无癌变。

活检还可排除真菌、癌瘤等疾病食管白斑为食管出现白色斑块状变化,是黏膜发生角化的过程,病理上可发生角化不良和不典型增生改变,属癌前病变,其恶变率可达 5%。

八、食管克罗恩病的检查项目

(1)实验室检查:食管克罗恩病的可以发现外周血象呈轻、中度贫血;白细胞计数一般正常,病情活动特别是存在并发症时可升高;血小板计数明显升高,且与炎症活动程度相关。

病变活动时血清第Ⅷ凝血因子升高,血沉增快,C 反应蛋白及其他急性时相性反应物如 α_1 抗胰蛋白酶、α_1 抗糜蛋白酶、α_2 球蛋白、β_2 微球蛋白、A 淀粉样蛋白等均可升高。新蝶呤是单核巨噬细胞受活化 T 淋巴细胞分泌的 γ 干扰素诱导后释放的物质,当细胞免疫改变时,尿新蝶呤增多,其水平与病情严重程度呈负相关。

血清溶菌酶活力在克罗恩病及其他肉芽肿病变时均可升高。血清血管紧张素转换酶亦为肉芽肿病变的标志物,但在克罗恩病时其活力正常或降低。

近年发现,抗酿酒酵母抗体可能是克罗恩病的特异性标记物。

(2)X线检查:食管钡剂造影在食管克罗恩病的不同时期可有不同征象。其特征为典型的潜行性溃疡及管壁增厚。这些溃疡的表现与疱疹性食管炎中所见相似,即孤立的、散在的多处溃疡。病变早期食管黏膜呈慢性溃疡性食管炎表现,即食管黏膜不规则增粗、变平及管腔狭窄;随着病变进一步进展,在食管腔内可见纵行裂隙状溃疡形成的条状存钡区,并有横行窦道与之交错,呈"鹅卵石征"。

在病变后期,由于局部食管壁组织纤维化而导致管腔明显狭窄,管壁僵硬。上述病变初见于食管下段,以后逐渐向上蔓延,直至累及整个食管。

偶有克罗恩病的主要X线表现为病变局部食管腔狭窄,食管黏膜中断或充盈缺损,管壁僵硬,不易与食管癌相鉴别。

(3)内镜检查:食管克罗恩病的食管黏膜以炎性改变为主。内镜检查特征性表现:最早期食管黏膜变化为多发性、边界清晰的隆起性小红斑,其周围黏膜正常。随着病情进展,在上述病变基础上形成口疮样溃疡,单个或多个,大小不一,直径为0.1~1.5厘米,邻近黏膜外观可完全正常。

病情进一步发展,食管黏膜溃疡增大呈线形,长0.5~3.0厘米,宽0.5~1.0厘米,深0.1~0.5厘米,边缘呈挖掘状,有些溃疡表面覆盖有坏死组织形成的膜。由于炎症侵犯食管黏膜下层,使其表面的黏膜层高低不平。以后病变部位可见多发性口疮样溃疡和(或)线状溃疡,溃疡底部覆盖白色纤维素,溃疡边缘呈红色。严重时受累食管壁因组织纤维化、增厚和狭窄而呈"花园浇水管"状。病变局部的食管黏膜可有不规则息肉样结节,呈"鹅卵石"样外观。

食管腔中心的狭窄性病变组织构成炎性肿块与食管癌易混淆,可以通过病理组织检查明确诊断。

九、洞悉食管结核的检查方法

1. 食管结核的实验室检查 与其他疾病一样,食管结核必须是综合性检查。单靠病人的症状、影像学检查及食管内镜检查而缺乏病原学证据易出现漏诊和误诊。

实验室检查,尤其是细菌学检查是食管结核诊断的核心,是确定诊断的检查项目。目前常用的实验室检查方法有几种。

(1)细菌学检查:通过食管内镜检查取得的活检标本进行培养如能找到结核杆菌,即可诊断食管结核。

(2)组织病理学检查:对食管内镜检查取得活检标本进行病理学检查可发现抗酸杆菌。但有的病人对其进行细菌培养却无法找到抗酸杆菌,出现这种情况可能是由于之前曾进行过抗结核治疗的缘故。

(3)结核菌素试验:结核菌素是结核杆菌的特异产物,是鉴定人体是否感染结核杆菌及人体对结核杆菌感染反应程度的一种生物制剂,广泛应用于结核病的流行病学调查和临床诊断及鉴别诊断。目前临床采用的结核菌素试验是结核菌素纯蛋白衍生物试验,即 PPD 试验。

疑有食管结核的病人进行 PPD 试验时如结果呈强阳性,则有利于食管结核的诊断;如呈一般性阳性反应或阴性,需加大浓度重复试验,其结果如仍无显著变化,则可除外食管结核的诊断,但应注意一些重症病人使用免疫抑制剂治疗的病人及粟粒型食管结核病人可能出现阴性反应;对结核菌素试验新近转阳者,应考虑食管结核的可能。

(4)血清学试验:血清学检查血清凝集素试验滴度大于 1 :160,有一定诊断价值。用放免法及酶联法检测血清中甘露聚糖抗原或用琼脂凝胶扩散和反向免疫电泳检测真菌抗体等。

(5)血沉：由于组织坏死和炎性改变，重症和急性进展期的食管结核病人的血沉多增快，当组织修复、病变吸收时血沉可恢复正常。

(6)血常规：食管结核病人由于长期慢性消耗和营养障碍而发生继发性贫血，红细胞和血红蛋白可有不同程度的减少，但慢性缺氧及呼吸功能不全者往往有代偿性红细胞增多。

2. 食管结核的影像学检查 影像学检查是诊断食管结核的重要方法。在食管结核的影像学检查中以食管钡剂造影检查为首选，可较为准确地判断病变的长度、黏膜及管腔改变。

(1)食管钡剂造影：食管结核的钡剂造影检查可以发现下列征象：

①溃疡型食管结核几乎都发生在食管中段，主要表现为食管管腔溃疡，可见龛影，但也并非所有病人都能见到溃疡所形成的龛影这一征象。由于瘢痕收缩及周围组织粘连而使管腔轻度狭窄或正常，黏膜纹理粗乱不规则，管壁轮廓可不规则呈锯齿状，但管壁僵硬不明显，仍有一定的扩张度，钡剂可顺利通过。

②增殖型食管结核多见于食管中段，其次为下段。X 线检查多显示程度不等的管腔狭窄为侧壁局限性充盈缺损，大小不一管壁有一定弹性钡剂通过缓慢，而无梗阻。在充盈缺损附近有软组织肿块影，为增厚的管壁或肿大之淋巴结，病变区域的黏膜纹理可以正常或变形，甚至完全消失。有软组织肿块形成，表现为双边阴影，外侧的边缘系因钡剂附着于黏膜而形成，内侧边缘因管壁肥厚隆起而形成。

③纵隔淋巴结结核压迫侵及食管的改变如同增殖型结核有时结核只侵犯肌层和食管外膜时，向腔内隆起的管壁有时可形成与肿瘤不易区别的卵圆形充盈缺损，常发生误诊。此时观察可发现病变周围可有肿大淋巴结影邻近食管可有受压、移位或牵拉成角。

④有食管憩室或穿孔者可显示食管憩室及食管瘘形成，其改变如同溃疡型结核。

⑤贲门结核极罕见,多由于贲门周围淋巴结结核局部干酪坏死直接侵犯贲门所致。由于缺乏特征性表现而极易误诊。主要的X线钡剂造影检查征象为钡剂通过贲门时扩张稍差,贲门部黏膜增粗,黏膜下有充盈缺损,胃底贲门部有结节样肿块,黏膜撑开有分流管腔虽狭窄或有充盈缺损,但形态尚规则,贲门仍可扩张。如病人出现上述征象结合结核病病史应考虑本病的可能。

(2)单纯进行CT扫描:CT扫描检查不易对食管结核进行诊断。但在食管X线造影检查阴性的情况下进行食管CT扫描检查可以清晰地显示隆突下、气管、支气管旁及食管旁淋巴结肿大情况,对于食管结核的诊断有着重要意义。CT扫描检查为辅助手段,对于食管管壁的厚度、有无细小钙化、小的坏死腔、食管周围情况,如纵隔内的少量积液、脓肿、脊椎结核破坏等的显示更准确。

进行CT扫描检查时,最好口服稀释的碘造影剂。扫描范围从颈部至膈肌。CT扫描检查可显示下列征象:①食管腔不规则狭窄、管壁增厚及小的溃疡。②管壁内有干酪性坏死时,可显示小的坏死腔。③若食管结核为食管周围及纵隔淋巴结结核直接侵入食管壁所致,则可见到与食管管壁密切相邻的肿大淋巴结。④如有食管穿孔,则可显示纵隔内积液、脓肿形成及食管与气管间的瘘管,并可见纵隔内的游离气体、食管周围积液与软组织肿胀等。

(3)磁共振成像(MRI)检查:对食管结核的诊断价值有限,但可多轴位成像,因而对纵隔和脊柱的显示较好,对于脊椎破坏、纵隔淋巴结肿大、食管纵隔瘘引起的纵隔炎和纵隔脓肿的显示有帮助。

3. 洞悉食管结核的内镜检查　内镜检查能直接观察到局部损害,并能进行活体组织学检查和细菌学检查,常可有阳性发现。重复多次内镜活检可以提高诊断阳性率,但也有连续做5次内镜检查并取活检仍为阴性结果,最后行手术才确诊食管结核的报道。

因此,若食管内镜重复活检持续阴性,可在密切观察下行试验性抗结核治疗。治疗过程中如吞咽困难、胸痛及结核中毒症状均减轻,复查内镜见病灶缩小,甚至痊愈,且无肿瘤证据,则可诊断为食管结核。试验治疗时间不宜超过 2 个月,如 2 个月内无好转迹象仍应考虑食管恶性肿瘤的可能。

内镜直视下若发现食管溃疡较深、较大,或局部管壁被多个溃疡所分隔时,应特别警惕食管结核的可能。内镜直视下的各种大体表现都对食管结核或恶性肿瘤的诊断有参考价值,但不具有定性意义。

食管内镜检查的意义并不在于其能确诊结核,而在于其能在进行食管结核的诊断时除外食管癌或其他病变。

内镜检查较为特征性的镜下所见有:①食管黏膜有浅在鼠啮状溃疡,基底呈灰白色,有渗出物,局部水肿。②食管黏膜上可有多个黄色的隆起状肉芽组织,即所谓结核球软而脆,但不易出血。③增殖型可见黏膜充血,黏膜上有较多微小黄色赘疣覆盖。④当有食管气管瘘时则可见瘘口,咳嗽时可有气体或分泌物自瘘口溢出。⑤通过活体组织学检查可见到肉芽肿,抗酸染色可发现抗酸杆菌。⑥若系食管周围淋巴结结核所引起,内镜下可见到食管壁压迫肿胀管腔有狭窄现象;如食管周围淋巴结结核已破溃入食管,则可见干酪样物和坏死肉芽组织。⑦如检查时病变已经愈合,则可见到不同程度的瘢痕和狭窄。

十、食管溃疡检查要得当

食管溃疡是由于不同病因所引起的、发生于食管各段的坏死性病变,也就是食管的黏膜层、黏膜下层直至肌层被破坏而形成的炎性病变。具体地说就是发生在咽以下、齿状线以上的溃疡。

正常人的食管长 25～30 厘米。由门齿至食管上端约 15 厘米,至食管末端 40～42 厘米。食管还有 3 个生理性狭窄,是异物滞留和食管癌的好发部位。

食管分成上、中、下3段。除腐蚀性食管炎外；其他疾病引起的食管溃疡多发生于食管的中、下段。

判定食管溃疡可以通过症状及体检、实验室检查、食管钡剂及内镜检查等方法，其中食管钡剂及内镜检查两项检查至关重要。

（1）症状和体检：可以通过病人陈述的长期进食不好、胸骨下段后方或高位上腹部疼痛、咽下困难、恶心、呕吐、嗳气等病史进行初步判定。体检可以发现病人体重减轻。

（2）实验室检查：血常规可以提示病人有贫血情况。

（3）食管钡剂检查：食管病的X线征象有直接和间接两种，前者系钡剂充填溃疡凹陷而显示龛影，是诊断食管溃疡的可靠依据。间接征象包括由溃疡周围组织炎症和水肿形成的透明带；向溃疡集中的黏膜皱襞。

（4）内镜检查：常见良性食管溃疡多为圆形、条形、不规则形，底覆白苔、黄苔、灰苔或有血痂，边界清晰。恶变食管溃疡多形态不规则，边缘不齐，范围较大，底部高低不平，覆污秽苔者边界不清晰。

（5）病理学检查：可以发现单纯性慢性炎、组织坏死、肉芽组织增生、不典型增生、鳞状细胞癌、腺癌等良、恶性及癌前病变情况。

对经正规治疗长时间不愈或经常复发的食管溃疡．应警惕恶变的可能，在积极药物治疗的同时，定期内镜检查，以达到早发现，早治疗的目的。

十一、食管癌检查方法大盘点

1. 食管癌的内镜检查

（1）胃镜检查：为检查食管癌最权威的方法。胃镜对食管癌的诊断范围包括癌肿近端、远端的位置，病变的大小与贲门的关系。胃镜对食管癌的诊断率可达90％以上，若配合使用细胞刷可使诊断率接近100％。还可见溃疡,管腔狭窄。

胃镜检查的适应证有:①早期病人无症状或症状轻微。X线检查无肯定发现,而脱落细胞学阳性时。②X线检查所见与良性病变不易鉴别,如管壁对称光滑的狭窄,类似良性瘢痕性狭窄,或像平滑肌瘤的黏膜下壁的病变。③已确诊的食管良性病变,如憩室或贲门失弛症,症状有明显加重时。④已接受各种治疗的病人的随访,观察疗效。

通过内镜可直接观察癌肿的形态,并可在直视下做活组织病理学检查,以确定诊断。现在普遍使用的电子内镜可放大病变,容易观察细小变化,对早期食管癌的诊断很有帮助。

早期食管癌表现主要是黏膜改变,内镜下表现为:一是肿物呈结节状、乳头状或小息肉状突向食管腔内,表面有糜烂或浅表溃疡存在。二是病变黏膜粗糙,呈橘皮状,色苍白或白斑样改变。三是病变处黏膜糜烂,有小凹陷,上覆白色或灰白色分泌物。

近年来,国外较广泛应用色素内镜诊断消化道早期癌和表浅癌。食管色素内镜检查包括卢戈碘染色和甲苯胺蓝染色。黏膜斑片状充血与正常黏膜界限不清。若不见病变,为提高检出率,对可疑病变可用1％甲苯胺蓝(正常黏膜不着色,肿瘤染蓝色)或Lugol液3％~5％(正常黏膜染棕色而肿瘤不着色)染色,对辨认病灶及指导内镜下活检有一定的帮助。

中晚期食管癌表现:镜下所见有肿块突入食管,其表现为结节或菜花样肿物,食管病变处黏膜充血水肿或苍白发僵,触之易出血,并有糜烂和溃疡,溃疡底部高低不平,覆污秽苔,癌肿近端扩张不明显。有时癌肿呈环形生长,使食管狭窄,内镜不能通过。

(2)超声内镜检查:随着科学技术的发展,超声内镜检查也广泛应用于食管癌检查。食管超声内镜检查法类似于常规内镜检查。超声内镜可以清楚显示食管壁的各层结构、大部分纵隔淋巴结、胃周淋巴结、腹腔干淋巴结及肝左叶,因此可对食管癌分期作出精确判断。

超声内镜对于食管癌术后复发的早期诊断有意义。食管癌术后复发的症状易被术后食管的良性狭窄或动力学异常所掩盖；另外，复发的病灶多见于黏膜下或管壁外，所以超声内镜对于食管癌术后复发的早期诊断优于 CT 扫描和胃镜。超声内镜在诊断癌转移侵犯的淋巴结较非转移的炎性淋巴结准确。

但超声内镜检查并不等于组织检查，更直接的方法包括超声内镜引导细针吸引可疑的淋巴结，进行组织细胞学检查。

(3)胸腔镜：胸腔镜对于胸部淋巴结的评价有重要的作用，还可以观察癌肿有无穿透食管外膜或侵犯邻近脏器。但对于胸膜粘连严重、凝血机制障碍，以及心肺功能不全者不宜行此项检查。

(4)腹腔镜：腹腔镜与胸腔镜联合使用可以得到比较准确的食管癌分期。腹腔镜能够直接观察肝脏、腹膜有无转移性病灶，以及检查胃周淋巴结。

气管镜虽对诊断食管癌帮助不大，但在食管上中段是否可行手术切除的估计方面有一定意义，气管正常的病例食管切除率达 93％，而气管受压或固定者的切除率仅为 21％。

2. 食管癌的影像学检查

(1)影像学的 X 线检查：方法简便，病人容易接受。X 线检查对于食管癌的早期诊断是一项重要的诊断手段。由于早期食管癌的病变多局限于黏膜层，此种细微病变 X 线虽难查明，但仔细观察食管黏膜皱襞的改变和管腔的舒张度，对于确认早期食管癌具有重要意义；再辅以内镜结合细胞学检查，对于提高早期食管癌的诊断率有帮助。

早期食管癌中不易显示病变，检查时必须调好钡剂，令病人分次小口吞咽，多轴细致观察才不易漏诊。中晚期食管癌均可在食管 X 线钡剂检查发现明显充盈缺损等典型的 X 线征象。

利用食管 X 线造影或 X 线电视透视或录像可检查食管上端

口咽部及食管下端贲门部的吞咽功能,食管腔内外病变,食管造影轴向变化,良恶性肿瘤鉴别,以及对食管癌切除可能的估计。

为使造影对比清晰,可将钡剂与发泡剂混合在一起检查,利于观察食管黏膜及舒张度的改变、食管癌形态及合并的溃疡。在贲门癌中显示食管、贲门端的舒张度,胃底是否有软组织肿块。在 X线透视下用呃气检查,令病人在钡造影时自己呃气,使钡与气体在管腔内混合达到双重造影的目的。

①常规钡剂检查。食管钡剂检查常规在空腹时进行,多采取立位多轴透视,必要时取卧位。服钡剂后,通过 X 线详细观察食管的充盈、通过及排空的情况,重点注意黏膜的改变。在显示病变最佳的位置摄片,可摄充盈像及黏膜像。

检查前应详细询问病史,若梗阻严重,可用稀薄钡剂,以免造成堵塞影响检查;若梗阻较轻,可用较稠钡剂以利观察,如疑有食管气管瘘,可用碘油或少量稀钡检查;如病变在颈部,为防止钡剂快速流过食管,可取头低脚高位,使钡剂在颈段食管停留时间延长。

早期食管癌影像:X 线钡剂检查在早期病例中的阳性率约70%。早期食管癌的病变为局限于黏膜固有层或已侵入黏膜下层,但食管肌层完好。故 X 线所见为浅表癌的表现:乳头状充盈缺损,局限浅在充盈缺损,黏膜不整,小龛影及黏膜破坏等。

中晚期食管癌影像:因癌组织已侵入肌层,甚至穿透食管纤维膜,累及食管周围组织和器官,而有不同的表现,分为髓质型、蕈伞型、溃疡型、腔内型、缩窄型。

以上分型以髓质型最常见,蕈伞型次之,其他各型较少见。此外还有少数病例从 X 线上不能分型。

食管 X 线钡剂造影检查能够比较客观地反映长度与肿瘤侵犯食管壁的长度及判断肿瘤切除的可能性。当食管癌的长度小于6 厘米者,肿瘤切除的可能性很大;如其长度大于 5 厘米,肿瘤累及周围重要器官或结构的几率达到50％或50％以上,肿瘤的手术切除率随之降低。如果食管癌的长度大于10厘米者,很难达到根治的目的。影响食管癌切除率的因素还有肿瘤侵犯的深度及有无远处转移。

②双重造影。即用钡剂与空气混合,使造影更清晰,最适合于食管的表浅病变。可使用发泡剂在食管或胃内产生二氧化碳,或用胃管注入空气,或让病人咽下空气。因有气体存在,健康食管仍出现扩张,病变部位则硬化,对癌瘤大小、形态、有无溃疡皆能清楚显示,对于食管黏膜皱襞的显影尤佳。

③腹部加压法。病人取仰卧位,用加压带紧压在左上腹部,使病人感到不能耐受时为止。颈段食管采取仰卧头低位,胸段食管取平卧位,腹段食管可用立位。因腹部加压,服钡剂后食管可显示极度扩张,钡剂下行缓慢,利于透视检查。对于甚小的病变亦能清晰可见。

④纵隔充气造影。方法为在胸骨柄上气管旁注入氧气或空气800～1 000毫升,视纵隔内压力而定。注气后以气管隆嵴为中心,拍正位及矢状面断层,断层间隔越密越好。根据肿瘤周围气体的分布,来推测肿瘤周围有无粘连和粘连的轻重程度。本法对判断胸段食管癌能否手术切除有一定的帮助。

(2)CT扫描检查:食管周围有一层脂肪包绕,所以CT扫描能清楚地显示食管外形和食管下邻近的纵隔器官的关系。在正常的食管和相邻结构间脂肪层界限清楚,如果界限模糊或不整,则表示有病变存在。

CT扫描方法:常规空腹检查。病人取仰卧位,连续扫描,在扫描时吞咽1～2口造影剂或空气,以便显示病变部位的食管腔。CT扫描前肌内注射解痉剂,有助于正常段的食管扩张及明确病变范围。再静脉注射造影剂做增强扫描,以显示纵隔血管及淋巴结。扫描范围从胸骨切迹到脐水平,以显示肝及腹部淋巴结。可照局部放大像以便最好地显示食管和其周围组织。上段食管癌应自食管入口开始扫描,扫描间隔1厘米。

食管癌CT影像:显示管壁呈环状或不规则增厚,可形成肿块突向腔内或腔外,管腔变小而不规则,或偏向一侧。CT扫描能发现气管、支气管、心包及主动脉有无受侵,CT扫描对判断纵隔器官受侵的灵敏度均很高,侵及主动脉检出率为88%,气管支气管为98%,心包为100%。若管壁外轮廓不清,相邻组织脂肪层消失,表明肿瘤已蔓延到管壁之外;相邻的胸主动脉、气管或主支气管、肺静脉或心包与食管分界不清、变形,提示肿瘤广泛浸润。如CT扫描见食管癌向腔外扩展,肿块与降主动脉,椎前软组织粘连在一起不能分开,或前壁与隆突及两侧主支气管后壁分界不清,则提示食管癌可能已侵及这些组织器官而不能手术切除。X线钡剂造影怀疑不能手术切除的病例,可做CT扫描,以显示癌瘤与周围的关系,对估计能否手术有一定帮助。CT扫描还可显示其他脏器有无转移,如判断肝转移的灵敏度为78%,特异性达100%。

(3)磁共振成像(MRI)检查:食管癌表现为软组织肿块,在T_1权重像上病变呈中等信号,T_2权重像上信号有增强,内信号不均。因可做横断、冠状及矢状而三维成像,故显示肿物的大小、外侵的程度、是否侵及邻近器官等十分清楚。能显示是否侵及气管、支气管、肺门、肺动脉、心包及降主动脉等。

此外,显示纵隔淋巴结肿大较CT扫描为优,因此磁共振成像(MRI)在食管癌的分期及估计癌瘤能否手术切除,以及随诊观察方面均很有用。

3. 食管癌普查法及辅助检查法

(1)食管脱落细胞学检查:用双腔或单腔带网气囊采集食管黏膜上皮细胞,直接涂片后用巴氏染色并进行细胞学镜检的方法称为食管拉网细胞学检查。此方法简便,设备简单,被检查者痛苦小,诊断阳性率相当高(约90%),适用于大规模的人群普查。

操作方法:嘱病人吞下有线网气囊的塑料双腔管或单腔管,当气囊通过病变后将空气注入气囊,使其膨胀与食管壁紧贴,而后轻轻拉出,使气囊表面的细网与病变摩擦。当气囊达食管上口时,将气囊中空气全部吸出,将细胞收集器由口腔取出,立即做涂片、固定、染色行细胞学检查。反复检查可以提高阳性率,必要时多做重复检查。

拉网检查还可行食管分段进行,可明确病变的相对位置,先下管 20 厘米,如无癌细胞,再下 15 厘米达中段,如无癌细胞,则考虑在食管下段,但有一定误差。如同时参考 X 线片或食管镜或内镜检查,则定位就较准确了。

此项检查也有一定的局限性,全长拉网不能定位;晚期癌阻塞食管使网囊不易通过病变处,有时其阳性检出率反而下降;早期癌拉网检查应重复几次,其中可能出现阴性结果。因病变轻或范围小,或充气不足则摩擦不到癌细胞;对上皮增生和早期癌的诊断标准初学者掌握不准,常出现诊断结果不一致。对疑有食管胃底静脉曲张者忌用此种检查。

(2)肿瘤标记物:食管鳞癌最敏感的免疫标记物鳞状细胞癌相关抗原(SCC-RA)在良性食管瘤中常为阴性,而在食管癌病人血清阳性率为 40%～52%,并随病变之进一步侵袭、淋巴结转移、病变晚期,以及肿瘤体积加大而增高,可惜在早期癌中很少出现阳性,且不论何期之低分化癌中也是阴性。另一免疫指标为表皮样生长因子(EGF)受体。用[125]碘 EGF 结合测试发现高结合率者淋巴结转移多,预后差。

(3)DNA 倍体:DNA 倍体与肿瘤之组织学关系密切。在非整倍体病人中发现较高的淋巴结转移率及较多的食管外扩散,非整倍体与双倍体相比,在 12 个月内肿瘤复发率高达 83%(双倍体仅为 17%),中数生存较短,5 年生存率较低。但此种相关性仅适用于进展期病例。

十二、食管平滑肌瘤的有效检查方法

(1)X 线检查:大部分平滑肌瘤可经过食管钡剂诊断,加上内镜检查,检查准确率可达 90％以上。并可了解肿瘤的部位、大致数目及形状等。向食管生长较大的平滑肌瘤顶出纵隔胸膜至肺野中,可以从胸部平片上见到软组织阴影。

(2)内镜检查:内镜下能见到突出在食管腔中的肿物,表面黏膜完整光滑平展,皱襞消失,呈淡红色半透明,肌瘤边缘隐约可见,吞咽活动时,可见肿物上下轻度活动,管腔狭窄的不多。

如所见黏膜正常,则不应钳取组织检查,因取不到肿瘤组织,又损伤了正常食管黏膜,使黏膜与肿瘤粘连,以后行黏膜外肿瘤摘除时易致破损,甚至被迫行部分食管切除重建术。

当内镜下发现在黏膜表面有改变,不能排除恶性病变的,则应果断行活检。

(3)CT 扫描及磁共振(MRI)检查:食管钡剂及内镜检查后大部分诊断可以明确,少数病例,特别是中段平滑肌瘤,有时与主动脉瘤、血管压迫或畸形相混,行 CT 扫描及磁共振(MRI)检查均有助于鉴别诊断。CT 扫描还可以了解肿物向管外扩展的情况及准确部位,有助于手术方案及切口的设计。

另外,B 超检查也有一定诊断价值。

十三、食管息肉的检查方法

食管息肉在常规血液检查中无特殊改变。主要依靠内镜和食管钡剂造影检查。

(1)内镜检查:内镜检查对食管息肉的诊断具有重要价值,通过此项检查,一般能明确诊断,并有可能发现息肉蒂的部位,有助于治疗。

但有的病例在做内镜检查时不易发现息肉的蒂部。因食管息肉在食管腔内的位置往往与食管纵轴平行,表面为正常的食管黏膜,在息肉表面咬取活体组织进行病理检查,也往往报告为正常食管黏膜组织,因此要加以注意,以免延误诊断与治疗。

(2)食管钡剂造影:如果息肉较大,在做食管钡剂造影检查时可见食管腔内有一长条状、香肠状或棒状充盈缺损阴影,表面光滑,下缘呈圆形,略有分叶,阴影(息肉)可随吞咽动作而在食管腔内上、下移动,钡剂在其两侧有分流现象。有时钡剂可以完全环绕息肉,因此在食管钡剂造影检查过程中不容易发现息肉在食管壁上的附着处(蒂)。食管腔有不同程度的扩张或明显扩张,但食管扩张的程度往往不均匀,管壁光滑,食管黏膜皱襞变平坦或消失。

有的体积巨大的食管息肉病人的X线胸部正位片上,可以看到纵隔阴影增宽的征象。

(3)CT扫描:可以显示食管息肉的轮廓、大小及与食管壁的关系,同时通过观察肿物的组织密度,可以判断其性质。

小贴士——

因息肉堵塞食管腔及食管腔内有食物残渣滞留,加之食管腔扩张,有时将食管息肉误诊为食管—贲门失弛缓症或贲门狭窄,甚至将食管腔内的肿物误诊为食管异物。一旦将食管息肉误诊为食管-贲门失弛缓症,有可能造成严重后果。

十四、食管裂孔疝的检查方法

食管裂孔疝是指腹腔内脏器(主要是胃)通过膈食管裂孔进入胸腔所致的疾病。食管裂孔疝的检查手段主要有:X线检查、B超检查、磁共振成像(MRI)检查、内镜检查等。

(1)X线检查:是诊断食管裂孔疝的重要手段,单纯胸部摄片可见心膈区顶部有圆形或椭圆形影,侧位像心前区胸骨后有充气或液面性影。钡剂透视或钡灌肠检查,不但能明确诊断,还能辨明疝入胸腔内的脏器种类。对于食管裂孔疝X线检查是诊断的主要方法,它可以全面了解胃的形状、位置、食管裂孔大小,以及胃蠕动改变等。

胸腹裂孔疝X线影像有以下特点:①膈肌横形边缘的影像中断、不清或消失。②胸腔内含有液气面或积气肠管蜂窝状影像,而且这种影像胸腹腔相连续。③患侧肺萎陷,纵隔向健侧移位。

(2)B超检查:能发现胸腔内有扩张的肠管和频繁的蠕动,伴有液体无回声及气体点状回声的游动影。积液的肠段有时可见黏膜皱襞。

(3)磁共振成像(MRI)检查:对食管裂孔疝诊断亦有帮助,MRI冠状面可清晰地见到疝环的边缘及疝入胸腔内肠管影像。而横断面疝环呈三角形,内有断面的肠管蜂窝状影。

(4)内镜检查:对食管裂孔疝病理改变及胃-食管反流的轻重十分重要,可直接观察食管黏膜外观状态,充血、水肿、糜烂、出血、狭窄等,还能观察食管内潴留情况;贲门口的松弛程度,胃黏膜疝入食管腔的多少;食管黏膜与胃黏膜的交界线上移至食管裂孔的距离。这不但有利于诊断,还对本病的进一步治疗及疗效判断提供客观指标。

(5)^{99m}锝核素扫描:可根据扫描影像特点确定食管裂孔疝的类型。

(6)食管 pH 值 24 小时动态监测:采用小儿 pH 值微电极便携记录仪,对食管下端 pH 值适时监测,并记录,标记进食、睡眠、体位、呕吐的起止时间,然后将监测结果通过计算机及软件进行分析。还可采用食管下端、胃窦、胃底三支 pH 值微电极进行同步监测,以确定是否存在十二指肠、胃反流即碱性反流。这对术式的选择及预后判断十分重要。

(7)采用生理测压仪,进行食管下端和胃内压力测定:可观测食管下端高压区长度、压力及胃内压力情况,以及二者压力差的变化。

十五、食管-贲门失弛缓症的检查价值

(1)X 线检查:X 线检查对食管-贲门失弛缓症的诊断十分重要,普通胸片及食管造影均有独特的表现。

①普通 X 线胸片。约有 85%的病人胃泡影消失,后前位片可见到屈曲延长扩张的食管凸入右胸腔,致上腔静脉和右房段纵隔阴影增宽,有时可在膨胀的食管阴影内见到液平面,侧位胸片见到有胀大增粗的食管影和液平面在后纵隔内,气管被向前压迫移位。有时肺野内有炎性改变。

②食管造影。根据食管造影所见食管-贲门失弛缓症大致分为:

轻度食管-贲门失弛缓症:食管下端明显狭窄,狭窄的边缘十分光滑,狭窄上方明显扩张,仅有少量钡剂可以通过。食管扩张直径在 4 厘米之内,食管近端 1/3 蠕动可正常,中 1/3 缺乏有效的蠕动,远端 1/3 收缩紊乱或强烈,括约肌不松弛,钡剂潴留于食管中 1/3 部位,食管可呈梭形、鸟嘴形或漏斗形,胃泡内气体很少或不存在。

中度食管-贲门失弛缓症:食管扩张直径在 4～6 厘米,自咽食管至远端括约肌几乎整个食管扩张。远端突然变细,外形规整,食管运动或消失或微弱紊乱,远端括约肌不松弛,造影剂完全潴留。

在亚硝酸异戊酯的作用下可使远端括约肌开放,少量造影剂流入胃内,立位见液平面在食管上端,胃泡影消失。因食物入胃主要靠重力,食管内容物液体在下,气体在上。气体不易进入胃内,即使是液体进入胃内量也很少,因此胃泡影消失或胃泡内仅有小液平。

(2)内镜检查:内镜对本病的诊断帮助很大,除了能观察到扩张的食管外,内镜通过贲门部括约肌不难,阻力不大并不能说明问题。但对鉴别诊断和以后正确制订治疗方案是不可缺少的,尤其对反流物中有血迹的更为必要,内镜可发现贲门癌造成的假性食管-贲门失弛缓症。在有严重潴留性食管炎时食管黏膜变得极度增生,有息肉样改变或溃疡形成不易与癌鉴别时可取活检或刷片行组织学或细胞学检查以明确诊断。

(3)食管测压检查:从食管测压曲线上可发现食管下括约肌失去正常时的波浪状,由先低压后高压的曲线波(食管下括约肌先松弛及松弛后收缩造成的)而变为压力正常或升高的自基线向上不规则的、间距不等的波形曲线,或偶见持续时间较正常短暂的不规则的低压曲线。

食管体部失去正常吞咽时出现的有节律的蠕动性收缩波,而出现第三收缩或振幅很低的压力波,当食管极度扩张时甚至不能记录到。

在强力性食管-贲门失弛缓症病例中,压力波是重复的,非自上而下的,并且是自发的,振幅可达正常或异常高大,可能是由于食管腔内固体或液体潴留的原因,食管静息压从正常压升高到2.67千帕(20毫米汞柱),与胃底压力相等。

十六、巴雷特食管的三项检查

(1)内镜检查:内镜下较易确认巴雷特食管黏膜,正常食管黏膜为粉红带灰白,而柱状上皮似胃黏膜为橘红色,两者有显著差异。内镜下巴雷特食管可分为三型。

全周型:红色黏膜向食管延伸累及全周,与胃黏膜无明显界限,其游离缘距食管下括约肌 3 厘米以上。

岛型:齿状线 1 厘米处以上出现斑片状红色黏膜。

舌型:与齿状线相连,伸向食管呈半岛状。在巴雷特食管上皮可以出现充血、水肿、糜烂或溃疡,反复不愈的溃疡可引起食管狭窄。

(2)食管动力检测:巴雷特食管病人食管下括约肌功能不全,食管下段压力减低,容易形成胃食管反流,且对反流性酸性物质的清除能力下降,因此通过对病人食管内压力及 pH 值进行监测,对提示巴雷特食管的存在有一定参考意义。

食管测压及 pH 值监测巴雷特食管的病人食管与酸、碱反流物接触时间长可见到胃食管反流的测压表现,其食管下端括约肌压力较一般的反流病人为低。一般认为,食管下括约肌压力低于 1.33 千帕(10 毫米汞柱)为功能不全。正常人食管下括约肌压力为 10~35 毫米汞柱,而在广泛性巴雷特食管病人食管下括约肌压力较一般的反流病人低。当内镜不能确定食管下段边界时,还可在测压指导下进行活检。

(3)X 线检查:较难发现巴雷特食管,当发现食管有消化性狭窄或体部有溃疡者应疑有巴雷特食管。

十七、食管憩室检查两件宝

X线吞钡检查和内镜检查堪称为食管憩室检查的两件法宝。

（1）X线吞钡检查：由于小憩室有可能被充盈钡剂的食管所掩盖，因此应当移动体位进行详细观察。咽食管憩室好发于左侧壁，因此采取左侧斜位易于发现，若转动头部向左侧则更易显示。早期憩室呈半月形膨出，后期憩室呈球形，垂于纵隔内。

憩室巨大可压迫食管，憩室囊内有食物残渣时可见充盈缺损并发炎症时黏膜粗糙紊乱，食管中段憩室可见漏斗状、圆锥状或帐篷状光滑的膨出物，膈上食管憩室多为单发，少数为双发，3个以上的憩室非常少见。食管憩室的X线检查具有特征性，不易与其他病症相混淆。

（2）内镜检查：对咽食管憩室病人检查时要格外小心，因其误入囊内可造成穿孔。食管中段憩室常由胃镜检查首先发现。胃镜检查不但可以发现憩室的大小，而且可以准确观察其囊壁有无并发糜烂、出血、溃疡或癌变，对治疗方法的选择可以提供帮助。

十八、判定食管静脉曲张及其破裂出血的方法

（1）实验室检查：经血常规检查病人往往有不同程度的贫血，但多数为轻度贫血，白细胞减少。脾功能亢进者通过骨髓象可以发现全血细胞减少，但网织红细胞增多，骨髓增生活跃。

肝功能检查可以发现肝功能异常，人血白蛋白减少，血清球蛋白增加，常出现白/球蛋白倒置，转氨酶轻度升高，凝血酶原时间延长。

（2）内镜检查：为最简便而有效的检查方法。出血停止后检查虽然安全，但看不到活动的出血病灶；而正在出血时检查，则涌出的血液往往掩盖病灶，很难看清楚。目前主张在出血 48 小时内进行内镜检查，以判断出血病灶的部位和性质。

正常情况下，内镜观察到食管下端以贲门为中心、直径小于 0.1 厘米的黏膜下血管，呈放射状分布，血管匀称不乱。门脉高压症时，黏膜下血管增粗，呈串珠状或蚯蚓状隆起，食管下端近贲门部曲张的静脉呈环状隆起，隆起的曲张静脉中心如见到约 0.2 厘米大小的血疱样隆起，预示即将出血。

此外，静脉曲张已达食管中段，有 2 条以上的曲张静脉，隆起的曲张静脉向食管腔中突出、且在充气后不能使之展平，曲张静脉表面的黏膜充血、有樱桃红点等，均预兆即将出血。

（3）X 线检查：食管静脉曲张 X 线钡剂检查容易发现，静脉曲张不明显时，则需用内镜检查才能发现。

（4）放射性核素扫描：对于少量出血者，出血速度为 0.1 毫升/分钟时，适宜核素扫描。用 ^{99m}锝标记病人的红细胞静脉注射，^{99m}锝在血液中的半衰期约 3 分钟，大部分迅速被网状内皮系统清除，标记的红细胞在出血部位溢出，形成浓染区，由此判断出血部位。这种方法监测时间长，但可出现假阳性和定位错误，必须结合其他检查综合分析方可确定诊断。

小贴士——

当出现食管静脉曲张大出血后，白细胞暂时升高，血止后即恢复原有水平。6～24 小时（甚至 72 小时）血液才被稀释，血红蛋白、红细胞和血细胞比容开始下降。血液中尿素氮升高，血氨增加，故出血后容易诱发昏迷，应予以警惕。

十九、食管损伤需要做的检查

(1)X线检查:根据穿孔的部位和原因做X线平片检查,颈部穿孔可以发现颈部筋膜平面含有气体,气管移位,食管后间隙增宽,正常的颈椎生理弯曲消失。

部分病人可以在食管后间隙发现有气液平,颈部或纵隔气肿,以及气胸、气腹等。胸部食管穿孔时发现纵隔影增宽,纵隔内有气体或气液平,胸腔内气液平腹部食管穿孔时可发现隔下游离气体。用普通X线检查,有12%~33%的病例不能显示,这些提示食管穿孔的X线征象并受穿孔后时间的影响。

食管造影。许多病人就诊时并非都具有典型症状,而表现为严重的呼吸困难、低血压、败血症、休克、昏迷,或是模糊不清的急腹症或胸部急症。因此应对怀疑有食管穿孔而一般情况允许的病人用食管造影来确定诊断。

对普通X线提示有食管穿孔的病例也应用食管造影来明确穿孔的大小和部位。在透视下口服造影剂可以显示食管腔、食管穿孔的部位及食管远端有无狭窄

口服碘油造影剂的效果较好,刺激性小。如使用钡剂一旦漏出食管外,手术清除困难。先用水溶性造影剂,如果没有看到瘘口,再加钡剂来进一步明确诊断。应注意,尽管使用造影作为常规诊断手段,但仍有10%的假阴性,因此当造影阴性时也不能完全除外食管穿孔。

(2)内镜检查:对胸部创伤、异物引起的食管损伤有重要诊断价值,当食管造影阴性时,有时用纤维光导食管镜可直接看到食管损伤的情况,并能提供准确的定位,了解污染的情况。内镜的结果也有助于治疗的选择。

(3)CT扫描检查:当今的胸腹部CT扫描检查已应用得相当

普遍。当怀疑有食管损伤而X线又不能提示确切的诊断依据时，进一步的诊断还包括选用胸部或腹部的CT扫描检查。对食管造影"正常"的病人。根据病史、体检及CT扫描检查结果诊断。

当CT扫描影像有以下征象时应考虑食管穿孔的诊断：①围绕食管的纵隔软组织内有气体。②在纵隔或在胸腔的脓腔紧靠食管。③充气的食管与一个临近纵隔或纵隔旁充液的腔相通。胸腔积液特别是左侧胸腔积液则更进一步提示食管穿孔的可能。

当以上任何一项符合时应做食管造影以肯定诊断和确定穿孔的部位，这对指导手术治疗是非常重要的。

另外用CT扫描对病人进行最初疗效的随诊观察，也是特别有效的方法。

(4)其他检查：食管穿孔病人由于唾液、胃液和大量消化液进入胸腔，在做诊断性胸腔穿刺时，抽得胸腔液体的pH值低于6.0，并且淀粉酶的含量升高，是一项简单而有诊断意义的方法。

在怀疑有食管损伤的病例口服小量亚甲蓝后可见引流物胸腔穿刺液中有蓝色，同样有助于诊断。

二十、食管神经官能症的诊查要点

食管神经官能症多由于精神因素使高级神经功能紊乱所引起。起病大多缓慢，病程多经年累月，呈持续性，也有呈反复发作性的。表现可局限于咽、食管或胃部，而无病理解剖方面的器质性改变。

精神因素在本病的发生和发展中起重要的作用，如过度劳累、情绪紧张、家庭纠纷、生活和工作上的困难等，若长期得不到合理解决，均可干扰高级神经的正常活动，影响自主神经功能，进而引起胃肠道的功能障碍。另一方面，因胃肠道功能失常又可影响中枢神经，进一步加深神经功能紊乱，形成恶性循环。

常见的食管神经官能症可分为癔球症、弥漫性食管痉挛、食管贲门失弛缓症、心因性呕吐、神经性嗳气、神经性厌食等几种。本病属中医的"梅核气"范畴，主要以肝胃不和、肝脾失调、心脾两虚为主要表现。

食管神经官能症的诊查要点：

首先，病情常随情绪而波动，症状可因精神治疗如暗示疗法而暂时消退，是诊断食管神经官能症主要的诊断要点。癔球症、呕吐、嗳气、厌食等症状表现明显，伴有神经官能症的其他常见症状，均提示本病的可能性。

此外，病程多较长，呈持续性、反复发作性；病程虽长，但对健康状况影响不大。入夜后一切症状消失。

对于食管神经官能症要掌握诊断要点，充分认识疾病，及时就诊，对症治疗。

根据食管神经官能症病人不同情况及不同表现，可采取 X 线、内镜检查、超声、CT 扫描等检查手段，以排除食管、胃、肠、肝、胆、胰等胸、腹腔脏器实质性病变。

实验室检查可选择血常规、免疫因子检查，肝肾功能，胃液分析等，必要时做活体组织病检。

二十一、自测是否得了抑郁症

抑郁症的患病率越来越高，它的危害性也越来越大，如不及时调适纠正，可以诱发反流性食管炎、食管神经官能症、食管癌等诸多食管疾病，严重影响人们的生活质量。

如今，抑郁症的危害已经引起了人们的足够重视，人们开始预防抑郁症的产生，但是如何才能断定自己是否有抑郁症的倾向呢？下面给大家提供一份美国心理学家贝克博士设计的抑郁症筛选自我评定量表，虽然这是粗略的检测，但它有利于了解目前自身的精神情况,为做好预防抑郁症打下基础。

自我打分测试方法(0 为没有,1 为轻度,2 为中度,3 为严重)。

(1)悲伤:是否一直感到伤心或悲哀?

(2)泄气:是否感到前景渺茫?

(3)缺乏自尊:是否觉得自己没有价值或是一个失败者?

(4)自卑:是否觉力不从心或自叹比不上别人?

(5)内疚:是否对任何事都自责?

(6)犹豫:是否在做决定时犹豫不决?

(7)焦躁不安:这段时间是否一直处于愤怒和不满状态?

(8)丧失生活兴趣:对事业,家庭,爱好和朋友是否丧失了兴趣?

(9)丧失动机:是否感到一蹶不振做事毫无动力?

(10)自我印象可怜:是否以为自己已衰老或失去魅力?

(11)食欲变化:是否感到食欲减退或情不自禁的暴饮暴食?

(12)睡眠变化:是否患有失眠症或整天体力不支昏昏欲睡?

(13)丧失性欲:是否丧失了对性的兴趣?

(14)臆想症:是否经常担心自己的健康?

(15)自杀冲动:是否认为生活没有价值,或生不如死?

测试结果评判标准:

0～4 分,没有抑郁症

5～10 分,偶尔有抑郁情绪

11～20 分,有轻度抑郁症

21～30 分,有中度抑郁症

31～45 分,有严重抑郁症

经过以上的测试,大家对照最终的分数,如果没有抑郁症的倾向,那么请保持好现在的状态,快乐的生活;如果有抑郁症的倾向,那就放下心中的包袱,调整好自己的心情,重新看待自己,继续前进;如果已经患上了严重的抑郁症,建议马上到医院进行检查和咨询,认真听取医生的建议进行治疗。

二十二、食管疾病检查知识问与答

1. 食管内镜检查是不是每个病人都要做 食管内镜检查是用柔软可曲的内镜插入食管,直接肉眼观察食管腔内的病变情况,并可以钳夹活组织做病理检查,是一种检查食管疾病可靠的方法之一。

是否要做食管镜检查?这要根据病人的具体情况。例如,有的中、晚期食管癌症状很明显,食管钡造影也能够清楚地显示食管癌的病变情况,食管拉网找到癌细胞,在这种情况下就不必要再做食管内镜了。虽然食管内镜检查可以用局部麻药缓解恶心呕吐症状,但毕竟是一种不易为病人乐于接受的检查方法。所以,诊断明确,可以不做食管内镜检查。

有的病人食管的梗阻症状,钡造影也可见病变,但未找到癌细胞,这种情况可以考虑做食管内镜检查。还有的病人症状不明显,但钡造影可见病损,这种情况必须做食管内镜检查。

尤其在早期食管癌,症状不明显,此时食管黏膜可能只呈现粗糙,充血及糜烂,钡造影不一定能有所发现,食管内镜检查是十分必要的,可以直接观察黏膜的情况,对可疑部位采取活组织送病理检查,有利于作出明确诊断。

总之,食管内镜检查主要是为了明确诊断和了解病变的情况,不舒服的感觉是可以忍受的,更何况,现在无痛内镜检查已经广泛应用,病人可以在短暂睡眠中顺利完成检查。因此,需要做这项检查的病人,不必顾虑,应该听从医生的安排,接受检查,明确诊断,以免贻误病情。

2. 食管超声内镜检查的优点和缺点各有哪些 食管超声内镜检查的优点:内镜超声检查能够显示食管壁的各层结构,可以比较客观地判断肿瘤的浸润深度,迅速而准确的确定病变来源是位于食管内还是在壁外。可以测出壁外异常肿大的淋巴结,包括远离病变部位处的淋巴结。

微小超声探头可经一般内镜的活检孔道送入食管腔,在通过普通内镜对食管进行全面观察的同时,直接对准微小病灶进行超声扫描。高频超声(15~20兆赫)能清楚显示食管壁的组织结构及食管表浅病变,可以摄出9层图像。

食管超声内镜检查的缺点:探测的范围有限,仅能达到仪器主干中心4厘米远的地方,即距离食管和胃较近的区域。中间不能存在干扰超声的结构,否则检查结果不准确。当病变段狭窄严重、探头无法通过时,其下方食管旁的淋巴结就无法探测到。

3. 胃、肠疾病可以用胶囊内镜进行检查,食管疾病是否也有胶囊内镜检查 有,现已经新开发出来了一种可在两端获得视频图像的食管胶囊内镜,它可提供一种替代性的可视性检测方法,并且可以达到准确、便捷、安全且耐受良好的筛选食管疾病病人的目的。经检测,食管胶囊对食管病变的阳性预测值为92%,阴性预测值为100%;其敏感性为100%,特异性为80%。

4. 怎样看食管内镜检查报告 目前食管内镜在我国医疗机构的普及,做内镜检查的人日益增多。现在三级及大多数二级医院都开展了食管内镜检查项目。对于食管疾病来讲,食管内镜检查是目前最佳的诊断手段,因其比较直观、发现可疑之处可以取活检做病理检查即可明确诊断。

随着科技的进步,病人受到的痛苦程度越来越小、胶囊胃镜、无痛内镜等,并且食管内镜的适用范围也在扩大,目前不仅用于诊断疾病,同时也用于治疗,如上消化道的息肉摘除、早期癌的切除、食管癌中晚期非手术治疗时放支架缓解症状、出血时的止血和食管胃底静脉曲张的硬化治疗及食管裂孔疝的缝合治疗等。

食管内镜检查报告单的食管部分通常是这样进行描述的:

食管黏膜正常应为淡粉红色、壁光滑、血管纹理清晰。最下端的齿状线呈半岛型、锯齿型、规则的圆弧状、或蝶型等。若发生病理性改变,就会变成黏膜充血、水肿、不光滑、血管纹理不清、可见条状红斑,甚至有糜烂、溃疡。齿状线也失去正常形状等。这样改变往往是物理化学性因素导致食管炎、反流性食管炎的表现。

如果食管下端黏膜粗糙、齿状线有缺损、水肿、糜烂、溃疡和血管纹理模糊不清等改变,病理是正常的复层鳞状上皮被单层柱状上皮所代替,则往往是巴雷特食管病。

若见到胃黏膜突入食管腔内,尤其在恶心时明显,放松后又退回复原,齿状线上移,这往往是食管裂孔疝滑脱型的镜下表现。

除此以外,食管壁上见到蓝色或紫色的迂曲,向管腔突出的静脉血管者,往往是由于门静脉高压(肝硬化)所致的食管静脉曲张。

管壁见到突向管腔的隆起性病变可能是平滑肌瘤、食管癌、食管血管瘤和食管息肉等。如果是凹陷下去的病变往往是食管憩室等。

贲门是食管进入胃的门户,毗邻于齿状线,可规律地开闭。主要观察黏膜有否充血、水肿、糜烂、溃疡,有否狭窄、有没有隆起性改变等。如有,可能是贲门炎、贲门癌、食管-贲门失弛缓症等。

5. 我国哪些地区属于食管癌高发区　食管癌是发生在食管上皮组织的恶性肿瘤,其死亡率仅次于胃癌居第二位。全世界每年新诊断的食管癌病人约 40 万,其中 1/2 以上发生在中国。河南、河北和山西三省交界的太行山地区是世界上食管癌发病率和死亡率最高的地区。此外,广东潮汕和四川盐亭等地区也是食管癌发病较高的地区。少数民族中,哈萨克、维吾尔族和蒙古族食管癌发病率最高。

6. 听说"只需要化验一滴血,就可以准确判定一个人是不是食管癌高危人群"　这是在国际著名学术期刊《自然·遗传学》发表的由我国医学研究专家领衔的一项重大研究成果:利用全基因组关联分析方法,在人类第 10 号和 20 号染色体上首次发现两个食管癌易感基因,这是目前国际上规模最大的食管癌全基因组关联分析研究。

食管癌易感基因的发现,将会给该疾病的预防和诊疗手段带来革命性的变化。因此,阐明食管癌癌变的分子机制,建立适用于大规模高危人群预警和早期诊断的简便、经济和特异的分子指标和手段,对于降低食管癌的发病率和死亡率,提高诊治水平具有重要意义,是食管癌研究领域的重大研究课题。

该食管癌研究团队利用全基因组关联分析方法,这一国际公认的复杂疾病易感基因搜寻的最新技术,通过对 2.5 万余例中国汉族、哈萨克族和维吾尔族等不同民族和地区食管癌病人样本和健康样本对照组的对比分析发现,这些不同民族和地区的食管癌病人均与第 10 号和 20 号染色体上的两个基因 PLCE1(磷脂酶基因亚型)和 C20orf54(核黄素转运基因)变化密切相关。这一研究成果不仅有助于科学家深入解析食管癌的发病机制,而且为食管癌高危人群预警、早期诊断、个体化预防和治疗,以及新型高效药物的研制提供了理论依据,为今后食管癌的防治开辟了新的研究方向。

7. 医生诊断癌症常用哪些检查方法 医生诊断癌症主要通过以下途径:①详细询问病史,进行全面的体格检查,各种常规检验及具有一定特异性的化验。如甲胎蛋白、癌胚抗原等。②体格检查,由于约有 75% 的癌症发生在身体容易发现的部位。因此全面的体格检查,包括望诊、触诊、叩诊、听诊等十分重要,常常能发现相当一部分肿瘤,并能对其性质进行初步的判断。③影像学检查,包括 X 线常规透视、拍片、各种造影、各种体层检查;CT 扫描、ECT(放射性核素检查方法,包括 SPECT 即单光子发射电子计算 X 射线断层扫描和 PET 即正电子发射型计算机断层扫描)、磁共振(MRI)检查,如 B 型超声检查,核医学检查等。④病理学检查,脱落细胞学检查及活组织检查。⑤内镜检查,如食管内镜、胃镜及结肠镜、支气管镜、膀胱镜等。⑥放射免疫学检查,如甲胎蛋白测定、癌胚抗原检测,EB病毒抗体检测等。⑦医用激光诊断等。

另外,开展区域性防癌普查,也是有较大价值的早期发现途径。通过普查,能够发现早期癌症病人,对提高癌症病人的生存率是非常重要的

8. 食管运动功能的检查方法有哪些

(1)食管钡剂造影:该方法是检查食管运动功能最简单和常用的方法,对食管运动、排空、解剖学异常,以及胃食管反流均可作出初步诊断。以卧位吞服钡剂为佳,观察食管的蠕动情况,食管憩室、贲门失弛缓症、胃食管反流只能在十分明显时才能显示出来。

(2)食管内镜及黏膜活检:主要用于食管反流性疾病的形态学诊断。日本学者将反流性食管炎的内窥镜下形态分为三型:①色调变化型。②糜烂溃疡型。③增生狭窄型。内镜下观察食管的运动功能是属于非生理条件下的,但对胃-食管连接处形态、有无功能性胃-食管反流可作出初步诊断。

(3)食管测压:通过在不同平面同时测量食管腔内压力,判断食管的运动情况。近年来国内研制出多导微气囊式测压法,简单、安全,可重复性强。食管测压常用于某些吞咽障碍(口咽型咽下困难)、食管手术后运动的评价。此外,某些全身性疾病也可影响食管运动功能,如中风、糖尿病、重症肌无力、结缔组织病等。

(4)食管pH值监测:食管虽然与胃紧密连接,但由于食管下括约肌的关闭作用,使正常情况下,食管与胃内的pH值截然不同。食管的pH值为1~3。通过食管内pH值监测判断胃-食管反流是否存在。常用的方法有:酸清除试验、标准酸反流试验、餐后3小时pH值监测法、长时pH值监测法。目前普遍认为,24小时pH值监测是诊断胃-食管反流最可靠、最敏感的方法。监测指标有:24小时pH值<4的次数;pH值<4占总时间的百分率;

pH 值＜4 超过 5 分钟的次数;最长酸暴露时间。现国内已研制成功最新一代 24 小时食管 pH 值、压力同步记录仪,受检者可完全在生理状态下进行检查。

(5)食管闪烁扫描:采用^{99m}锝标记的固体或液体,吞服后在食管和胃进行 γ 闪烁照相,同时配合诱导试验,根据核素技术,计算胃-食管反流指数。此法是一种非侵入性方法,对胃-食管反流诊断阳性率可达 90％。因此检查有假阳性的可能,同时费用昂贵,目前尚不能作为食管运动功能的首选检查方法。

(6)食管肌电图、食管黏膜电位差测定:根据消化道黏膜与黏膜表面存在电位差的原理,测定黏膜完整性。

9. 检测食管功能性疾病最敏感和特异的方法有哪些 食管功能检查是诊断食管良性疾病,特别是食管功能障碍性疾病的重要手段,国外已广泛应用于临床,国内近年也逐步开展。食管腔内压力测定和 24 小时食管 pH 值监测是诊断食管功能性疾病最敏感和特异的检查方法。它可以获取许多放射学、内镜及其他检查方法难以得到的信息。

检测方法:食管腔内压力测定采用低顺应性连续水灌注导管系统,测压管为四腔聚乙烯管。经鼻置入测压管后采用固定牵拉法确定食管下括约肌的位置,并测量其压力和松弛状态,而后测定食管体部对其吞咽的反应。

24 小时食管 pH 值监测采用带有双锑电极的导管经鼻分别置于食管下括约肌上方 5 厘米和胃腔内,导管另一端与便携式记录仪相连,受测期间允许正常活动和饮食,但要求病人记录下饮食、症状发作及体位改变的时间。检测时间为 24 小时,记录的 pH 值数据由计算机处理。

10. 食管测压检查适应证、禁忌证、注意事项及检查方法有哪些 食管压力测定是食管运动功能异常的标准检查技术,它直接通过测定食管括约肌和食管收缩功能诊断食管功能性疾病,具有很高的特异性。临床主要应用：一是研究食管运动障碍性疾病的病理和生理机制。二是诊断食管运动障碍性疾病。三是评价药物或外科手术的效果。

（1）食管测压检查的适应证：原发性食管运动紊乱（食管-贲门失弛缓、弥漫性食管痉挛、胡桃夹食管等）、继发性食管运动功能紊乱（硬皮病、糖尿病）、反流性食管炎、非胸源性胸痛等。

（2）食管测压检查的禁忌证：腐蚀性食管炎病人。

（3）食管测压检查的注意事项：检查前 24 小时停用全部药物。影响胃酸分泌药物、胃肠动力药须停服 72 小时。

（4）食管测压检查的方法及内容：①将测压导管插入胃内后，缓慢牵拉测压导管。观察电脑屏幕上压力图形变化，当近端通道进入食管下括约肌区后，即可见此通道压力上升。继续外拉导管，至此通道离开食管下括约肌区时，即见压力降至基线以下，以此可计算食管下括约肌功能区长度（2～4 厘米）。②测压导管远端通道离开食管下括约肌区后，再外拉导管 3 厘米，此时 4 个通道分别位于食管下括约肌上 3、8、13、18 厘米。嘱病人做吞咽动作，记录食管体部蠕动幅度、传播速度与方向。③测压通道进入上食管括约肌可测得另外一段高压区，此即为上食管括约肌压力。

第四章 降魔擒凶 长治久安

一、正确认识反流性食管炎的治疗

反流性食管炎是比较常见的上消化道功能性疾病,特别在中、老年人中发病率较高,正日益受到各方关注。

反流性食管炎即胃或十二指肠内容物反流入食管,引起反酸、胃灼热、反食、嗳气等症状,并可导致食管炎和咽、喉、气道等食管外组织的损害。

食管病变可并发食管糜烂、溃疡、巴雷特食管、食管癌等。食管外表现可见有慢性咽炎、慢性鼻炎、慢性喉炎、慢性支气管炎、支气管哮喘、支气管扩张、肺间质纤维化等,以及非心源性胸背痛、突发性耳聋等表现。

反流性食管炎治疗方法包括改变生活方式、药物、内镜治疗及外科手术治疗等。

1. 生活疗法 即改变不良的生活方式,可以有效减少反流的发生,亦是治疗过程中不容忽视的环节,应做到:①餐后不宜即刻卧床,睡前 2 小时内不宜进食。②避免食用高脂食物、巧克力、咖啡、浓茶。③戒烟、禁酒。④吃饭要慢,不要狼吞虎咽,不吃不易消化的食物。⑤减少导致腹压增高的因素,如紧束腰带、便秘和肥胖等。⑥为减少夜间及卧位时所发生的反流,可适当抬高床头。

2. 药物治疗法 药物治疗已有数十年历史,目前为胃食管反流病的主要治疗方法。但药物治疗不能根治,停药后约 70% 病人症状复发。长期服药还可带来不可避免的药物不良反应。主要药物包括：

(1)抑酸药或抗酸药：抑制胃酸分泌是最主要的治疗措施。雷尼替丁、法莫替丁等是一类能有效抑制胃酸分泌的药物，但容易产生耐药性，故现不作为胃食管反流病引发的反流性食管炎的常规治疗药物。质子泵抑制药(如奥美拉唑、兰索拉唑、泮托拉唑、雷贝拉唑、埃索美拉唑等)对胃酸分泌的抑制作用最强，是目前治疗反流性食管炎最有效的药物。铝碳酸镁(达喜)能同时中和胃酸及胆汁等碱性反流物，可用于治疗碱反流病人。

(2)促胃肠动力药物：如多潘立酮(吗丁啉)、枸橼酸莫沙必利(新络纳)等，能刺激食管及胃肠蠕动，增加下食管括约肌压力和食管排空速度，对反流性食管炎治疗有效。但单用胃肠动力药的治疗效果不理想，因此，宜与抑酸药物同时服用。

(3)胃黏膜保护药：如硫糖铝、丽珠得乐、替普瑞酮(施维舒)等，可保护黏膜，促进黏膜修复。

3. 内镜下治疗 包括内镜下食管微量射频治疗、内镜腔内胃成形术、全层折叠术等。

(1)胃镜下腔内折叠术：是将缝合器安装在胃镜前端，于直视下在齿状线附近缝合胃壁组织形成皱襞，增加贲门附近紧张度，使皱襞阻挡反流，发挥治疗作用。此是一项微创治疗新技术，但发生出血几率大。

(2)射频治疗：是内镜下的微创治疗，通过热能治疗后增加下食管括约肌厚度，灭活神经末梢，使迷走神经受体失活，胶原组织收缩，从而增加下食管括约肌厚度和下食管括约肌压力，减少一过性下食管括约肌松弛，起到防止反流效果。治疗适用于18岁以上，有胃灼热、反流症状，且需要每日药物控制的病人。

射频治疗操作方法：静脉诱导麻醉，胃镜下确定胃食管连接部位，将射频治疗导管置于治疗部位，应用射频治疗仪多层面、多点射频治疗。该技术带来了更为简捷的治疗,而且具有安全有效、操作简便、恢复快等突出特点。

4. 外科手术 部分反流性食管炎病人反复发作,无法停药,甚至少数病人药物治疗后症状仍无法缓解,尤其有食管裂孔疝的病人,药物治疗难以奏效。对于严重或顽固的反流症状以往需外科或腹腔镜下手术治疗。外科方法短期疗效明显,症状缓解迅速,约可获得 90%的胃灼热和反食症状缓解率,但远期疗效尚不理想,而且疗效受手术经验影响很大。

腹腔镜下胃底折叠术是目前首选的胃食管反流病外科治疗方法,用以缓解反流性食管炎症状。

5. 其他治疗 对表现有呼吸道症状的病人,尤其有哮喘样发作的病人,在不除外其他致哮喘因素存在时,除治疗反流性食管炎外,应适当应用支气管扩张药物,并禁服普萘洛尔(心得安)、美托洛尔等 β_2 受体阻滞药。

二、反流性食管炎的中医辨证用药法

反流性食管炎属中医学"吞酸"、"吐酸"、"胸痹"、"噎食"、"噎膈"、"吐血"等范畴。其病因是饮食不节、情志不畅和脾胃虚弱等。

饮食不节可直接伤及食管与胃,并可助热化火,化燥伤津,食管失于濡养,若嗜食肥甘厚味可助湿生热,湿热蕴结,痰结气阻,食道不利,胃气不降,甚则上逆而发生本病。

(1)中医辨证施治法

①肝胃郁热证。症见口中泛酸,胃脘胀痛,两胁胀闷,嗳腐酸臭,口干口苦,心烦易怒,大便秘结,舌质红,苔黄腻,脉弦滑。此为肝胃郁热,胃失和降。治用清肝泻火、和胃降逆法,方用左金丸加减:黄连 6 克,吴茱萸 5 克,栀子 10 克,黄芩 10 克,乌贼骨 20 克,煅瓦楞 30 克。

②肝胃不和证。症见反酸嗳气,两胁胀痛,胃脘胀满,胸骨后疼痛,食欲减退,大便不畅,舌淡红,苔薄白,脉弦。此为肝气郁结,胃失和降。治宜疏肝理气,和胃降逆。方用柴胡疏肝散加减:柴胡10克,白芍10克,陈皮10克,枳壳10克,香附10克,川芎10克,炙甘草5克。

③脾虚气滞证。症见反酸或泛吐清水,胃脘胀满,胸骨后隐隐作痛,嗳气则舒,食欲减退,大便不调,舌质淡,苔薄白,脉弦细。此为脾虚气滞,胃失和降。治宜健脾消胀,和胃降逆,方用健脾消胀方加减:党参20克,茯苓20克,枳实10克,厚朴10克,炒白术20克,焦三仙30克,丹参15克。

④脾胃虚寒证。症见泛吐酸水,呕吐清涎,胃脘隐痛,胀闷不舒,喜暖喜按,纳差,喜热饮,大便稀溏,舌质淡,苔白腻,脉沉迟。此为脾胃虚弱,肝气犯胃所致。治宜健脾温中,疏肝理气。方用理中汤加减:党参20克,茯苓20克,炒白术20克,干姜10克,炙甘草5克。

⑤气虚血瘀证。症见反酸日久,胸骨后疼痛难忍,吞咽困难,饮食不下,咽中可有异物感,面色不华,倦怠乏力,形体消瘦,口干咽燥,舌质暗,有瘀点,脉弦涩。此为气阴两虚,血脉瘀阻。治宜益气养阴,化瘀散结。方用启膈散加减:沙参10克,茯苓15克,郁金10克,砂仁壳5克,川贝母10克,丹参15克,荷叶蒂10克,杵头糠10克。

(2)中成药可根据不同证型,酌情选用

①肝胃不和型

开胸顺气丸:每次3~9克,一日1~2次,温开水送服。

宽胸利膈丸:大蜜丸每次1丸,或水丸每次6克,均为一日2次,温开水送服,小儿酌减。

气滞胃痛冲剂:每次1袋,一日2~3次,沸水冲化服。

②痰湿郁阻型

清涎快膈丸:每次1.5～3克,一日3次,温开水送服。

沉香利气丸:每次2丸,一日2次,温开水送服。

③胃虚气逆型

香砂养胃丸:每次水丸9克,或浓缩丸,每次1.2克,均为一日2次。

香砂养胃冲剂:每次1袋,一日2次,沸水冲服。

香砂养胃口服液:每次1支,一日2次,口服。

三、关于反流性食管炎的治疗问题解答

1. 反流性食管炎的药物治疗该坚持多久　这个问题是诸多深受反流性食管炎之苦的老病人最常问的问题。因为有些病人如需坚持长期服药,担心会增加药物相关的不良反应发生,也给病人带来较沉重的经济负担。

反流性食管炎目前仍以药物治疗为主,针对本病发病机制,应用抑酸药、黏膜保护药及促动力药三类药物,三类药物联合应用的疗效最佳。抑酸药中,质子泵阻断药如奥美拉唑(洛赛克)、埃索美拉唑(耐信)等的疗效明显优于法莫替丁、雷尼替丁等 H_2 受体阻断药。单用上述一类或联用二类药物的疗效不如三联疗法。药物治疗取得明显疗效,基本上控制反流症状后还该坚持多久呢?

反流性食管炎是一种慢性病,如取得疗效后过早停药,则很易在短期内复发。这是因为食管下段括约肌张力下降是本病发病及复发的重要机制,过早停药后,由于此括约肌张力尚未能得到根本改善,故约80%病例在6个月内复发。

因此,大多数病例需长期维持治疗,维持治疗开始时间应在正规药物治疗8周以后,因此时不仅反流症状已完全控制或消失,而且通过内镜复查食管黏膜炎症改变大多也已修复。维持治疗中除抑酸药外,仍应联用多潘立酮(吗丁啉)、枸橼酸莫沙必利(新络纳)等促动力药,抑酸药剂量可降为治疗量的半量,通常也可达到满意效果。关于维持治疗时间尚不确定,只能视病人的具体情况及病情而定,至少需维持治疗4周,此后如症状复发,应重新开始药物治疗。

2. 长期服用质子泵抑制药是否安全 质子泵抑制药(PPI)是当下最常用于预防和治疗反流性食管炎和胃溃疡的药物,该类药物还被广泛应用于治疗围术期的应激性溃疡和上消化道出血等。然而研究发现,平时服用抗凝类药物的心脑血管病病人要慎用质子泵抑制药,如需长期服用,应听从消化科或心内科专业医生的建议,选用对抗凝药效影响小、不会增加心脑血管发病的质子泵抑制药。

另外,质子泵抑制药中的奥美拉唑可引起胃黏膜细胞增生,但发生率不高。长期服用时要警惕,定期复查胃镜,可防患于未然。

3. 如何避免药物的不良反应 当诊断为反流性食管炎,除服奥美拉唑2周外,还一直服雷尼替丁。服药期间"胃灼热"症状得到控制。但每天晚饭后不到1小时就出现"胃灼热"症状,是否应服奥美拉唑4～8周,再改服雷尼替丁维持? 如何能避免药物的不良反应?

反流性食管炎的治疗是一项"系统工程",必须按部就班、持之以恒进行。症状较重,首先选用奥美拉唑是对的,早晚空腹时各服1片(20毫克),至少持续1个月,如果得到缓解,可减量至每晚饭前服1片,再用1～2个月;或换用 H_2 受体阻滞药中的1种,推荐用法莫替丁,每晚饭前(这是根据患者情况设计的)1片(每片20毫克)或2片。服用期限同前。这样就完成了2～3个月的初始治疗。

第二阶段主张采用维持治疗。方案是每日服1片法莫替丁(或雷尼替丁),也可2～3天服1片,视症状的控制情况而定。也可采用间歇疗法,即每逢双休日服药(药量同上),不论有无症状都要服，持续 2～3 个月。如果这 2 种药压不住"胃灼热"，那就只能用奥美拉唑维持了，用量是每晚饭前服 1 片。

药物都有不良反应，不单是奥美拉唑，雷尼替丁、法莫替丁也有。关键是用药量和维持时间要注意。建议您每月查 1 次血常规和肝功能。如出现异常要及时与医生联系。如能在半年后复查 1 次内镜就更好，特别是用奥美拉唑时间较长时。

4. 小儿反流性食管炎如何治疗 首先应用促进胃动力药多潘立酮(吗丁啉)或西沙必利(普瑞博思)。小儿首选多潘立酮混悬液，每次 0.3 毫克/千克，每日 3～4 次，多潘立酮(吗丁啉)为外周多巴胺受体阻滞药，直接作用于胃肠壁，可增加食管下括约肌收缩力，防止胃-食管反流，增加胃蠕动，促进胃排空，协调胃与十二指肠运动。抑制恶心呕吐，并能有效地防止胆汁反流，不影响胃液分泌。

西沙比利(普瑞博思)系新型全胃肠动力药，主要作用于肠肌层神经丛运动神经元的 5-羟色胺受体，增加乙酰胆碱释放。从而诱导和加强胃肠道生理运动，每次 0.1～0.2 毫克/千克，每日 3 次口服。

还可以应用胃肠道黏膜保护药，如思密达粉剂，系双四面体氧化硅八面体氧化铝。对病毒、细菌及其毒素有强大吸附作用，能增强肠黏膜屏障。用药方法：＜1 岁每次 1/3 袋，1～2 岁每次 1/2 袋，＞2 岁每次 2/3～1 袋，每日分 3 次口服。

年龄稍大儿童可加服 H_2 受体阻滞药，如西咪替丁 20～40 毫克/千克，分 4 次口服，或雷尼替丁 150 毫克/次，2 次/日口服。

当合并有感染情况时，可予以相应抗生素进行治疗控制感染。

值得注意的是：以上治疗一定要在专科医生指导下用药。

5. 手术是不是治疗反流性食管炎的灵丹妙药 引发反流性食管炎的反流症状，既可通过改变生活方式或服用药物进行治疗，也可采用手术治疗加强胃食管交界处括约肌的功能。传统手术采用腹部大切口,而近年来腹腔镜的应用使得手术日益简单。

但据美国科研人员报道,对于有反流症状的病人而言,在手术后仍需服用抑酸药物,而且,其罹患食管癌或食管疾病的危险性并没有降低。

有反流症状的病人通常被建议进行手术治疗。但是手术治疗后并不能期望完全脱离药物治疗,或减小发生食管癌的几率。因此,在接受治疗之前,病人应该与医生细致交流,做到心中有数。

6. 针对频发胃灼热症状,有哪些有效的中药验方 胃灼热是反流性食管炎的典型症状,有的位于胸骨后的烧灼样不适,多在餐后特别是饱餐后出现。当反流性食管炎加重或并发食管溃疡时,还可出现咽下疼痛。以下中药验方可试用。

方1 栀子汤

【原　料】　栀子 14 克,大黄 4 克,牡丹皮 10 克,紫苏梗 10 克,降香 6 克,白芍 15 克,枳壳 8 克,代赭石 30 克,竹茹 12 克,阿胶 18 克,白及 6 克(研末冲服),海螵蛸 5 克(研末冲服)。

【制　法】　每日 1 剂,水煎 2 次,取汁 300 毫升。

【用　法】　分 2 次卧位徐徐服之。3 周为 1 个疗程,1 个疗程后评定疗效。

【功　效】　主治反流性食管炎引起的胸骨后灼热疼痛,平卧或弯腰俯拾时加剧,咽下困难,恶心呕吐,口干口苦,舌红苔黄,脉弦数。

方2 公英白及膏

【原　料】　蒲公英 210 克,白及 70 克,三七 35 克(研极细粉末),鸡蛋 5 枚(取清),蜂蜜 100 克。

【制　法】　先将蒲公英、白及水煎 2 次,每次煮沸 1 小时,去渣,共取汁 1 000 毫升,过滤静置,取上清液置锅中,慢火蒸发浓缩至100毫升。然后将三七、蛋清、蜂蜜加水混匀,即得煎膏,装瓶备用。上述剂量为每人份7日量。

【用　法】　服药前,先饮少量温水以冲洗食管,然后平卧床上缓缓咽下煎膏,每日3～6次,7天为1个疗程,服药期间忌食油炸、辛辣食物,食后再用温水以冲洗食管。

【功　效】　主治反流性食管炎引起的胃灼热等症状。

方3　金贝莲蜜丸

【原　料】　参三七60克,广郁金60克,象贝母60克,川黄连30克。

【制　法】　上药共研为细粉,以蜂蜜和匀做成丸药,每丸重5克。

【用　法】　每次用1丸,放于舌下含化后慢慢咽下,每日3～5次,

【功　效】　主治反流性食管炎的胃灼热症状。

方4　白药藕粉糊

【原　料】　纯藕粉15克,云南白药1克。

【制　法】　将藕粉加入少许清水和匀成糊,调入云南白药粉,拌匀即成。

【用　法】　每日2次,每次口服1汤匙,以午餐后和晚睡前服用最佳,服后1小时内不饮水。

【功　效】　适用于胸骨后灼热、反酸、口干、口苦等症。

7. 反流性食管炎的治疗误区有哪些

(1)认为可以不吃药:当出现症状时,多数病人认为,通过改变饮食及生活方式就能控制症状,而不去医院就诊、用药。的确,膳食结构变化、激烈竞争等带来的精神压力已经成为反流性食管炎发病率增高的原因之一,调整饮食和生活方式对该病病人确实很

重要。但对于疾病的治疗,单靠改变饮食和生活方式是远远不够的,必须依靠药物。打个比方,这就好像衣服脏了(病情发作),必须通过洗涤的方法(药物治疗),才能让它恢复到干净的状态(症状消失)。衣服干净后再加以注意(调整饮食和生活方式),可以减慢再次弄脏的速度(病情复发),但如果不洗涤,是不能使脏衣服变干净的。若不采取及时、正规的治疗,将对病人产生严重影响,短期内妨碍正常的工作和生活;时间久了会引发多种并发症,如食管狭窄、食管炎等,甚至食管癌。

(2)不去医院看病治疗,自己去药店买药控制症状:对反流性食管炎的病人来说,药物治疗的目的包括两方面,一是缓解症状,如胃灼热、反酸等,治愈食管炎;二是减少并发症的风险。很多人出于方便,凭经验到药店买药治疗,这些药物可能在一定程度上暂时缓解胃灼热等症状,但不能彻底、有效地治疗疾病。病人很有可能因认识不充分、服药不规范而延误诊断及治疗,如果一开始就盲目自行购买药,会为健康埋下隐患。

目前,质子泵抑制药(PPI)被推荐用来治疗胃酸或胆汁反流。胃酸是导致该病的直接"凶手",由胃黏膜中的壁细胞制造,通过抑制壁细胞上的质子泵,质子泵抑制药可以抑制胃酸的分泌。目前国内共有5种质子泵抑制药(奥美拉唑、兰索拉唑、泮托拉唑、雷贝拉唑和埃索美拉唑)可供选用,其中新一代的质子泵抑制药(如埃索美拉唑)具有更强的抑酸作用,可迅速缓解多数病人的胃灼热症状。

(3)未经医生同意自行停药:除了选对药,用够疗程也很重要。反流性食管炎的正规治疗包括两个阶段,首先是初始治疗,可以快速控制症状,避免病情反复发作。最常用、最有效的治疗方法是使用质子泵抑制药,同时联用胃食管动力药。非糜烂性食管炎的病人,初始治疗的疗程一般在1个月左右;糜烂性食管炎病人,疗程是8~12周。由于药物可使多数病人的胃灼热症状在5天内得到缓解,有些病人此时感觉不难受了,就自行停药,结果导致病情迁延、反复发作。

接下来是维持治疗。反流性食管炎病人的症状在得到缓解后,还可能会复发,因此多数病人可能需要接受长期的药物维持治疗。按照病人病情不同,又分为原量或减量维持、间歇治疗、按需治疗三种,由专科医生决定。

四、真菌性食管炎治疗"三板斧"

真菌性食管炎的治疗包括易感因素的去除、病因性治疗及并发症治疗"三板斧"。

(1)去除易感因素:应该尽可能地去除易感因素,这不仅有助于防止感染扩散及并发症的发生,而且有可能缩短疗程,防止复发。食管真菌感染的易感因素甚多,包括营养不良、高龄、药物、良性基础疾病、恶性肿瘤,以及免疫功能低下等。

(2)重视病因性治疗:这是消除感染的核心。有三类药物治疗食管真菌感染:①较少吸收的局部抗真菌药,如制霉菌素、克霉唑及口服两性霉素 B 等。②口服可吸收的药物,如氟康唑、伊曲康唑等。③双向吸收的药物,如两性霉素 B(包括脂质体形式)、氟康唑、伊曲康唑等。

真菌性食管炎治疗药物的选择根据宿主防御损害的程度及感染的严重性而定。

大多数免疫损害轻微的真菌性食管炎病人可口服氟康唑或者局部应用抗真菌药。常选用氟康唑 100～200 毫克/日,口服,较局部治疗更方便。非吸收药物的优势在于避免不良反应及药物与药物间的相互干扰。一种不吸收的咪唑类抗真菌药,伊曲康唑,口服给药 10 毫克,5 次/日,持续 1 周,也有很好的耐受性。另一种不吸收,抗菌机制不同的多烯类抗真菌药,制霉菌素,药物的可口性较伊曲康唑差,1~2片(每片相当于200 000单位)。4~5次/日,持续14天,也有效。

中度免疫损害者,则应该采用更强的治疗药物。可采用氟康唑,100~200毫克/日,持续10~14天;治疗3~5天后症状未改善者须行食管内镜检查。

严重免疫损害者,用伊曲康唑200毫克/日抗真菌感染有效。难吸收的药物也有效,但剂量大,疗程长。克霉唑100毫克,片剂含化,3次/日。口服两性霉素B悬浮液500毫克,4次/日,持续2周。使用咪康唑治疗也有一定效果。

粒细胞减少病人的真菌性食管炎需要静脉给予两性霉素B治疗,因为这些病人有患播散性真菌病的危险性。

(3)重视真菌性食管炎并发症的治疗:食管轻度狭窄且较局限者,往往没有症状或者症状轻微,一般不需治疗。中度狭窄可试行内镜下扩张治疗。重度狭窄经内镜下扩张无效或不宜扩张,以及狭窄范围广泛者需行手术治疗。

当出现上消化道出血时,要积极抑酸、止血对症治疗。

合并有细菌感染并出现败血症者需选用敏感的抗生素进行强有力的抗感染治疗。

播散性真菌感染可用两性霉素B静脉滴注。

食管穿孔、食管气管瘘要积极进行手术修补治疗。

五、化脓性食管炎治疗步骤

治疗化脓性食管炎,首先要合理选用抗生素控制感染。青霉素类、头孢菌素类、万古霉素效果较好,一般常选用对革兰阳性菌为主的抗生素,有条件时可根据药敏试验选用有效抗生素。主要以静脉给药为主。

根据药敏试验结果也可以针对性用药,如选用对革兰阴性杆菌的药物,如氯霉素、环丙沙星等静脉滴注。

其次是对症治疗。可选用 H_2 受体拮抗药,如西咪替丁(泰胃美)0.8 克,1 次/日,口服;或法莫替丁(高舒达)20 毫克,3 次/日,口服。质子泵抑制药,如奥美拉唑(洛赛克)胶囊 20 毫克,1 次/日,口服。这些制酸药可防止胃酸反流入食管而达到止痛的目的。

还可以通过内镜行脓肿引流。即在内镜下通过注射针抽吸脓肿部位的脓液以达到部分引流的目的。

手术治疗是不得已而为之的。当病变累及周围组织,与纵隔和毗邻脏器形成瘘管、严重狭窄等并发症且经内科保守治疗等方法无效时,可做外科瘘管修补或做食管切除术。

六、病毒性食管炎用药策略

单纯疱疹病毒感染的食管炎药物治疗首选阿昔洛韦(无环鸟苷)。阿昔洛韦是具有高度活性的广谱抗病毒药物,能抑制疱疹病毒多聚酶,对病毒性食管炎均有明显疗效。

单纯疱疹病毒感染食管炎的初始治疗为静脉注射阿昔洛韦,每 8 小时给予 250 毫克/平方米。可吞咽后改为伐昔洛韦口服治疗,1 000 毫克,3 次/日,总疗程 7～10 天,大多可在 1 周内收效。但大的溃疡的愈合及被覆上皮的修复则需要较长时间,疗程一般2～3 周。

近年由于病毒发生突变,已出现抗阿昔洛韦病毒株,可换用磷甲酸钠,40 毫克/千克,3 次/日。但磷甲酸钠较贵,耐受性较阿昔洛韦差,并可导致肾功能不全及血清钙浓度下降,进而引起心脏和神经方面的不良反应。

对于有高度单纯疱疹病毒再感染的免疫功能减弱的病人可给予阿昔洛韦或伐昔洛韦口服,以预防单纯疱疹病毒性食管炎的发生。

阿糖腺苷亦具有广谱抗 DNA 病毒作用,对人类疱疹病毒有抑制作用,每日每千克体重 10～15 毫克,静脉缓慢滴注(不得少于 12 小时),用药期间需注意其神经毒性及骨髓抑制等不良反应。

在免疫功能受损者抗病毒药物与滴度较高的抗病毒人血丙种球蛋白(人免疫球蛋白)合用可获得更好的疗效。如病人伴有念珠菌感染可同时服氟康唑或伊曲康唑连续 10 天,疗效显著。

巨细胞病毒感染的食管炎可选用更昔洛韦注射液 5 毫克/千克静脉注射,每 8 小时 1 次,2 周后改为每日 1 次,续用 2 周。或磷甲酸钠注射液 60 毫克/千克,静脉注射,每 8 小时 1 次,2 周后改为 90～120 毫克/千克,每日 1 次,续用 2 周。

水痘带状疱疹病毒感染的食管炎可选用阿昔洛韦注射液 500 毫克/次,每 8 小时 1 次,或阿昔洛韦胶囊 400 毫克,口服,5 次/日。

需要提醒的是,对于抗阿昔洛韦,或更昔洛韦的病毒株已有报道,磷甲酸钠为有效替代药。

七、药物性食管炎治疗方案

四环素、红霉素、庆大霉素等抗生素和氯化钾、奎尼丁、阿司匹林及抗癌药物都可引发药物性食管炎。药物的不良反应直接刺激食管黏膜,降低了黏膜下层括约肌的张力,导致胃液反流。

高浓度药物接触时间长,造成食管损伤;长期服用抗生素等药物,出现菌种失调致真菌性食管炎,或病毒性食管感染,也是食管损伤的病理性基础。

药物性食管炎如能早期诊断,且处理得当,常可完全治愈。处理措施包括:

(1)停服致病药物,如必须应用,可考虑肠外给药或以液体剂型口服。

（2）口服或静脉给予制酸药或 H$_2$ 受体拮抗药，如西咪替丁、雷尼替丁、法莫替丁等，严重者可给予质子泵抑制药奥美拉唑、兰索拉唑、泮托拉唑、雷贝拉唑、埃索美拉唑等，还可以静脉输液及补充营养。

（3）发生严重的食管狭窄病人可行食管扩张术，必要时需外科手术治疗。

（4）有出血、穿孔及真菌感染等，可给予相应的治疗。

八、"老药罐"当防药物性食管炎

药物性食管损伤，是服药引起的一种食管疾患，多发生在"老药罐"身上。

主要表现有咽痛、咽部异物感、胸骨后灼热感、疼痛、吞咽困难。

为什么药物性食管炎青睐"老药罐"呢？老年人年老体弱，服药机会较年轻人多。老年人食管有形态和动力学上的异常。由于主动脉弓和心脏的扩大，压迫食管，使管腔变狭窄。老年人常患糖尿病、神经疾患导致食管动力学异常。

老年人唾液腺分泌减少，食管润滑度低下，使丸剂、胶囊剂黏滞于食管腔；唾液中的碳酸氢离子有中和酸的作用，唾液量少，中和药物酸的功能降低。

此外，卧位、睡前服药，服后喝水少也为食管损伤的重要原因。据观察，直立位吞水服药，药品于 15 秒通过食管到胃；不饮水或饮水后仰卧位者，有 50％的人 10 分钟后，尚未排到胃。一旦胶囊剂粘在食管，即使再饮水也难以短时间到胃。

因此，为了避免老年人药物性食管损伤，应注意，药物莫自行滥用。服药饮水不宜少，应取立位或坐位，至少 15 分钟后再躺卧，尽量减少睡前服药。

老年人用药还应注意以下几个方面。

（1）药物不要种类过多：老年病人服用的药物越多，发生药物不良反应的机会也越多。此外，老年人记忆力欠佳，药物种类过多，易造成多服、误服或忘服，最好一次不超过3～4种。

（2）防用药过量：用药量并非随着年龄的增长而增加。老年人用药应相对减少，一般用成人剂量的1/2～3/4即可。

（3）忌滥用药物：患慢性病的老年人应尽量少用药，更不要没弄清病因就随意滥用药，以免发生不良反应或延误治疗。

（4）对毒性较大的药物不要长期使用：老年人肾功能减退，对药物和代谢产物的过滤减少，如果用药时间过长，会招致不良反应。用药时间应根据病情及医嘱及时减量或停药，尤其对那些毒性较大的药物，一定要掌握好用药时间。

（5）三大"素"不可滥用：抗生素、激素、维生素是常用的有效药物，但不能将它们当成万能药、预防药滥用，否则会导致严重不良后果。

九、放射性食管炎的五步治疗法

第一步，要解除食管平滑肌痉挛和保护食管黏膜，可选用的药物有：硝苯地平（心痛定）10毫克，3次/日，饭前半小时口服；硝酸异山梨酯（消心痛）10毫克，3次/日，饭前半小时口服；硫糖铝0.5克，3～4次/日，饭前半小时口服。

第二步，抑制胃酸，防止酸反流入食管。可选用的药物有：H_2受体阻滞药：如雷尼替丁150毫克，2次/日，早晚饭前半小时口服；质子泵抑制药：如奥美拉唑20毫克，1次/日，早饭前半小时口服。

第三步，对症治疗，即给予止吐、止血、镇静，预防感染。应予以高热能、高蛋白质、高维生素易消化的饮食。疑有穿孔需禁食、输液、抗感染。

第四步,糖皮质激素的应用。接受大剂量放疗病人,有可能产生肾上腺皮质功能衰减。因此,放射性食管炎病人可考虑使用糖皮质激素,以减轻放射线损伤及改善病程。但需同时并用抗生素预防感染。使用泼尼松(强的松)20～30毫克,1次/日,口服为宜。

第五步,增强细胞免疫,如应用人脾免疫核糖核酸苷 2 毫升每日或隔日 1 次,肌内注射。疗程为 1～3 个月。

治疗放射性食管炎除以上对症处理外,必要时暂停照射或延长放疗疗程间歇期。

> **小贴士——**
>
> 制酸药、H_2 受体拮抗药、表面麻醉药、食管动力药等,可用来缓解急性放射性食管炎的症状。同时,根据病情轻重,给予镇静、止吐、止血、抗感染等治疗。饮食选择以高热能、高蛋白、高维生素和易消化饮食为宜。

十、食管白斑治疗适应证和禁忌证

食管白斑一般不需特殊治疗,一定要定期复查内镜,发现白斑迅速扩大、增厚、皲裂、破溃、硬结时,可出现胸骨后疼痛,应取内镜下取活检排除癌变,发现癌前病变应行微波或射频较彻底的治疗,癌变者立即手术治疗。

但对经久不愈的病灶,甚至病变扩大者,可在内镜下行镜下射频或微波治疗,以及局部切除或电灼治疗。

微波治疗的适应证是:①食管病变的症状明显,排除其他消化系统疾病引起者。②白斑直径大且隆起明显。③病理有肠化或不典型增生或其他癌前病变者。④病人要求治疗者。⑤家族中有食管癌病史且白斑有恶变倾向者。

有严重心脏疾病不适宜此治疗者及食管静脉曲张或扩张者、凝血功能障碍者为此项治疗的禁忌证。

微波治疗仪是用球状电极,治疗方法借助内镜,在内镜直视下进行点射,作用时间 2～4 秒钟,电流 25～30 毫安,功率 30～60 瓦,间歇点灼的时间 1～3 秒不等。电极贴靠白斑表面,分 1～3 点烧灼,小而薄的白斑可将电极浮贴在病变中间用时稍长,如 3～4 秒钟,大而隆起明显的则应多部位烧灼,使整个白斑变白凝固,防止复发和不良刺激加重病变。

食管白斑的生活疗法,主要是祛除诱因,戒除烟酒、辛辣食物刺激。尽量减少食物中的有害成分,如可将蔬菜用蔬果洗涤剂浸泡后清水洗净,少食罐装腌制食品、油炸食品等。口服各种维生素,如善存、施尔康等的足量补充。

十一、食管克罗恩病的治疗原则与方法

食管克罗恩病的治疗原则是及时控制急性发作,维持疾病缓解,努力推迟手术时间,缩小手术范围,提高生活质量。

除了有致命性的并发症如食管高度狭窄、化脓性的瘘管或窦道外,基本采用内科治疗。治疗方法主要包括糖皮质激素、氨基水杨酸、免疫抑制药等药物的应用和营养支持治疗。

1. 药物治疗

(1)糖皮质激素:为中、重度病人活动期首选药。作用机制是抑制磷脂酶 A_2,减少白细胞介素 1(IL-1)、白三烯(LT)和血小板活化因子(PAF)等炎性介质的生成,消除炎症反应,减轻中毒症状。常用制剂为泼尼松或泼尼松龙,每日 0.25～0.75 毫克/千克。疗程 6～8 周。布地奈德(布地缩松)是新型皮质类固醇制剂,抗炎作用强,为泼尼松龙的 15 倍,用量为 9 毫克/日。由于不良反应发生率低,故疗程可以较前两者疗程长,尤为适于兼作维持治疗用药。不像回肠或结肠克罗恩病后缓解慢、难以痊愈,食管克罗恩病对糖皮质激素治疗反应较好,食管溃疡病灶愈合能力相对较强。

(2)免疫抑制药:包括硫唑嘌呤、巯嘌呤(6-巯基嘌呤)和甲氨蝶呤(氨甲蝶呤),作为特异性核糖核酸合成抑制药,可抑制 T 细胞介导的免疫反应而起抗炎作用。由于此类药物作用慢,一般用药 3~6 个月方起效,故主要用于:①经糖皮质激素等治疗无效者或长期依赖此类药物或出现严重不良反应者。②并发食管瘘管或食管克罗恩病受累部位的病灶。③单用或与糖皮质激素制剂联合应用,作为维持治疗用药。④作为手术前后用药。

(3)氨基水杨酸类药物:包括柳氮磺吡啶、美沙拉嗪(5-氨基水杨酸)、美沙拉秦(4-氨基水杨酸)。

对于轻、中度的克罗恩病病人,可选用泼尼松、泼尼松龙或布地奈德中任一种,疗程 8~16 周,复发者(6~12 周内)再用 1 个疗程,以后可用硫唑嘌呤、巯嘌呤或甲氨蝶呤维持治疗。需长期治疗者可用布地奈德(6~9 毫克/日),作为免疫抑制药的替代治疗,尤其是已中断免疫抑制药或对泼尼松有依赖者。

2. 对症及支持治疗

(1)抗分泌药:为减轻食管炎症状、促进溃疡愈合,治疗食管克罗恩病常并用抗分泌剂如质子泵抑制药或 H_2 受体拮抗药,以减少胃酸分泌和缓解胃食管酸反流。尤其是在应用糖皮质激素期间和合并有克罗恩病累及胃、十二指肠者,并用抗分泌药甚为有效。

(2)营养支持治疗:多数食管克罗恩病病人均有不同程度的营养不良,系因吞咽疼痛、进食困难、畏食、摄入不足以及炎症性疾病本身引起的消耗增加。营养支持治疗十分重要。应及时补充少渣的要素饮食,进食困难、有食管瘘管形成、不能保证热能需求者,应予全胃肠道外营养。

十二、食管结核的治疗手段

食管结核确诊后应首选正规抗结核药物治疗,其治疗效果良好,一般不需要手术治疗。对于单纯食管旁淋巴结结核压迫食管的病人也可仅给予抗结核治疗。

(1)原发病灶的治疗:抗结核化疗适用于各型食管结核,但必须首先加强对肺结核或其他部位结核病灶的治疗。

(2)食管扩张:对于严重的增殖型食管结核伴有食管腔瘢痕性狭窄的病例在抗结核化疗的条件下,可进行食管扩张治疗。

(3)手术治疗:对于非手术治疗难以缓解的食管梗阻症状的病例应考虑手术治疗。

手术的指征是:食管病变纤维化产生食管腔瘢痕性狭窄;纵隔淋巴结结核压迫食管导致食管腔严重狭窄,正规抗结核药物治疗效果不明显或病情逐渐恶化者;纵隔淋巴结结核瘢痕收缩引起的牵引性食管憩室,临床症状显著者;已形成纵隔食管瘘或气管食管瘘,经正规抗结核化疗无效者可行手术修补。

食管结核的手术治疗方式可视具体病情而定。常用的术式有食管部分切除术、食管周围淋巴结结核病灶清除术、纵隔冷脓肿清除术及食管气管瘘修补术等。术后继续进行系统、正规的抗结核治疗,时间不应少于 1 年。

十三、食管溃疡的治疗举措

食管溃疡的治疗目的在于缓解症状,促进溃疡愈合,减少复发,避免并发症发生。

1. 一般治疗 适当休息,避免精神过度紧张和情绪激动,必要时给予镇静催眠药,如地西泮、多塞平等;食物宜清淡,易消化,避免刺激性食物,如辛辣食物、咖啡、酒精等;吸烟可使食管括约肌张力降低,胃酸反流增加,故应戒烟;慎服可能致溃疡的药物如水杨酸制剂。

2. 药物治疗

(1)制酸药:制酸药能缓解疼痛,促进溃疡愈合;碱性药物,如氢氧化铝、铝碳酸镁、碳酸钙、碳酸氢钠、次碳酸铋等,片剂可在嚼碎后吞服,3～7次/日。

(2)H_2 受体拮抗药:H_2 受体拮抗药能特异性阻断组胺与壁细胞上的 H_2 受体的结合,从而抑制胃酸分泌。常用药有下列几种。

西咪替丁:常用量为 200 毫克,每次餐后服 1 次,夜间睡前加服 400 毫克。

雷尼替丁:常用量为 150 毫克,早、晚各口服 1 次,或睡前 300 毫克顿服。

法莫替丁:常用量 40 毫克,口服,每日 1 次,或 20 毫克,口服,每日 2 次。

尼沙替丁:常用量为 150 毫克口服,每日 2 次。

(3)质子泵抑酸药:是当代最强大的抑酸药。这类药物的特点是症状消失快,溃疡愈合快,不良反应少。常用药有下列几种。

奥美拉唑:20 毫克,口服,1～2 次/日。

兰索拉唑:30 毫克,口服,1～2 次/日。

泮托拉唑:40 毫克,口服,1 次/日。

雷贝拉唑:10 毫克,口服,1～2 次/日。

埃索美拉唑:40 毫克,口服,1 次/日。

(4)黏膜保护药:常用者有下列几种。

硫糖铝:每次 1 克,口服,4 次/日。

三钾二枸橼酸络合铋:每次 120 毫克,4 次/日或每次 240 毫克,2 次/日,于餐前半小时服用。

其他黏膜保护药:如麦滋林-S、替普瑞酮、思密达、铝碳酸镁、瑞巴派特、科玛诺等均可保护食管黏膜,促进溃疡愈合。

(5)促胃动力药:可促进胃排空,减少胃酸反流入食管,缓解不适症状,促进溃疡愈合。常用药有下列几种。

多潘立酮:10 毫克,饭前 15 分钟,口服,3 次/日。

莫沙必利:5 毫克,饭前 15～30 分钟,口服,3 次/日。

依托必利:10 毫克,饭前 15～30 分钟,口服,3 次/日。

(6)外科治疗:手术适应证为:溃疡并发大量出血,经内科治疗 24～48 小时无效;溃疡穿孔;食管溃疡疑有恶变;经过至少 1 次严格内科治疗而又多次复发,或愈合后复发溃疡较大者;难治性或顽固性溃疡经严格的内科治疗无效者。

特别提醒:西咪替丁和雷尼替丁的不良反应主要有乏力、转氨酶升高、血肌酐升高、皮疹等,一般程度较轻,停药后可逆转。

十四、食管癌的手术治疗方法

食管癌的治疗包括外科治疗、放射和药物治疗,以及手术加放射或药物综合治疗。提高食管癌的治疗效果,最关键的措施在于早期诊断和早期治疗,食管癌手术治疗方案的选择要根据病史、病变部位,肿瘤扩展的范围及病人全身情况决定。

外科手术治疗。目前,一般中晚期食管癌的切除率为 80%～85%,手术死亡率在 5% 以下。

1. 手术适应证 食管癌诊断已成立,病变范围较局限(5～6厘米),无远处转移,无手术禁忌证者应首先考虑手术治疗。包括:①国际防癌联合会(UICC)分期中的 0、Ⅰ、Ⅱ$_a$、Ⅱ$_b$ 及Ⅲ期中的 $T_3N_1M_0$。②放射治疗未控制病变或复发病例,尚无局部明显外侵或远处转移征象。③年龄一般不超过 70 岁,少数高龄接近 80 岁,但生理年龄较小的病例也可慎重考虑。④已知病变长度与治疗预后关系不密切,所以在作选择病人时仅是一项参考指标。

2. 手术禁忌证 ①恶体质。②UICC 分期中的 Ⅲ 期晚(T_4 任何 NM_0)及 Ⅳ 期。③身体其他系统功能明显障碍,不能耐受手术及麻醉者。重要脏器有严重并发症,如肺功能低下,心脏疾病伴心力衰竭,或半年以内的心肌梗死等。

3. 切除之可能性的判断 对每个准备手术的病例,术者都应该在术前对切除之可能性有所判断,判断依据有:①病变的部位。上段切除率最低,为 66.7%～89.5%;中段其次,为 79.1%～94.5%;下段最高,达 87.2%～98.4%。②病变段食管走行方向。如与正常段的不一致,出现扭曲和角度,则说明肿瘤体积巨大,已有外侵或受大的转移淋巴结推挤,切除可能性变小。③病变段溃疡龛影的位置和深度。如溃疡位于中段食管之左侧,或是其深度已超出食管壁的界限,意味着肿瘤已外侵及于纵隔,或是即将穿孔入肺、支气管甚或主动脉,切除(尤其是根治性切除)可能性较小。④有无软组织影。如在普通 X 线造影片或 CT 出现大的软组织肿物推挤气管、支气管、心包或包绕主动脉四周超过 1/4 圈时,切除可能性变小。⑤疼痛症状。如病人出现比较剧烈的胸背痛,意味着病变已外侵及于纵隔胸膜等较敏感脏器,切除可能不大。

4. 手术类型

(1)根治性食管癌切除及食管重建术。食管癌比较局限,可以切除瘤体及其引流淋巴结从而获得食管癌的彻底切除,则可视为根治性手术。由于食管癌有多发原发灶及黏膜下扩散的生物学特性,上端切除长度不足致切缘有残留癌细胞,术后可发生吻合口复发。故有人建议所有食管鳞癌宜施行食管次全切除术,若有可能切除,边缘应距肿瘤 10 厘米。食管癌常有外侵,应尽可能切除肿瘤周围的脂肪结缔组织。根治性手术应包括区域淋巴结的清除。对早期的食管癌可不开胸,分别经颈、腹部切口行食管钝性剥离或内翻拔脱术、于颈部施行食管胃吻合。对全身情况差、年老体弱、心肺功能不全、不能耐受开胸手术者有利,而颈部吻合一旦发生瘘,感染易局限不污染胸腔。

(2)姑息性手术。食管癌已属晚期,与周围器官黏着较紧或已有广泛淋巴结转移,虽然瘤体可以切除,但周围浸润及转移淋巴结往往不能彻底切除。不能施行根治性手术并有高度吞咽困难者,为解决进食问题,可予局部切除,为放射治疗及化学治疗提供条件。若肿瘤已不能切除,仅能做减轻症状手术,常用的有食管分流术或食管腔内置管术,以暂时解决病人进食,然后再施行放疗或化疗。胃造瘘术对病人无多大益处,尽量少用。姑息性手术有以下这几种手术方式:一是食管分流术。在开胸手术探查时,发现肿瘤不能切除,若病人有严重下咽困难,可用胸内食管分流术。根据原发灶部位,在癌上行主动脉弓上或弓下作食管胃吻合术。吻合方法多在肿瘤上方2厘米处纵向切开食管与胃做侧侧吻合术。若食管上、中段癌估计切除可能性小,但有严重吞咽困难,则用不开胸的结肠代食管分流术。采用腹部切口,移植结肠经胸骨前皮下或胸骨后在颈部切口作结肠食管及结肠胃吻合术。二是食管腔内置管术。全身情况差,不适于开胸的病人,估计不能切除或手术探查不能切除的食管癌病人,可以将适当长度及适当粗细的塑料管或橡胶管,经扩张食管后将管留置于狭窄部,以暂时缓解吞咽困难或误吸。常用的管道上端呈漏斗型较粗,置于狭窄上方,以防脱落,下部较细,通过狭窄部。置管方法可经口腔推入,通过食管镜置管,其主要缺点是扩张食管时可能发生食管穿孔。另一方法是通过食管镜将导引送入胃内,经胃前壁切口牵拉导引进行置管,优点是置管可靠,不易发生食管穿孔等并发症。开胸手术中经探查不能切除的食管癌可经食管切开术插入。

(3)胃造口术:吞咽有严重梗阻且不能耐受切除手术的晚期食管癌病人可行胃造瘘。常用的方法为荷包式胃造口术。在胃前壁近大弯侧做2圈荷包缝线,于缝线中央戳口,将直径大于1厘米的软胶管插入胃内,结扎缝线后将胃壁与腹膜固定。通过腹壁戳口将胶管引出体外,24 小时后即可开始管饲。另有 Beck Jianu 法永久性胃造口术,将胃大弯切开缝制成胃管,经腹壁皮下隧道引出,手术操作较复杂,喂食时仍需插入一橡皮管,不如选用荷包式手术为好。晚期食管癌在胃造口术后生存期一般在 3 个月左右。

5．手术方式　食管癌贲门癌手术入路较多,合理的切口应尽可能满足原发肿瘤的彻底根治、引流淋巴结的彻底清扫、手术安全及降低手术并发症。

（1）开胸术式

①左侧开胸。适用于绝大多数食管胸下段、贲门及大部分胸中段病变者的手术。其优点为:对胸中段及其以下的病变显露好,便于操作及切除病变。便于处理与主动脉有关的紧急情况;胸段病变往往与主动脉弓及降主动脉有不同程度的粘连,此切口对主动脉显露最好,一旦不慎发生误伤易于在直视下修补、止血。便于胸、腹两腔操作,颈、胸不同高度的吻合重建;便于将手术向腹腔延伸成为胸腹联合切口。

②胸腹联合切口。兼有开胸、开腹之优点,暴露好,利于解剖与吻合。贲门癌术中发现腹腔脏器局限性受累的情况更多。此时需对腹腔某个脏器部分或全部切除才能达到相对或完全根治,如全胃、脾、胰等脏器的切除。但有人认为此术式创伤大,影响病人呼吸功能,不利于病人术后恢复。更值得注意的是,该切口在摘除上纵隔肿大淋巴结时有一定困难,无法达到彻底清扫的目的。

③右侧开胸:即 Ivor-Lewis 切口及其变体,常见术式是右胸、腹正中、颈三切口,适用于胸上段癌及部分胸中段癌。因无主动脉弓遮挡,病变乃至食管全长及其周围组织显露良好利于解剖游离;能对颈、胸、腹三野淋巴结进行彻底清扫,手术根治性好,更符合肿瘤切除原则;膈肌无切口对呼吸功能干扰较小。缺点:一个体位完成颈胸腹三处操作非常困难,多需在完成胸内操作后更换体位进

行腹腔游离和颈部吻合,有些术者在此过程中还行二次消毒铺巾,繁杂费时。有人还认为此术式创伤较大、手术时间较长,不适用于体质较差的病人。

(2)非开胸术式

①颈、腹二切口。根据切除方式的不同有食管内翻拔脱术与食管剥脱术之分。对心肺干扰小、术后恢复快,使那些心肺功能差,难以耐受剖胸的病人也能接受手术;对那些早期无淋巴结转移的食管癌、贲门癌可达到既切除病变又不剖胸的目的;也可作为探查颈段食管癌的最好入路,是适时选择的良好切口。缺点:游离食管的非直视性使其存在胸内出血乃至大出血的可能,应在有开胸准备的前提下选择那些由颈、腹部切口能将病变完全游离的,或病变尚局限于食管黏膜及黏膜下层的早期病人作为拔脱对象。此外,因无法清扫纵隔淋巴结。

②正中劈开胸骨入路。以颈、腹二切口为基础,为使食管上段或下段在直视下完成解剖,将胸骨上段或下段做"T"形的部分劈开或胸骨全长劈开,避免了前者的部分缺陷。

③上腹正中切口:只对那些病变尚未侵犯食管下段,又不适合开胸的贲门癌病人有一定的适应证。创伤小、心肺干扰轻、术后恢复快;术中发现病变累及食管下段时,很易改成胸腹联合切口。但上切缘切除长度不满意,吻合困难。

6. 近期并发症及处理 食管癌切除术,操作复杂,手术时间长,创伤大,故手术并发症较多,包括切口感染、吻合口瘘、脓胸、心血管疾病、肺疾病、气胸、乳糜胸、胃肠梗阻、喉返神经损伤等。有些可能直接威胁病人生命。这种手术死亡率仍然较高,因此应重视并发症的防治。

(1)吻合口瘘:食管癌切除,食管与胃或肠吻合后,消化道内容物自吻合口外溢即为吻合口瘘。国内报道发生率在 $3\%\sim5\%$,其死亡率为 $30\%\sim50\%$。近年来瘘死亡率有所下降,但仍有 $20\%\sim$

30％。吻合口瘘发生的原因包括游离时挤压过重损伤食管和胃的营养血管，或缝线切割食管壁，或胃壁所致胃壁或食管壁的坏死穿孔，缝合不当，术后处理不当等所引起。早期和中晚期瘘常呈现弛张热，晚期为持续性低热。有全身中毒症状、胸闷、呼吸困难，以及循环衰竭等，胸部检查有液气胸体征。遇有上述病症，1周内X线片有液气胸表现，经胸穿抽出带有臭味或酸臭味混浊液体及气体，甚至有食物残渣等可确定诊断。早期瘘较为少见。治疗中晚期瘘如果胸腔已有粘连，可先做有效的胸腔闭式引流、支持疗法、禁食、静脉高营养，需要时还可做空肠造瘘。保守疗法有半数以上可以保存生命和瘘口愈合。瘘发生时间短、胸内感染轻、胸胃长度允许再做切除吻合、瘘口大或为食管或胃局部坏死穿孔等，可行二次手术。

（2）脓胸：发生率在1％～4％。因食管癌手术操作较为困难，故手术时间长，开放式吻合污染胸腔的机会多，或与病人年老体弱、抵抗力较低，以及术后发生液气胸和肺萎陷处理不及时有关。若术后并发脓胸，多表现为拔出引流管后体温逐渐上升，脉快，气短加重，甚至呼吸窘迫，并有胸腔积液体征及X线表现，胸腔穿刺抽出淡红色稍混浊液体，最终抽出脓液即可诊断。治疗除全身应用抗生素、输血输液外，对弥漫性脓胸应早期做闭式引流。局限性脓胸，可间断抽脓，冲洗胸腔并注入抗生素。如脓腔较大，多次穿刺脓液不见减少，脓液逐渐黏稠者，可行低位粗管引流，少数仍不能治愈者可考虑行胸廓改形术，或胸膜上纤维层剥脱手术。

（3）肺部并发症：也是术后常见的并发症之一，较为常见的有支气管炎、肺不张、肺化脓症及肺栓塞等。表现为咳嗽、咳痰、痰量增多、体温升高、呼吸急促、肺部出现啰音，严重者有发绀。治疗主要是鼓励和协助病人排痰、超声雾化吸入、口服祛痰药和鼻导管吸痰。

（4）心血管并发症：发生率约1％，国外则高达2.2％～18.9％。心血管并发症严重者为术后心肌梗死引起心搏骤停。主要表现心悸、气短、端坐呼吸、脉搏细弱、血压低、心律失常、充血性心力衰竭或急性肺水肿等症状。诊断主要依靠心脏 X 线及心电图检查,有时还可进行静脉压测定。治疗应与心内科医师共同商定合理治疗方案进行救治。

(5)乳糜胸:系由于损伤胸导管,使乳糜渗漏到胸腔内所致。发生率 0.4%～2.6%,如不及时处理可造成严重后果并危及生命。治疗上可先采用保守治疗,部分病人可以治愈。有人提出手术所致的乳糜胸以手术治疗为宜。

(6)术后膈疝:发生率在 1% 以下。主要因术中在重建膈裂孔时通道过大,或膈肌、膈胃固定缝线撕脱,使腹内脏器进入胸腔,发生压迫,或肠胃梗阻,最常见的疝入脏器为结肠和脾脏。X 线检查可见胸腔有单个或多个大小不等之液平,随体位的改变而变化,钡灌肠或消化道造影可明确诊断。治疗应及时行手术修补裂孔。

(7)创伤性休克:此种并发症已少见。多发生于年老体弱、一般情况较差者。应用抗休克治疗,措施得当可以取得转危为安的疗效。

7. 远期并发症及处理 常见的有吻合口狭窄和反流性食管炎。吻合口狭窄发生率在 1% 以下,狭窄程度可分为轻度(0.5～0.8 厘米,能进半流质)、中度(0.3～0.5 厘米,仅能进流质)及重度(0.3 厘米以下,进流质亦困难或滴水不入)。治疗可采用狭窄扩张术,经反复扩张失败又不能维持营养者可采用外科治疗。一般从胃侧切开,切除狭窄再行吻合。反流性食管炎是由于胃酸从胃内向食管反流所致,引起吻合口水肿、炎症,甚至发生吻合口溃疡。一般采用保守治疗多可治愈。

十五、影响食管癌术后
远期生存的因素

影响食管癌术后转归的因素很多,比较肯定的有关因素是

TNM 分期、淋巴结转移、食管癌外侵程度、切除性质、切缘有无残余癌等。影响远期生存主要有以下因素：

TNM 分期。可较全面地反映癌的浸润深度和广度，以及淋巴结转移的级别，是决定预后的主要依据。国内报道：Ⅰ、Ⅱ、Ⅲ、Ⅳ期的 5 年生存率分别为 90％，50％，35.8％和 16.9％。

淋巴结转移。局部淋巴结转移阴性者 5 年生存率为 39.3％；阳性者为 10％。贲门癌有无淋巴结转移 5 年生存率各为 8.3％和 26.8％。

浸润深度。细胞学普查发现的上皮内癌术后 5 年生存率达100％，早期浸润癌可达 95％以上。浸润癌（中晚期癌），分浸透肌层与未浸透肌层两组比较，前者 5 年生存率为 24.4％，后者为 40.4％。

恶性度分级。按三级分类法Ⅰ级 5 年生存率为 38％，Ⅱ级为24％，Ⅲ级为 33％。大切片法分析癌前缘分级，按四级分类，Ⅰ级5 年生存率为 55.2％，Ⅱ级为 43.3％，Ⅲ级为 11.1％，Ⅳ级为5.9％，差异非常显著。

宿主抵抗性因素。癌的生长受宿主间质抵抗，甚至有人提出间质淋巴细胞浸润是免疫现象。从癌与宿主相关观点分析癌周淋巴样细胞反应、癌的纤维性间质反应、尤其食管纤维膜有无增厚等发现，5 年生存率与 LCR 的强弱，有无纤维间质的胶原化"包围"，有无食管纤维膜增厚及有无癌侵犯显著相关，癌旁淋巴结的滤泡生发中心增生反应的有无及强度也与 5、10 年生存率有关。已有大量研究证实，癌的间质反应是宿主抗癌免疫的形态学表现，应予以充分重视。

远期疗效的影响因素。关于早期食管癌和贲门癌切除后食管复发癌占首位，其次，是第二器官癌，二者占死亡总数 1/2 以上。说明早期浸润癌也可发生转移。

十六、食管癌的化学治疗法

过去认为食管癌对化学治疗(简称化疗)不敏感,化疗仅用于无法手术和放疗的病人,且大多采用单一药物,由于病变广泛,病人全身情况差,并发症多,因而疗效一般较差。

自从 20 世纪 80 年代以来,顺铂广泛应用于食管癌的化疗,尤其是多种药物联合应用,使食管癌化疗的疗效明显提高,缓解期延长,部分病例可获得完全缓解。这给食管癌的化疗带来了新的生机和希望。

目前化疗不仅用于治疗晚期食管癌,而且作为新辅助化疗,即化疗先用一个疗程,可以明显增加晚期食管癌病人的手术切除率,延长病人的生存期。

1. 适应证与禁忌证

(1)化疗的适应证:①不宜手术或放疗的各期病人。②晚期及广泛转移病人,只要一般情况好,骨髓及心、肝、肺、肾功能基本正常,能进半流质以上饮食,可选用化疗和支持疗法,待取得一定程度的缓解后,再采取其他疗法。③作为手术或放疗前后的辅助治疗和手术或放疗后肿瘤复发、转移病人的治疗。

(2)化疗的禁忌证:①年老体弱或恶病质的病人。②有心、肝、肺、肾功能严重障碍,伴有感染发热、食管出血或穿孔者。③骨髓功能低下,白细胞少于 3×10^9/升,血小板少于 5×10^{10}/升,严重贫血或有出血倾向者。

2. 疗效判定标准 晚期食管癌病变进展快,疗效评估十分困难,仅根据症状缓解来评估疗效是不够的,因除了化疗可以缓解症状外,其他如抗生素、脱水、针灸,以及心理治疗等也可以短期缓解症状。

食管癌化疗疗效评估标准:完全缓解:食管钡剂见肿瘤完全退

缩,内镜检查未见肿瘤,细胞学转阴。如为术前化疗,手术标本应无肿瘤残留,无淋巴结转移,无远处转移;部分缓解:肿瘤退缩大于50%而小于100%,内镜或手术见有肉眼或显微镜下肿瘤残留;轻度缓解:肿瘤退缩小于50%。

3. 食管癌的单一药物化疗法 20世纪60年代和70年代食管癌的化疗以单一药物为主,对象为中晚期的食管癌病人,最常用的药物有博来霉素(BLM)、丝裂霉素、多柔比星(阿霉素)、甲氨蝶呤(MTX)、长春地辛(长春花碱酰胺)、氟尿嘧啶(5-Fu)、洛莫司汀(环己亚硝脲)、依托泊苷(鬼臼乙叉苷)、米托胍腙(丙咪腙)等。20世纪80年代顺铂(DDP)应用于食管癌的治疗,有效率超过20%。

4. 食管癌的联合化疗法 单一药物化疗缓解期较短,常多药联合应用。联合化疗多数采用以顺铂(DDP)和博来霉素(BLM)为主的联合化疗方案,与单一药物化疗比较,其有效率明显提高,缓解期延长,但其不良反应亦明显增加。接受化疗的病人,其体能情况(Karnofsky指数)不能少于50分,重症病人不宜应用。联合化疗不仅适用于治疗晚期食管癌,也用于手术或放疗的综合治疗。下面介绍几种主要联合化疗方案。

(1)DDP-VDS-BLM方案:顺铂(DDP),3毫克/千克体重,第1天,静脉注射。长春地辛(VDS),3毫克/平方米,第1,8,15,22天,静脉注射。博来霉素(BLM),10毫克/平方米,第3~6天,静脉注射。

第29天重复疗程,第2疗程后顺铂隔6周1次,长春地辛隔2周1次,不再用博来霉素(BLM)维持。

(2)DDP-BLM方案:顺铂(DDP),3毫克/千克体重,第1天,静脉注射。博来霉素(BLM),10毫克/平方米,第3~6天,静脉注射。

第29天开始第2疗程,隔6~8周第3疗程。

(3)DDP-BLM-MTX:顺铂(DDP),50毫克/平方米,第4天,

静脉注射。博来霉素(BLM),10毫克/平方米,第1,8,15天,静脉注射。甲氨蝶呤(MTX),40毫克/平方米,第1、14天,静脉注射。

每隔3周重复疗程。

(4)DDP-BLM-VP16方案:顺铂(DDP),80毫克/平方米,第1天,静脉注射。博来霉素(BLM),10毫克/平方米,第3天,静脉注射;或第3~5天,24小时连续静脉滴注。依托泊苷(VP-16),100毫克/平方米,第1、3、5天,静脉注射。

(5)DDP-BLM-VCR-5-Fu方案:顺铂(DDP),50毫克/平方米,第1天,静脉注射。博来霉素(BLM),10毫克,第1~3天,每8小时1次,静脉注射。长春新碱(VCR),1.4毫克/平方米,第1天,静脉注射。氟尿嘧啶(5-Fu),500毫克/平方米,第1~5天,静脉注射。

(6)DDP-ADM-5-Fu方案:顺铂(DDP),75毫克/平方米,第1天,静脉注射。阿霉素(ADM),30毫克/平方米,第1天,静脉注射。氟尿嘧啶(5-Fu),600毫克/平方米,第1、8天,静脉注射。

(7)DDP-5-Fu方案:顺铂(DDP),100毫克/平方米,第1天,静脉注射。氟尿嘧啶(5-Fu),1000毫克/平方米,第1~5天,静脉注射。

(8)DDP-VDS-MeGAG方案:顺铂(DDP),120毫克/平方米,第1天,静脉注射。长春地辛(VDS),3毫克/平方米,每周1次,连用4周,静脉注射。米托胍腙(丙咪腙),500毫克/平方米,第1天,静脉注射。

(9)BLM-ADM方案:博来霉素(BLM),15毫克/平方米,第1,4天,静脉注射。阿霉素(ADM),40毫克/平方米,第2、3天,静脉注射。

每隔3周重复疗程。

(10)DDP-VCR-PYM方案:顺铂(DDP),20毫克/平方米,第1~5天,静脉注射,3~4周后重复。长春新碱(VCR),2毫克/平方米,每周 3 次,连用 7 周(上午 8～9 时用),静脉注射。平阳霉素(PYM),10 毫克/平方米,每周 3 次,连用 7 周,肌内注射(应用 VCR 的同天下午 3～4 时)。

(11)DDP-MMC-PYM 方案:顺铂(DDP),20 毫克/平方米,第 1～5 天,3 周后重复,静脉注射。丝裂霉素(MMC),6 毫克/平方米,每周 1 次,共 7 周。平阳霉素(PYM),6 毫克/平方米,每周 3 次,共 7 周,肌内注射。

(12)DDP-5-Fu-BLM 方案:顺铂(DDP),30 毫克/平方米,第 1、8 天,静脉注射。氟尿嘧啶(5-Fu),1 000 毫克/平方米,第 1～5 天,静脉注射。博来霉素(BLM),10 毫克/平方米,每周 2 次,静脉注射。

顺铂(DDP)和氟尿嘧啶(5-Fu)每 3 周重复 1 次,根据病人情况可用 9～12 周,博来霉素(BLM)亦可用 9～12 周。

(13)DDP-CF-5-Fu 方案:顺铂(DDP),40 毫克/平方米,连用 3 天,静脉注射。四氢叶酸(CF),30 毫克/平方米,连用 5 天,静脉注射。氟尿嘧啶(5-Fu),1000 毫克/平方米,连用 5 天,静脉注射。每 3 周为 1 个疗程。

十七、早中晚期食管癌的内镜下治疗

1. 早期癌的内镜切除治疗 近年来,由于内镜检查技术的提高及电子内镜和色素内镜技术的应用,特别是上皮内癌及黏膜内癌的大量发现,对早期癌的生物学特性及内镜下特点有了新的认识。在此基础上对早期癌的治疗也提出了新的观点:手术并非是治疗早期癌的唯一手段。一些上皮内癌及黏膜内癌经内镜切除治疗亦可取得良好效果,因此对早期食管癌可首先考虑内镜治疗。

(1)内镜治疗的适应证:①早期癌病灶高分化型<2 厘米,低分化型小于 1.5 厘米。②早期癌病例中的外科高危病人,包括高

龄、体弱和合并重要脏器严重疾病者。③拒绝开胸、开腹手术者。④重度异型增生或中至重度异型增生而肉眼疑为恶性者。

(2)内镜治疗术前准备及术后处理:①术前准备同常规内镜检查,术前肌内注射阿托品 0.5 毫克和地西泮(安定)10 毫克。②根据病灶大小、选择合理的治疗方法及相应的配套器械,如双钳道治疗内镜,高频电灼仪、微波治疗仪,激光治疗仪以及有关药品等。③术前全面检查,排除肝、肺及锁骨上淋巴结转移。④术前尽可能进行超声内镜检查,以了解病灶浸润深度及淋巴结转移情况。⑤术前良好的黏膜染色对准确切除病灶十分重要。染色前先用抗泡剂清洗病灶表面的黏液和苔膜,再行染色。Lugol 液或甲苯胺蓝液复染法对食管早期癌及重度异型增生灶都可显示清晰的轮廓,有利于准确切除。⑥术后禁食并输液 3～5 天,若病灶位于贲门或食管下端者,宜应用抗酸药和胃动力药,以减少胃液反流对病灶的侵蚀。术后 2～4 周创面溃疡可以愈合。术后 1、3、6 个月及每年进行内镜追踪观察。

(3)内镜治疗方法

①内镜高频电圈套切除法。此为胃肠息肉常规采用的治疗方法,也适用于带蒂息肉样食管癌的治疗。活检证实后内镜找到息肉样癌灶,置圈套器于基底部行高频电切除。为防止出血,蒂部应残留 0.5 厘米。遇有粗蒂者,可增加电凝时间或于蒂部注射少量硬化剂(如 50％鱼肝油酸钠)后再行切除更为安全。

②内镜剥离活检法切除术。为内镜下局部注射和息肉切除两者相结合的方法。将数毫升副肾上腺素盐水注射于病灶基底部,使病灶隆起,然后用高频电将病灶、灶周及其黏膜下组织一并切除。注射副肾上腺素盐水的目的是为了促使黏膜下肿胀,加大病灶与肌层间的距离,以保证切除时肌层不受损伤。一般认为,早期癌用内镜剥离活检法切除术与外科手术疗效相比,无显著差异。认为这种内镜治疗方法有实用价值。

③内镜双套息肉样切除术（内镜提切术）。应用双钳道内镜，先用活检钳提起病灶，后用圈套器套住病灶基部，然后电凝切除。

④局部高渗盐水及肾上腺素注射下内镜根治术。找到病灶，喷色素确定病灶范围，在病灶外周0.5厘米做点状切口，标记拟切除范围。再于黏膜下注射高渗盐水与肾上腺素混合液（常选用3.7％氯化钠10毫升或10％葡萄糖生理盐水10毫升加0.1％肾上腺素1毫升），使局部肿胀隆起，再从内镜的另一钳道口伸出圈套器做电凝切除。此法既可防止术中出血，又能加大病灶与肌层间的距离，以保证手术的安全性。这种方法切除的组织块大而深，超过2厘米的病灶也可采用此法做连续切除。

⑤带帽内镜切除术。与食管静脉曲张内镜结扎的原理基本相似。具体操作为：在内镜前端装一与内镜口径相同的透明内镜套帽，长约1厘米。黏膜切除前先注射肾上腺素生理盐水10毫升于黏膜下，使病变隆起，通过负压吸引，将病变黏膜吸到镜端帽内，再用圈套器抓住病变黏膜，进行高频电切除。

⑥纵隔镜窥视下食管切除术。这是一项新开发技术。使用特制的纵隔镜其尖端装有开辟解剖通道的扩张器及连接纤维光束的微型相机，能够观察纵隔内结构。手术从颈部左侧插镜深至纵隔，再行食管切除。

内镜治疗早期癌与手术根治的效果相似，而且内镜治疗又无需开胸、开腹，远较手术简单安全，因此内镜外科的早期癌治疗价值已受到重视。

但内镜治疗早期癌应用范围有限，并非每例早期癌都能完全根除病灶，特别是术前难以判断浸润深度和是否有淋巴结转移者，对病灶深浸及有转移者则无能为力。尽管如此，对于上皮内癌、黏膜内癌及某些手术禁忌病例，此方法仍是一项有价值的治疗手段。如能严格掌握适应证，辅以超声内镜检查，并熟练掌握内镜治疗技术，必然会得到良好效果。

2. 中晚期食管癌的内镜治疗　目前,内镜下局部注射抗癌药物、内镜激光、微波、内镜下食管扩张术、内套管留置术等对中、晚期食管癌的姑息治疗已经被广泛采用,并取得一定疗效。

3. 内镜局部注射抗癌药物　适用于不能手术切除的中、晚期食管癌,也可用于不宜手术或拒绝手术治疗的早期食管癌。此法具有肿瘤局部药物浓度高,作用时间长、疗效好,全身不良反应小等优点。而且可以通过淋巴引流对相应淋巴结起到治疗作用。治疗中、晚期食管癌多选用丝裂霉素 C(MMc)2~4 毫克＋氟尿嘧啶(5-Fu)250~500 毫克＋博来霉素(BLM)l0 毫克,稀释成 10~20 毫升悬液对隆起型肿瘤在瘤体中心基底部及边缘分多点浸润注射。溃疡型则在溃疡边缘 2~3 厘米处进针,每点注射 0.5~1.0 毫升,每周 1 次,6~8 次为 1 个疗程。对早期食管癌在癌灶及周围分点黏膜下注射,每点注射量 0.5 毫升,总量每次 2.5 毫升左右。应注意避免发生深溃疡、出血、穿孔等并发症。

4. 内镜激光治疗　激光治疗食管癌已取得相当成功的效果。对局限在黏膜乃至黏膜下层的食管癌,可能用激光治愈。激光引起的组织学效应与激光产生的温度有关。当温度平均在 60℃时产生凝固效应;当温度达 100℃时则产生汽化和切割作用。90%晚期食管癌病人激光治疗后可获功能改善,从而增强营养,改善体质。60%~80%病人可以吞咽固体食物,激光治疗首选病例的癌变长度应小于 8 厘米,以中段息肉样癌疗效最佳。对较大的黏膜下层长形癌疗效较差。对颈段食管治疗困难大,缓解机会低,但对食管胃吻合术后复发病人容易用激光治疗缓解。功能改善一般可维持 4 周,故均需多次治疗,部分病人难以耐受。激光治疗的并发症较少,时有出血、穿孔和食管气管瘘发生。但只要掌握适应证,严格遵守操作规程,穿孔等严重并发症是可以避免的。

5. 光敏疗法　光敏疗法治疗食管癌的经验说明以早期浅表病变疗效最佳,但对上段晚期病变远较激光更能有效地缓解吞咽困难。血卟啉-激光光敏疗法则是根据血卟啉衍生物在癌组织浓集,通过激光照射激发摄取血卟啉的肿瘤组织产生单态氧而破坏肿瘤细胞。但整个治疗需在避光的室内进行,以防止发生日光性皮炎。静脉注射血叶啉衍生物 2 毫克/千克体重,3～5 分钟内注射完,病人停留暗室 40～50 小时后再用低能量激光治疗。如病人可以耐受,可于静脉注射光福临后 96 小时或 120 小时后重复用激光治疗一次。光福临静脉注射可重复 2～3 次,每次间隔 30 天以上。低能量激光治疗最多不能超过 6 次。

6. 内镜微波治疗　微波加温达 42℃～44℃时,可抑制癌细胞的 DNA 和 RNA 合成,杀伤癌细胞,而对正常细胞无明显损害,与放射治疗合用有协同增效作用,可提高疗效,减少放射剂量,减轻放疗反应。

7. 内镜下无水酒精局部注射　适用于病变长度小于 5 厘米,癌侵及黏膜、黏膜下层或浅表肌层,无淋巴结转移,未经放疗且拒绝手术者。注射位点 3～5 个,全病变均有酒精浸润,深度达全癌组织,使每个位点注射酒精 0.4～0.8 毫升,每次总量不超过 4 毫升,尽量避开正常组织以减少硬化范围和发生不必要狭窄。全疗程注射 3 次,每次间隔 2 周。注射后如无意外,8 小时后即可进流质饮食,24 小时后进半固体食物,3 天后恢复正常生活。这个疗法对早期食管癌病人有可能成为最有实惠的治疗方案之一。

8. 内镜食管扩张和内套管留置术　对食管癌引起的食管狭窄可以通过内镜进行扩张,可较长时间缓解梗阻症状。使不宜手术治疗的食管癌病人可以在不作胃造瘘的情况下正常经口进食,提高病人的生存质量和存活时间。食管扩张和内套管留置术的并发症有出血、穿孔等。故操作应谨慎小心,用力应适度,以免并发症发生。

9. 内镜电化学治疗　电化学疗法可使肿瘤局部产生电化学反应和组织结构的改变,破坏肿瘤的生存条件,使癌细胞发生多种病理反应,以达到杀伤肿瘤的作用。采用内镜电化学治疗食管癌,能使肿瘤组织迅速坏死,吻合口狭窄扩张,解除管腔内的机械性梗阻,病人经口进食,迅速改善病人一般状况,使失去手术时机的食管癌病人提高生存质量、延长生存时间。但这种方法毕竟是一种局部的、非根治性的治疗措施。当病人一般状况改善后,应辅以放疗、化疗等综合治疗措施。

10. 胸腔镜在食管癌治疗中的应用 随着内镜器械改进和操作技术熟练,电视胸腔镜手术适应证不断扩大,某些过去只能剖胸完成的手术已逐渐被胸腔镜所替代,手术的数量和种类在增加。胸腔镜尤其适用于中段食管癌切除和淋巴结清扫,近期效果好。选择胸腔镜手术,应着眼于肿瘤根治程度,注重长期生存效果。手术中经胸腔镜难以达到根治时应毫不犹豫地转开胸手术。胸腔镜只是全新的手术方法,不是新的术式,它要求改变传统剖胸直视手术观念,逐步适应监视器下用器械进行操作。手术医师应当熟练掌握胸部解剖和传统胸部手术技术,以及具备处理术中并发症的能力,经过内镜手术操作训练后才可进行胸腔镜手术,并应掌握循序渐进的原则,以防止手术并发症的发生。

十八、食管癌的放射治疗法

食管癌病人就诊时绝大多数为中晚期,很多无法手术治疗,放射治疗是积极的治疗方法。

放射治疗损伤小,受食管周围重要脏器和组织的限制较少,适用范围宽。不能手术者多数仍可进行放射治疗(简称放疗),而且很多情况下手术需配合术前或术后放疗。因此,放射治疗是食管癌的主要治疗手段之一,约80%的食管癌病人需采用放射治疗。

食管癌放射治疗按治疗目的可分为根治性放疗和姑息性放疗,按治疗方式可分为体外照射和腔内照射,按是否与手术配合可分为单纯放疗和综合治疗(术前或术后放疗)。

1. 放疗适应证与禁忌证　根治性放疗是期望癌肿能得到根治,病人可能获得长期生存者。姑息性放疗仅希望通过治疗能减轻病人痛苦,主要是缓解吞咽困难,并延长病人生存时间。

(1)根治性放疗适应证:一般情况较好,病变短于7厘米,无明显肿瘤外侵,食管无严重狭窄(能进半流质)。X线片上无明显穿孔征象(大的溃疡龛影或尖刺),无声带麻痹与锁骨上淋巴结转移等。

(2)姑息性放疗适应证:一般情况尚可,仍能进半流质或流质饮食,X线片未显示穿孔。

(3)放射治疗禁忌证:一般情况很差或恶病质者;食管完全梗阻者;食管穿孔或已形成瘘管者;已有远处转移者。

病人采用根治性放疗或姑息性放疗,主要由肿瘤分期、病人体质状况等因素决定。而且二者的关系是相对的,常根据治疗中病情的演变而调整。某些禁忌证也是相对的,如食管气管瘘病人在行胃造口或修补术病情稳定后,应争取给予姑息性放射治疗,个别仍有治愈的机会。

2. 放射治疗技术

(1)体外放疗:放射源的选择主要采用^{60}钴γ射线或4～10兆电子伏特高能X射线,对于体厚者可采用更高能量X射线照射。

①照射范围和照射野的布置。放射治疗的照射靶区必须包括肿瘤原发灶、周围可能存在的亚临床病灶和区域淋巴结,并使整个靶区得到高剂量均匀照射,同时必须保护周围重要脏器和组织,避免严重并发症发生。食管癌照射野的长度一般在X线片病变两端上下各放3厘米,如X线片上病变显示不清者可适当把照射野放长一些。照射野的宽度通常为5～6厘米,包括食管病变及其外侵部位和临近食管旁的淋巴结。

食管癌照射野的布置主要有以下三种:

前后二野垂直照射法,其优点是准确可靠,但脊髓受量与食管剂量相同,主要用于术前放疗或姑息放疗,而不作根治性放疗用,因为高剂量照射发生放射性脊髓炎的可能性较大。

三野照射,即前一垂直野,后背两斜野照射。斜野角度大于50°时,脊髓处于50%～55%剂量曲线范围内,在根治剂量60～70戈瑞。放疗时,脊髓剂量在其耐受量40戈瑞以下,肺组织受量和被照射的体积均在允许范围内。该布野方式目前被认为是最合理的,广泛应用于胸中下段食管癌的放射治疗。

二前斜野,主要用于颈段和胸腔入口水平的食管癌。左右两个斜野,其夹角为100°～120°,应用15°或30°楔形板,厚端向头、尖端向足,以补偿因身体轮廓上高下低而导致的剂量不均匀,使照射野上下剂量均匀,该法使脊髓量控制在60%等剂量曲线之内,而不超过其耐受剂量40戈瑞。照射野的设置均应通过模拟定位机定位和治疗计划系统计算,以保证肿瘤得到高剂量照射,而脊髓等周围重要器官所受剂量在耐受范围内。

②食管癌放射治疗的最佳剂量。多数学者认为,食管鳞癌常规分割照射的根治剂量以60～70戈瑞/6～7周为宜,过高剂量照射并不能提高疗效,而并发症的发生则明显增加。

姑息治疗剂量为50戈瑞/4～5周。完全杀灭亚临床病灶常规分割照射也至少需要50戈瑞。对于姑息治疗除非已有远处转移或局部病变过于广泛或有穿孔征兆等,只要病人能够耐受,也应尽量给予高剂量照射,以较好控制局部病灶,最大限度地缓解食管梗阻症状,延长病人生存期,并能使部分病人获得治愈机会。

(2)腔内放疗:食管癌原发灶未控制或局部复发是放疗失败的主要原因,可能是由于放射剂量不足所致,而进一步提高外照射剂量将导致心脏、肺脏及脊髓等严重并发症发生,因此发展了腔内放疗技术,以期提高食管病灶局部剂量。腔内放疗采用的放射源主要为^{192}铱,另外还有^{60}钴、^{137}铯等。当前腔内放疗均采用后装技术,即先将导管经鼻腔、口咽插入食管并通过病变区域,然后根据预先测定好的食管病变位置,将放射源经导管内腔插入到治疗区,进行腔内照射。腔内照射的特点是表面剂量很高,随着深度增加,剂量急剧下降。食管腔外剂量很低,对周围组织损伤小是其优点,但对于中晚期食管癌,单靠或主要采用腔外治疗是不合适的。

腔内放疗的主要适应证为:①早期食管癌,病变表浅者。②作为外照射的补量。③外照射后局部复发,不能再做外照射者。

腔内放疗早期病变表浅的食管癌效果良好,单纯腔内放疗早期食管癌,3年生存率达48%。中晚期食管癌体外照射配合腔内放疗疗效也有提高,但较单纯腔内放疗,放射性食管炎发生率高、反应重,放射性溃疡发生多。

3. 影响放射治疗疗效的因素　食管癌放射治疗病例大多为估计无法手术切除、有手术禁忌证或拒绝手术的病人,由于绝大多数为中晚期病人,故疗效差。5年生存率一般为5%～9%,但病例选择得当5年生存率也可达到16%～20%,<3厘米的早期食管癌放射治疗与手术疗效相当。

影响食管癌疗效的因素除远处脏器和淋巴结转移外,主要有食管癌原发灶的部位、病变长度、有无肿瘤外侵和放射剂量等。食管癌病灶越长、疗效越差,食管癌病变长度与外侵呈正相关。放射剂量也是影响疗效的重要因素。

食管癌放射治疗最佳剂量一般认为,根治性放疗剂量以60～70戈瑞为好,不宜盲目追加照射剂量。因为继续提高照射剂量,并不能增加病灶局部控制率,相反会增加周围正常组织放射损伤。

4. 放射反应和并发症　食管癌放射治疗最常见的并发症为放射性食管炎,所有病人均有不同程度表现。由于放射技术的改进,近年来已很少发生放射性肺炎和放射性脊髓炎。其他严重并发症主要为食管穿孔、食管气管瘘和出血。放疗第1～2周,由于食管黏膜水肿,可出现暂时性吞咽困难加重,以后随着肿瘤退缩,吞咽困难逐渐缓解。

放疗3~4周后可出现吞咽或进食疼痛和胸骨后隐痛等放射性食管炎症状，一般不需治疗，可自行缓解，少数病人可用黏膜保护药和抗感染药物。持续性胸骨后剧痛、体温升高和脉搏加快，为食管穿孔先兆。

呛咳特别是饮水后呛咳是食管气管瘘的典型表现。出现以上情况应及时口服碘油或稀钡透视摄片，一旦证实穿孔立即停止放疗，并采取相应治疗措施，通常包括禁食、行胃造口术和积极补液支持治疗等。

以往认为食管穿孔是放射治疗的绝对禁忌证，目前有所改变，在经过治疗病人病情稳定后可进行放射治疗。放疗中食管穿孔、瘘管形成和大出血，大多为肿瘤外侵放疗后退缩所致，而非超量放射损伤。对明显外侵，特别是有深溃疡的食管癌，每日放疗剂量应适当减低，以防肿瘤退缩过快而发生食管穿孔和出血。

小贴士——

早期的食管癌治愈的可能性是很大的，但是病到了晚期治愈的可能性就很小了。晚期食管癌病人表现为免疫功能低下，并可出现食管梗阻、消瘦、疲乏、体力和体重进行性下降等恶病质症状，这时的治疗以提高病人生存质量、延长生存期为目标，甚至鼓励病人带瘤生存。

十九、食管癌的综合治疗法

1. 放射与食管腔内加温的综合治疗 加温合并放射治疗肿瘤的依据是S期细胞对放射抗拒，对加温较敏感，加温能使其对放射线的敏感性增加。再者，肿瘤内对放射抗拒的乏氧细胞对加温敏感。加温还可使放射造成的肿瘤细胞亚致死性损伤和潜在致死性损伤的修复得以抑制。

热、化疗、放射三联治疗食管癌 5 年生存率达 28.2％,而单纯放疗为 20％。这说明放疗、化疗合并热疗可提高食管癌的局部控制率。而加温与放射合并也可以得到协同作用。食管腔内加温合并体外照射可提高食管癌的局部控制率。加温合并体外照射的长期生存率超过单纯体外照射组。

在热疗合并放疗时,肿瘤的加温要有足够的热剂量,随着温度提高,肿瘤的局部控制率也将随之增加。在整个治疗过程中,加温次数多少,与局部控制率无明显的相关关系。一般认为,每周加温一次即可。局部控制率的高低,关键在于每次的加温质量,即温度的高低。为了提高加温质量,每个辐射器在体模内测得热剂量分布之后,不要轻易改动,而且要定期校正,确保加温质量。

2. 放射与手术的综合治疗　中晚期食管癌的治疗效果均不理想,局部复发是导致治疗失败的主要原因。手术后的局部复发,多数是癌瘤外侵部分,术前放疗能起到较好的治疗作用。放疗后的局部复发,多数是原瘤体的残存癌,放疗后手术切除则是最彻底的治疗手段。因此手术与放疗的合理结合可能是提高食管癌治疗效果的有效方法。

(1)术前放疗:主要用于中晚期食管癌病人,特别是外侵明显的Ⅲ期食管癌病人。其优点主要为:①术前放疗使肿瘤缩小,外侵减少,提高手术切除率。②淋巴结转移率降低。③5 年生存率有不同程度提高。

目前资料表明,术前放疗并不增加手术困难,也不增加术后并发症,如术后感染、吻合口瘘等发生。放射技术一般采用前后二野垂直照射,照射野包括全纵隔和胃左动脉区,剂量 40～50 戈瑞/4～5 周,休息 2～4 周后手术。

(2)术后放疗:主要用于以下三种情况。

①"预防性术后放疗"，对于中晚期术后"高危"局部复发和区域淋巴结转移的病人，采用术后放疗可能有助于提高治愈率。照射范围应包括原来肿瘤瘤床、吻合口及整个纵隔，照射剂量50～60戈瑞/5～6周。

②术后残存癌的术后放疗，术后肿瘤残存的常见部位有气管膜部、心包、主动脉壁、椎前筋膜和吻合口，以及胸内及胃左动脉淋巴区残存的淋巴结。最好于术中在残存肿瘤周围和"高危"区域留置银夹标记。照射范围以癌残存的病变区域为主，适当扩大，必要时包括周围淋巴引流区。照射剂量应争取给予根治量。根据不同病变部位采用前后野垂直照射或斜野照射。

③根治术后复发或淋巴结转移，常见部位有原瘤床附近的局部复发、吻合口复发，纵隔内或锁骨上淋巴结转移。该类病人多数病情较晚，治愈机会少，主要为姑息治疗。照射范围以局部病变为主，照射剂量50～60戈瑞，多采用前后野垂直照射，为避开脊髓可采用斜野照射。

放疗、化疗联合治疗与单独的手术治疗相比，3年生存率均有不同程度的提高，尤其是对于食管腺癌的病人。

很长时间以来人们对如何提高食管癌放射治疗效果进行了大量研究，包括试用各类乏氧细胞放射增敏剂配合放疗，采用中子、负π介子等重离子照射等。目前较有实际意义的途径主要有以下三种：一是探索更好的剂量、时间、分割方式。采用后程加速超分割法，病人局部控制率和生存率均明显提高，提示后程加速超分割可能是一种较好的分割方式。二是采用三维适形放疗技术，提高靶区定位准确性、改善剂量分布、减少周围组织器官损伤，有助于提高疗效。三是探索有效的综合治疗方案。采用放射治疗与手术、化疗的合理配合是提高食管癌疗效的手段之一。

二十、食管癌的联合治疗与辅助治疗法

1. 联合治疗方法 使用单一方法治疗食管癌的效果是不满意的。手术治疗虽然目前仍是治疗食管癌的主要方法,但就诊病人大都已失去手术机会,而且单纯手术切除的5年存活率也只有10%左右。单独使用放疗的效果亦同样不能令人满意。这不足为奇,因为手术和放疗只能控制局部肿瘤,对确诊时可能存在的转移灶无效。因此,这两种治疗方法仅限于肿瘤的原发灶,而对靠近食管周围组织的治疗可能无效,这就促使应用局部治疗联合全身化疗控制无明显表现的转移灶。

目前,在局部治疗之前先行化疗的新辅助化疗模式已成为食管癌多方式治疗方法的重要手段。

(1)化疗-手术治疗:术前化疗不仅可以提高晚期食管癌的手术率,而且可以明显增加病人的中位生存期。

(2)化疗-放疗:自发现顺铂(DDP)、氟尿嘧啶(5-Fu)、丝裂霉素(MMC)等化疗药物具有放射增敏作用以来,将化疗药物作为放射增敏剂与放疗联合应用治疗食管癌,并取得了令人鼓舞的初步结果。对于失去手术机会的中晚期食管癌,只要病人全身状况允许,化疗和放疗综合治疗对提高病人的远期生存率将有明显的作用。放疗、化疗联合的疗效优于单独放疗。

(3)化疗-放疗-手术治疗:化疗、放疗和手术治疗三者联合治疗效果明显高于单用一种治疗方法的治疗效果。联合治疗组的远期生存率则明显高于单纯手术组,提示联合治疗对提高晚期食管癌病人的生存期具有明显的作用。

2. 辅助治疗法

(1)电化学治疗:电化学治疗是在肿瘤的中心插入阳性电极,周围插入阴性电极,再通入直流电来杀灭癌细胞。仅限于晚期食管癌严重食管梗阻而无其他有效措施的病例。

(2)基因治疗:基因治疗是将有功能的基因导入细胞去纠正代谢异常基因或产生新功能基因的治疗技术。肿瘤是细胞遗传物质突变或缺失所致,基因治疗的理想途径就是导入基因纠正异常,包括转入细胞周期基因、抑癌基因、自杀基因、抑制癌基因的活性等。相信未来可能成为肿瘤治疗的重要手段。

二十一、食管癌中医药治疗显神通

中医学认为,食管癌病机之根本为阳气虚弱,机体功能下降,治疗宜温阳益气,扶助正气,提高机体功能,所以治疗组方要体现这一中医治疗原则。

食管癌的中医辨证各有不同,立法用药亦随之而异。但治法总不离疏肝理气、降逆止呕、活血化瘀、软坚散结、扶正培本、生津润燥、清热解毒、抗癌止痛、温阳益气等。

食管癌属于中医学"噎膈"范畴,《诸病源候论》记述:"噎膈者,饥欲得食,但噎塞迎逆于咽喉胸膈之间,食物难人,名曰噎。"

本病的病变部位在食管,其发病与痰瘀交结、脾肾亏虚有关。基于此,辨证论治拟定基础方,重用黄芪、党参、白术扶正补虚,益气健脾。

先察其标本虚实,抓住痰、瘀、虚这主要病理。病程初起或体质强壮者,宜以理气除痰、祛瘀解毒为主;久病则多有体虚衰弱,治疗上宜以扶正祛邪为主。

晚期食管癌多属于气虚阳微者,症见饮食难下,泛吐清涎,形体消瘦,面色白,形寒肢冷,面浮足肿,舌质暗淡,苔薄白,脉沉细。治宜健脾益气,温阳散结。方以补中益气汤加减,药如党参、黄芪、白术。

食管癌的中医治疗也是很重要的。其中中成药具有剂量成分稳定、服用方便、疗效肯定的优点。

1. 食管癌的辨证论治

(1)哽噎型

【主　症】　症状单纯,轻度哽噎或吞咽不利。X线检查多属早、中期髓质型、蕈伞型食管癌。舌质黯青,苔黄白,脉弦细。

【治　法】　抗癌散结,理气降逆,温阳扶正。

【方　药】　食管癌主方选加:枳实10克,紫苏梗10克,枳壳10克,厚朴10克,佛手10克,木香10克,郁金10克,香附10克,旋覆花10克,代赭石30克等。

(2)气滞型

【主　症】　早期食管癌的表现,无明显吞咽困难,只为吞咽时感食管内挡噎、异物感或灼痛,胸郁闷不适及背部沉紧感,时隐时沉的吞咽不利感。X线检查主要为早期食管癌的病变。舌质淡黯,舌苔薄白,脉弦细。

【治　法】　疏肝理气,温阳益气,扶正抑瘤。

【方　药】　食管癌主方合逍遥散加减。即食管癌主方加柴胡15克,白术15克,白芍15克,当归15克,茯苓15克,陈皮10克,生姜3片,大枣5枚。

(3)血瘀型

【主　症】　症状除吞咽不例外,以胸痛为主,且痛有定处,或伴口臭等。X线检查多为中、晚期髓质型、溃疡型食管癌。舌质紫黯,舌面有瘀点或瘀斑,舌下静脉怒张,舌苔黄腻,脉沉涩而紧。

【治　法】　活血化瘀,温阳益气,通经止痛。

【方　药】　食管癌主方结合活血化瘀法,即食管癌主方选加当归尾10克,赤芍10克,刘寄奴10克,红花10克,急性子10克,乳香10克,没药10克,三七5克,威灵仙10克等。

若为溃疡型疼痛明显或呕血者,可加用腐殖酸制剂口服或静脉注射;也可以用白及粉60克,三七粉15克,延胡索30克,普鲁卡因 0.5 克,加氢氧化铝凝胶混匀,使呈半糊状,头低位分次口服。还可加云南白药、止血粉及其他止血、镇痛药等。

（4）痰湿型

【主　症】　吞咽困难,痰涎壅盛,胸咽噎塞,胁肋胀满,浊气上逆,舌质黯青,舌体肥大,周有齿印,苔白厚腻多津,脉象滑细。X线检查多为晚期髓质型、缩窄型食管癌。

【治　法】　温阳益气,健脾祛湿,降逆化瘀。

【方　药】　食管癌主方选加薏苡仁 30 克,山药 20 克,扁豆 15 克,白蔻仁 10 克,橘红 10 克,半夏 10 克,旋覆花 10 克,代赭石 30 克等。

（5）壅阻型

【主　症】　咽下完全梗阻或近于全梗阻,干呕或伴口吐黏液,舌绛干裂或黯淡胖太多津,苔黄而厚腻或少苔,脉沉细。

【治　法】　开道通管,疏壅透膈。

【方　药】　牛黄 1.5 克,白术 1.5 克,沉香 2 克,礞石 2 克,硇石 9 克,火硝 20 克,月石 20 克,冰片 6 克。共研细末,每次 1 克含服,每日 5～10 次。

（6）阴枯阳衰

【主　症】　病期已晚,咽下困难,近于梗阻,呕恶气逆,形体消瘦,气短乏力,烦热唇燥,大便干如羊粪,舌质黯绛,瘦小,少苔乏津或无苔,也有苔黄黑干而裂者,脉细数或沉细无力。

【治　法】　滋阴补阳,益气养血。

【方　药】　食管癌主方可加倍用量,再选加白术 15 克,白扁豆 30 克,麦冬 15 克,山茱萸 10 克,枸杞子 15 克,何首乌 15 克,淫羊藿 15 克。偏阴虚者重用沙参 15 克,天冬 15 克,天花粉 15 克,石斛 10 克,玉竹 10 克,玄参 15 克,生地黄 10 克;大便干加火麻仁 10 克及郁李仁、大黄适量,减少食管癌主方温阳燥烈药物及其剂量。

上述辨证分型的目的是为了用药的参考。在一个病人身上,可能以某一证型为主，某一证型为辅；也可能同时几个证型都存在；可能这一段时间是这一证型，而到另一段时间又是那一证型。故必须根据不同的病人，不同阶段的不同主症，有的放矢地灵活组方用药。

2. 中医药与放、化疗手术联合治疗

（1）与放疗联合：放射治疗后热盛津伤络阻者，症见皮肤潮红、瘙痒、渗液破溃、胸痛干咳，吞咽疼痛，进食梗阻加重，纳呆，口干舌燥，小便短赤，大便干结，舌暗红，苔黄，脉细数。治宜清热解毒，益气养阴，药如黄芪、北沙参、石斛、女贞子等。

（2）与化疗联合食管癌的中医药物治疗：化学治疗后脾肾亏虚、胃失和降者，症见疲倦乏力，脘痞恶心欲吐，便溏或腹泻，纳呆，舌淡，苔薄，脉细。治宜健脾补肾，和胃调中。药如黄芪、党参、女贞子、枸杞子等

（3）外科手术后：气血两虚、创口难以愈合者，宜益气养血，补虚生津，药如党参、女贞子、白术。

小贴士——

我国华北地区研究应用冬凌草和冬凌草素治疗肿瘤，实验证明对人体食管鳞癌细胞 CaEs-17 株有明显细胞毒作用，对多种动物移植性肿瘤有抑制作用。临床应用也证明有一定疗效。

二十二、癌症疼痛的中医外治法

中医外治法对缓解癌症病人的疼痛症状有较好的辅助作用。那么，怎样用中医外治法缓解食管癌病人的疼痛呢？

在恶性肿瘤的病人中，至少有 2/3 的人会在其病程的晚期或

某一时期出现不同程度的疼痛症状。中医学认为,癌症病人出现的疼痛症状多为毒邪内蕴,邪热阻滞,血结痰凝所致。在治疗上应以清热解毒,活血通络,消肿散结为主。

中医外治法对缓解癌症病人的疼痛症状有较好的辅助作用。

方1:取如意金黄散适量,用清水将其调成糊并摊在一块油纱布上。然后将油纱布敷在病人的疼痛部位,用胶布固定。隔日换药一次,一般用药30分钟后即可显效,药效可维持3～4个小时。

方2:取玉枢丹适量,先将其研成细末,再用蜂蜜将其调成糊并均匀地摊在双层纱布上。然后将纱布敷于病人的疼痛部位,用胶布固定。每48小时换药一次,夏季时应24小时换药一次。一般用药1～1.5小时后即可显效,其药效可维持5～20个小时。

方3:取冰片10克,75％的酒精100毫升。将冰片置于酒精中,然后将其密封浸泡24小时后备用。当病人疼痛发作时,用消毒棉签或脱脂棉球蘸取药液,将药液均匀地涂在病人的疼痛部位。每天可涂药3～5次,一般用药15分钟后,病人的疼痛症状可明显减轻。

方4:取朱砂、乳香、没药、冰片各等量,将上药浸泡于米酒中备用。当病人疼痛发作时,可用棉签蘸取药液并外搽于病人的疼痛部位。一般用药5～15分钟后,即可见效。其药效可维持2～3小时。

方5:取甘遂、延胡索、冰片、血竭、威灵仙、茯苓各3份,土鳖虫、干蟾皮各1份。将上药一起研成细末,再用清水将其调成糊,然后将上药涂在双层纱布上,将纱布敷在病人的疼痛部位,用胶布固定。每日换药1次。

方6:取皮硝、雄黄、明矾、青黛、乳香、没药各60克,血竭30克,冰片10克。将上药一起研成细末,装入瓶中备用。当病人疼痛发作时,可取药末60克,用米醋或猪胆汁将其调成糊,然后将上药涂在纱布上,敷于病人的疼痛处,用胶布固定。每日换药1次,每次可敷 6～8 小时。

方 7：取穿山甲、乳香、没药各 5 克，冰片 1 克，将上药一起研成细末，再用米醋将其调成糊。当病人疼痛发作时，可将上药外敷于病人的肚脐上，然后用纱布包扎，胶布固定。每日换药 1 次。

二十三、食管平滑肌瘤的手术治疗

虽然平滑肌瘤无症状并且生长缓慢，但长大以后可以发生症状，故除极小的肿瘤，直径在 2 厘米以下者，无任何症状，或病人又老弱，心肺功能低下等身体条件不适手术者外，一经诊断均宜手术治疗。

平滑肌瘤手术效果满意，术后复发罕见。手术方法与难易程度可根据肿瘤部位、大小、形状、黏膜固定、胃的累及程度及少数病例中与周围组织粘连情况而定。手术主要为黏膜外肿瘤摘除术。

食管平滑肌瘤虽为良性，但有恶变倾向，且肿瘤长期生长可压迫周围脏器而带来一系列并发症。因此一旦确诊，特别是瘤体较大、症状明显者均应手术切除。手术切口选择取决于肿瘤部位，食管中上段肿瘤多取右胸切口，食管下段及多发病变则应左胸切口。如息肉状平滑肌瘤蒂部在颈部，可经颈部切口摘除；上胸段平滑肌瘤应用右侧后外或前外开胸切口；中、下段病变应视病变所在的壁而决定右或左侧开胸切口。

切开食管肌层后，由于肿瘤有包膜，故剥离很容易。但是应小心避免破损食管黏膜，尤其在剥离陷入肌瘤的结节与结节相邻部形成的"沟"或"谷"底的黏膜褶时。

肿瘤摘除后应仔细检查有无黏膜破损，可通过经胃管注气后将食管浸泡在水中检测。如有破损应妥善修补，若肌肉缺损面在 4 厘米以下者，可用附近纵隔胸膜缝合加固，超过此范围者可根据情况用大网膜、带蒂膈肌瓣移植或胃壁等方法加固。

当肿瘤体积大,挤压相邻的纵隔脏器及胸膜腔时,剥除有困难,或包绕食管全周(通常发生于食管贲门交界部),且有表浅溃疡时,或者下段巨大平滑肌瘤向下延伸超过贲门入胃时,或在剥除术中黏膜破损过多,无法满意修复时,或合并食管癌时,均可行食管部分切除和食管胃吻合术。

摘除术比较安全,手术死亡率1%～2%。术后尚未见复发的报道,切除术死亡率2.6%～10%。

1. 手术方式

(1)黏膜外肿瘤摘除加肌层修补术:该术式适用于瘤体较小、肿瘤与黏膜无粘连者,是公认的理想术式,即进胸后游离肿瘤所在部位的一段局部食管,再纵行剖开肿瘤处的食管肌层与肿瘤包膜,在黏膜外完整摘除肿瘤,之后间断缝合肌层切口。

(2)电视下胸腔镜黏膜外肿瘤摘除术:对诊断明确的食管平滑肌瘤,也可经电视胸腔镜摘除。据认为良性平滑肌瘤大小在5厘米×5厘米×5厘米左右者均可经电视胸腔镜摘除。术中辅以电视食管镜监测黏膜有无破损,同时通过内镜充气协助胸内解剖游离平滑肌瘤。适用于瘤体小、肿瘤与黏膜无粘连且胸腔亦无粘连者。优点为手术损伤小,术后恢复快,但手术操作有一定难度。

(3)食管部分切除术:对肿瘤较大,呈环形生长并与食管黏膜有严重粘连者以及术中食管黏膜损伤较重、修补有困难者,应扩大切除范围,施行食管部分切除术。肿瘤有恶变者,也需要施行食管部分切除术。

(4)胃食管部分切除术:巨大的食管平滑肌瘤常见于食管下段,并能延伸到贲门或胃,与胃黏膜形成严重粘连,局部胃黏膜有溃疡,需行胃食管部分切除术。约10%的病例需要施行胃食管部分切除及消化道重建术。

2. 手术适应证 其主要手术适应证为:①某些多发性食管平滑肌瘤或肿瘤发生恶变者。②巨大食管平滑肌瘤合并食管巨大憩室者。③肿瘤累及食管-胃结合部,施行单纯黏膜外肿瘤摘除术有困难者。④肿瘤与食管黏膜形成致密粘连,无法从黏膜外分离并摘除肿瘤的病例。⑤食管、胃部切除和重建术适用于瘤体大且不规则,并与黏膜严重粘连不易分离者,某些多发性平滑肌瘤不易全部摘除者及疑有恶变术中又不能排除恶变可能者。

3. 手术方法

(1)第一步,手术切口:食管中上段平滑肌瘤,可以采用右胸前外侧切口,即病人取仰卧位,右侧背部垫高 300 度,经右胸第三或第四肋间进胸,可以获得满意的手术显露。若选择后外侧剖胸切口,还要考虑到肿瘤位于食管的哪一侧。食管下段平滑肌瘤,病人应取右侧卧位,经左胸后外侧切口第 6 或第 7 肋间进胸。准备施行胃食管部分切除及胃食管胸内吻合术者,应选择标准的左侧剖胸切口。颈段食管的平滑肌瘤,病人应取仰卧位,经左(右)胸锁乳突肌前斜切口显露颈段食管,切除肿瘤。

(2)第二步,摘除肿瘤:进胸后,根据肿瘤的部位和大小沿食管床纵行剪开纵隔胸膜,钝性游离出肿瘤段食管,用一纱布条将该段食管提起,用手指触诊肿瘤与食管腔内的胃管,明确和食管腔(黏膜)的关系以及肿瘤在食管壁内的活动度,以避免在切开食管肌层和摘除肿瘤时误伤食管黏膜大部分病变处的食管肌层由于肿瘤的长期挤压,局部的肌层变薄,肌纤维疏松。沿食管纵轴适当转动食管,使肿瘤尽可能直接暴露在手术野中并远离食管腔,在肿瘤两侧的食管肌层各缝置一根牵引线,之后纵行切开肿瘤表面的食管外膜与肌层,即显露出瓷白色的平滑肿瘤。使用锐性和钝性分离紧靠瘤体进行分离。必要时,用 4 号或 7 号丝线贯穿瘤体缝合 1~2 针用以牵引,便于游离食管;将肿瘤表面的食管肌层纤维、黏膜下层、黏膜层,以及肿瘤包膜全部完整分开后,便能完整摘除肿瘤。

在游离肿瘤时,可用左手食指和拇指捏住食管和肿瘤,将肿瘤从食管壁内向肌层切口处轻轻挤压,使肿瘤与周围组织的界限更为清楚,游离更为容易。食管平滑肌瘤表面常凹凸不平,有时与黏膜下层的粘连较为紧密,分离时动作要轻柔,粘连严重之处尽量用锐性分离法,以免损伤食管黏膜。

将肿瘤从食管肌层内摘除后,如怀疑食管黏膜可能有损伤,可将胃管尖端从胃腔内向上拔并放置在食管腔内相当于瘤床的水平,再用手指压迫食管创面的上、下两端,手术野内注入生理盐水。之后。从胃管内注入空气50~100毫升,同时仔细观察。如注入空气后发现瘤床部位的食管黏膜不膨出并有气泡从食管腔内向外逸出,即证明瘤床黏膜有损伤,在确认损伤部位后吸除手术野内的生理盐水,在食管黏膜破损处用小圆针细丝线或5-0可吸收缝线进行缝合修补。

如果肿瘤很大,与食管黏膜粘连严重,在切除肿瘤的同时可纵行切除一条与肿瘤粘连而无法游离的食管黏膜,之后再纵行缝合修补瘤床的黏膜缺损处。食管黏膜的弹性及伸缩性较好,切除肿瘤后纵行缝合其黏膜切口,不会造成食管腔狭窄。

(3)第三步,缝合修补食管肌层切口或肌层缺损区:摘除肿瘤后,采用间断缝合法缝合修补食管壁肌层切口,缝合不宜过密。如果摘除肿瘤之后瘤床有较大的肌层组织缺损(黏膜裸区),可用带蒂膈肌瓣、胸膜瓣、网膜、肋间肌或心包片覆盖加固,以预防瘤床肌层缺损较大而引起并发症。一般而言,摘除食管平滑肌瘤后食管黏膜裸区不加修补,并不造成裸区黏膜发生坏死。

4. 术后处理及并发症 食管平滑肌瘤病人如果手术顺利,在摘除肿瘤的过程中未损伤食管黏膜及未污染术侧胸腔者,手术结束后便可拔除胃管。术后第1天,病人开始进流质饮食,术后第3天或者第5天改为半流质饮食。如果病人接受了食管切除术及胃食管胸内吻合术,其术后处理与食管切除术后的处理相同。

但是,如果术中损伤了食管黏膜而修补不良或损伤黏膜后未能发现者,术后容易并发食管瘘而造成严重后果,病人如在术后出现高热、呼吸困难、脉快、胸腔积液或液气胸,多提示并发食管瘘,行食管碘油造影检查或口服亚甲蓝(美蓝)溶液后进行胸腔穿刺检查,便能证实诊断,应及时进行处理。

食管瘘口小者,经胸腔闭式引流、禁食、抗感染及胃肠道外营养,瘘口多能逐渐愈合;食管瘘口大的病人,如果早期发现,病人条件允许,应及时剖胸行瘘口修补术或食管部分切除、胃食管胸内吻合术。

体积较大的食管平滑肌瘤摘除术后,因局部食管肌层薄弱以及发生瘢痕粘连,可能会并发食管腔狭窄或假性食管憩室。因此,术中应避免不必要的手术创伤,减少对肿瘤部位食管肌层的手术创伤,仔细修补食管壁的缺损。病人因食管瘢痕狭窄而有吞咽困难症状者,往往需要施行食管扩张术。

二十四、食管息肉治疗的注意事项

确诊的食管息肉病人若无手术禁忌,应进行手术切除。

1. 颈段食管息肉　约 1/3 的颈段食管息肉可经食管镜在直视下用圈套器切除,息肉蒂部用电凝止血,或经食管镜电灼息肉蒂部后再将息肉完整摘除。

食管息肉的蒂部含有较大的滋养动脉,不宜用内镜摘除此类息肉,一旦在摘除后蒂部血管发生大出血,电凝止血控制出血。

2. 发生于食管上段或中段的息肉　可根据息肉的具体部位经颈部切口或剖胸切口显露有息肉的食管后切开食管腔,从息肉蒂部完整切除息肉,蒂部用结扎法或缝扎后妥善止血,之后再缝合食管壁的切口。

如食管息肉的直径小于 2 厘米,可经颈内镜用圈套器将其摘除;如息肉的长度大于 8 厘米或者息肉呈卵圆形,则须经颈部切口剖开颈段食管腔后摘除息肉。因大部分食管息肉的蒂位于颈段食管,经颈部切口可以一次摘除息肉及其蒂部。手术后可以完全缓解病人的吞咽困难。

3. 饮食调养 食管息肉病人术后应多吃一些有益的食物,有利于身体尽快康复。

(1)各种新鲜水果、蔬菜,进低脂肪、低胆固醇食品,如香菇、木耳、芹菜、豆芽、海带、藕、鱼肉、兔肉、鸡肉、鲜豆类等。

(2)多食干豆类及其制品。

(3)选用植物油,不用动物油。

(4)少吃辣椒、生蒜等刺激性食物或辛辣食品

(5)宜用煮、蒸、烩、炒、拌、汆、炖的烹调方法,不用油煎、炸、烤、熏的烹调方法。

(6)山楂 10 克,杭菊花 10 克,决明子 15 克,煎汤代茶饮或饮用绿茶。

(7)平时喝水时,捏少许山楂、沙棘、银杏、绞股蓝草放入水杯中当茶饮用。

二十五、食管裂孔疝的内外科治疗方案

1. 食管裂孔疝内科治疗方案 内科治疗原则主要是消除疝形成的因素,控制反流症状促进食管排空及缓和或减少胃酸的分泌。

(1)生活方式改变:减少食量,以高蛋白、低脂肪饮食为主,避免咖啡、巧克力、饮酒等,避免餐后平卧和睡前进食。睡眠时取头高足低位,卧位时抬高床头。避免弯腰、穿紧身衣、呕吐等增加腹内压的因素。肥胖者应设法减轻体重。有慢性咳嗽,长期便秘者应设法治疗。对于无症状的食管裂孔疝及小裂孔疝者可适当给予上述治疗即可。

(2)药物治疗:对于已有胸痛,胸骨后烧灼,反酸或餐后反胃等

有反流症状者,除以上预防措施外,再给予抗反流及保护食管黏膜药物,目的是消除反流症状,治疗反流性食管炎,预防食管溃疡,巴雷特食管及食管癌等并发症。常用药物有:

①抑酸药。可以缓解症状及治疗食管炎和溃疡。H_2 受体阻滞药如雷尼替丁 150 毫克,2 次/天或法莫替丁 20 毫克,2 次/日。质子泵抑制药有奥美拉唑 20 毫克,1 次/日;兰索拉唑 30 毫克,1 次/日;雷贝拉唑 10 毫克,或 20 毫克,1 次/日。

②黏膜保护药。此类药物可以保护食管黏膜,常用药物有硫糖铝、氢氧化铝凝胶、甘珀酸(生胃酮)、枸橼酸铋钾等。

③促动力药。主要作用在于促进胃排空,减少胃食管反流。常用药物有多潘立酮 10～20 毫克,3 次/日;5-羟色胺调节药,如莫沙必利 5～10 毫克,3 次/日。与 H_2 受体阻断药或质子泵抑制药合用效果更佳。

2. 食管裂孔疝外科治疗方案

(1)手术适应证:食管裂孔疝合并反流性食管炎,内科治疗效果不佳;食管裂孔疝同时存在幽门梗阻,十二指肠淤滞;食管裂孔旁疝和巨大裂孔疝;食管裂孔疝怀疑有癌变。

(2)手术原则:复位疝内容物。修补松弛薄弱的食管裂孔。防治胃食管反流。保持胃流出道通畅。兼治并存的并发症。

(3)手术方法:治疗食管裂孔疝的手术方法很多,主要是疝修补术及抗反流手术。常用的术式有:贲门前固定术。后方胃固定术(Hill 修复法)。经腹胃底折叠术(Nissen 手术)。Belsey 四点手术(或可称 Mark Ⅳ)。

(4)同时近年来由于内镜手术的迅速发展,上述部分手术可通过胸腔镜或腹腔镜完成。

手术治疗效果:早期症状完全缓解率可高达 80%～90%,少数为 47%,仅 5% 完全失败,约 10% 复发反流。

此外,还可以用中医药治疗,如柴胡疏肝散,膈下逐瘀汤,麦冬百合汤,益胃汤,理中汤等对食管裂孔疝均有一定治疗效果。

二十六、食管-贲门失弛缓症的治疗方法荟萃

1. 内科疗法

(1)饮食:宜少食多餐、饮食细嚼,避免过冷过热和刺激性饮食。

(2)对精神紧张者可予以心理治疗:部分病人采用 Valsalva 动作(即深吸气紧闭声门,再用力做呼气动作),以促使食物从食管进入胃内,解除胸骨后不适。舌下含硝酸甘油可解除食管痉挛性疼痛,加速食管排空。

(3)药物治疗:主要有钙通道阻滞药、硝酸酯类或抗胆碱能药物。钙通道阻滞药在食管动力学测定证实本品能降低食管下括约肌的静息压、食管收缩的振幅和瞬息变化性收缩和频率,同时也能改善食物在食管中的排空。硝苯地啶 10 毫克,口服,一日 4 次,数周后可缓解症状。或者钙通道阻滞药维拉帕咪(异搏定)和硫氮草酮也具类似降低食管下括约肌静息压作用,能有效地降低食管下括约肌压力并可暂时缓解吞咽困难,但不能改善食管蠕动。

亦可在餐前 15~45 分钟舌下含服硝苯地平 10~30 毫克或硝酸异山梨酯 5~20 毫克,或在发作时舌下含服硝酸甘油 0.3~0.6 毫克或口服双环维林 30 毫克可使食管痉挛解除。溴苯胺太林 20~40 毫克静脉滴注可使食物排空。以上药物治疗适用于病程早期食管还未出现扩张者。

此外,前列腺素 E 能降低病人食管下括约肌的静止压力,对本病有一定疗效。

(4)食管极度扩张者:应每日睡前做食管引流灌洗,并予禁食、

输液,及时纠正水、电解质和酸碱代谢紊乱。

(5)食管扩张疗法:应用气囊或探条扩张,使食管与胃的连接处松弛。在透视下经口插入以探条为前导的气囊,将使探条进入胃口,而气囊固定于食管与胃的连接处,注气或注液,出现胸痛时停止注气或注液。留置5~10分钟后拔出。一次治疗后经5年随访,有效率达60%~80%。有效标准为咽下困难消失,可以恢复正常饮食。但本疗法的食管破裂发生率达1%~6%,应谨慎操作。

2. 外科手术疗法 手术方法较多。早先多采用经腹或经胸大切口食管黏膜下肌层切开术,但术后恢复慢,创伤大,易发生反流性食管炎。

近年来,经胸腔镜或腹胸镜下行贲门食管肌层切开术将食管下段及胃食管交界处环形肌切开,解除贲门周围的梗阻,具有创伤小、安全有效的特点。手术治疗症状好转率80%~86%,但可能发生食管黏膜破裂,裂孔疝和胃-食管反流等并发症。

3. 介入治疗法

(1)肉毒素注射治疗:食管镜下局部注射肉毒毒素,通过毒素阻断贲门括约肌的神经肌肉接头处突触前乙酰胆碱的释放而使肌肉松弛以缓解症状。此注射优点在于操作简便、耐受性好、治疗费用低,不良反应少,近期疗效接近气囊扩张术,但作用不持久、易复发,需重复注射,偶可引起胃食管反流、食管糜烂,严重的食管和食管周围炎。适用于老年病人并多种疾病不能耐受手术或气囊扩张的病人、手术或多次气囊扩张疗效差者。

(2)物理性扩张疗法:该方法操作安全简便,损伤小、痛苦少、并发症少、心肺功能严重受损和晚期妊娠均可适用。常用的有气囊、水囊和各种探条扩张。多数病人能通过此疗法缓解症状。如病情复发可反复多次扩张,但压力过大术后易发生穿孔及反流性食管炎等并发症,有时还会导致食管黏膜瘢痕化、纤维化。此治疗方法对 40 岁以上病人效果好,而 40 岁以下者扩张反应差,多需重复扩张,而增加穿孔的危险,故建议手术治疗。

4. 内镜下扩张疗法 即食管镜下置入舒缓型扩张器,利用食管镜将小型扩张器置入食管-贲门处,缓慢扩张该处的环形肌,利用扩张器的弹性使括约肌持续扩张,解除括约肌的痉挛,达到松弛状态,使之恢复功能。优点在于避免外科手术、痛苦小、疗效快、无穿孔和食管反流并发症是治疗食管-贲门失弛缓症有效新方法。

5. 中医药疗法 食管-贲门失弛缓症属于中医学"噎证"、"反胃"、"胃痛"等范畴,病机为气机郁滞,气逆于上。分为 3 型治疗。

(1)肝郁气滞:由于情志不畅,肝气郁结,疏泄不利,触犯胃腑,胃气失降,上逆食管而致。症见进食哽噎,食入吐出,时轻时重,遇怒更甚,胸胁疼痛,胃脘胀闷,善作太息,饮食减少。舌质淡红,苔薄,脉象弦细。治宜疏肝理气,利膈宽胸。方选金铃逍遥汤,药用川楝子、郁金、柴胡、白芍、白术、茯苓、枳壳、紫苏梗等。

(2)痰气交阻:由于忧思伤脾,运化失职,水湿停聚,痰浊内生,气机不畅,交阻食管而致。症见吞咽困难,食后复出,呕吐痰涎,吐后觉舒,胸膈痞满,时有疼痛。舌质淡,苔白腻,脉象弦滑。治宜理气化痰,和胃降逆。方选四七调气汤化裁,药用紫苏、厚朴、陈皮、半夏、枳实、砂仁、竹茹、莱菔子、紫苏子等。

(3)脾胃阴虚:由于素体虚弱,偏嗜辛燥,伤及脾胃,耗竭阴津,食管失养,难以咽下而致。症见咽下不利,食后即吐,胸胁疼痛,胃脘灼热,口干唇燥,大便干结。舌质红少津,脉象细数。治宜养阴清热,益胃生津。方选益胃汤化裁,药用北沙参、麦冬、玉竹、生地黄、石斛、半夏、沉香、天花粉、鸡内金、白蜂蜜等。

中草药选方:郁金 10 克,川楝子 10 克,白芍 15,甘草 10 克,苏子 10 克,厚朴 10 克,合欢皮 10 克,远志 10 克,酸枣仁 10 克,延胡索 10 克,竹茹 10 克,紫苏叶 15 克,磁石 30 克(先煎)。水煎服,每日 1 剂。可以随症加减。

中成药选方:可以用逍遥丸,加理气之品如枳术宽中胶囊等。

6. 按摩疗法　对病程短,无并发症,属痰气交阻型食管-贲门失弛缓症取效快,疗效好;对病程长,伴有慢性脾胃疾病者,需长期坚持,才能见效。使用按摩手法时,动作宜沉稳有力,点按胸部时应随病人呼吸,呼气时着力。针对以下不同症型,按摩疗法各异。

(1)气结痰凝

①取坐位,家人用双手拇指、食指、中指三指,对捏提拿两侧肩井穴 2 分钟,以局部有酸胀感为度;再用掌揉法轻揉此穴 1 分钟。

②取仰卧位,家人用掌擦法擦两侧胁肋部 3 分钟;再用拇指指端点按璇玑、华盖、紫宫、玉堂、中庭各 30 下;最后用拇指指腹端按揉下肢丰隆穴 1 分钟。

③取俯卧位,家人用禅推法从背部两侧大杼穴向下经肺俞、心俞推至膈俞穴,反复进行 5 遍。

(2)脾胃虚弱

①取仰卧位,家人用指擦法从一侧章门、腹哀(上腹部脐中上 3 寸,距前正中线 4 寸)横擦至对侧章门、腹哀穴,反复进行 5 分钟;再用拇指指端点按璇玑、华盖、紫宫、玉堂、中庭穴各 30 下;最后用掌自鸠尾穴向下直推至水分穴,反复进行 3 分钟。

②取仰卧位,家人用食指、中指指腹从阳陵泉沿小腿外侧向下直推至踝部,反复进行 3 分钟;再用拇指指腹端按揉足三里穴 2 分钟。

取俯卧位,家人用四指并置于肩中俞(背部大椎穴旁开 2 寸)、肩外俞(背部第 1 胸椎棘突下,旁开 3 寸)及曲垣穴处,自外上向内下方斜摩至对侧肝俞及魂门穴处,反复进行 2 分钟;再用禅推法推背部两侧脾俞、胃俞穴各 1 分钟。

二十七、巴雷特食管治疗举措

巴雷特食管治疗的目的是缓解和消除症状,逆转食管柱状上皮为鳞状上皮,预防和治疗并发症,降低食管腺癌的发病率。

一般治疗。宜进易于消化的食物,避免诱发症状的体位和食用有刺激性食物,超重者应减肥。

1. 药物治疗

(1)质子泵抑制药:为内科治疗首选药物,剂量宜较大,如奥美拉唑 20～40 毫克,每日 2 次口服,症状控制后以小剂量维持治疗,疗程半年以上。有证据表明,质子泵抑制药长期治疗后可缩短巴雷特食管黏膜长度,部分病例巴雷特食管黏膜上有鳞状上皮覆盖,提示质子泵抑制药能使巴雷特食管部分逆转,但很难达到完全逆转。质子泵抑制药治疗还可使巴雷特食管中肠化生及异型增生消退,表明质子泵抑制药可阻止巴雷特食管病情发展,增加鳞状上皮逆转的机会,减少恶性变的危险。

(2)促动力药(多潘立酮,西沙必利等):此类药物能减少胃食管反流,控制症状,但疗程较长。如多潘立酮 10～20 毫克,每日 3～4 次,常与质子泵抑制药同时应用,以增加疗效。

(3)其他药物:如硫糖铝、十六角蒙脱石(思密达)等黏膜保护药亦有一定疗效,可改善症状,与质子泵抑制药合用效果更佳。

2. 内镜下消融治疗 随着内镜治疗技术的发展,近年来内镜下消融治疗已应用于临床。内镜下消融治疗可分为热消融、化学消融和机械消融三大类。

(1)热消融又包括多极电凝术、氩光凝固法和激光(KTP、YA克等)。

(2)化学消融主要指光动力学治疗,其基本原理为先将光敏剂如血紫质等静脉注射使其定位于食管的化生或异型增生或腺癌上皮,通过非热力的光化学反应而致局部组织坏死。本方法的缺点是可引起皮肤光过敏反应。

(3)机械消融则在内镜下运用萃吸、切除等方法。

内镜下消融治疗加质子泵抑制药抑酸治疗是目前治疗巴雷特食管及巴雷特食管伴异型增生的有效方法,使巴雷特食管上皮消失或逆转为鳞状上皮,疗效可达 70%～100%,并发症发生率较低。

有明显食管狭窄者可进行内镜下食管探条或球囊扩张术,但其疗效较短暂,可能需多次扩张。

3. 外科治疗　手术适应证为:①巴雷特食管伴严重的症状性反流,内科治疗无效者。②食管狭窄经扩张治疗无效者。③难治性溃疡。④重度异型增生或癌变者。

手术方式有多种,一般选择 Nissen 胃底折叠术,对重度异型增生或癌变者宜做食管切除术。

二十八、食管憩室的西医治疗手段

1. 手术治疗　开放性手术适用于其他方法治疗无效者,应从憩室颈部切除,不得有憩室囊袋残留,否则容易复发,一般主张在切除憩室的同时进行环咽肌切开术,因食管上括约肌的动力学异常在其发病上起重要作用,去除此病因,可减少其复发。此外也可行内翻缝合术,该手术的优点是无污染、恢复快。

(1)手术适应证:咽食管憩室一旦形成即有逐渐增大趋势,一般应手术治疗。膈上憩室症状明显,或有贲门失弛缓症。食管裂孔疝等伴发疾病时食管中段憩室发展较大,开口向上,症状严重时应考虑手术。食管各段憩室并发出血、穿孔、癌变时。

(2)术前准备:纠正一般营养情况,消除呼吸道炎症、注意口腔卫生。术前几日进半流,术前三天进流质,多饮水以冲洗憩室或服用抗菌药液。术前置胃管。最好拟行气管内插管、全身麻醉,以防止误吸。

(3)手术方式

①咽食管憩室的手术。憩室切除术:多采用颈部沿胸锁乳突肌前缘斜切口或横切口。术中注意保护喉返神经,解剖咽食管连接部暴露憩室颈使切除彻底。憩室黏膜内翻缝合术:适用于较小憩室且无明显并发症者。憩室悬吊术:简单,但效果不理想。环咽肌切开术:用于吞咽功能失调者。可与憩室切除术同时应用。

②食管中段憩室的手术。憩室切除术:一般采用纵行切除。有食管气管瘘者应同时修补。憩室黏膜内翻缝合术:憩室较小、颈不明显、无并发症者可行此术。食管部分切除术:用于憩室恶变者。膈上憩室的手术:手术原则基本同前,如有伴发疾病应同时处理。

(4)术后处理:术后常规应用抗生素,静脉补液,禁食5天。开始进食应先进流质。

术后常见并发症有食管瘘、食管狭窄、喉返神经损伤、纵隔炎及脓胸等。最严重为胸内食管瘘,常发生在术后1周之内。如发现早、感染不明显时可考虑再次手术修补。

2. 非手术治疗 治疗原则为充分引流;加强营养支持;应用有效抗菌药物。憩室较小、症状轻微、无并发症、无需要手术的伴发疾病及年老体弱不宜手术者,可采取保守治疗,即餐后饮适量清水冲洗,改变体位,颈部活动或以手法排空憩室;应用抗菌药物治疗局部炎症;服用黏膜保护药,如氢氧化铝凝胶、胃膜素等。

食管中段憩室,一般无需任何治疗。当并发食管炎和(或)憩室炎时,可采用保守治疗,H_2受体拮抗药如雷尼替丁、法莫替丁(高舒达)或质子泵抑制药如奥美拉唑、兰索拉唑、泮托拉唑、雷贝拉唑(波利特)、埃索美拉唑(耐信)等口服和应用抗生素消炎。口服铝碳酸镁咀嚼片(达喜)对于改善症状也有较好的作用。

膈上憩室的治疗决定于症状的严重程度,小而无症状的憩室无需任何治疗,即使憩室较大,如果没有引起食管受压,也不需要特殊处理。如出现咽下困难和疼痛或癌变,则需手术治疗,多主张手术切除憩室和修复食管裂孔疝,即是在切除膈上食管憩室的同时纠正食管下括约肌功能失常和横膈病变,采用微侵入方法即是腹腔镜切除膈上憩室者。

3. 内镜下治疗 目前内镜治疗已经广泛应用。可用内镜修补憩室囊,也可用内镜先切开环咽肌,然后以氩离子凝固束进行治疗以恢复食管通道。还可以经内镜注射卡尼汀(肉毒碱)至憩室囊壁,病人很快能正常进食。

若因憩室周围炎导致穿孔、脓肿或瘘管形成,则需手术予以切除。如果憩室伴反复炎症发作导致出血,一般情况太差不能耐受手术者,内镜下放置自膨式金属支架对于改善其症状有显著的疗效。

4. 水囊或球囊扩张法 采用水囊或球囊扩张法,可使症状得到明显缓解,同时嘱病人餐后俯卧和反复做吞咽或咳嗽动作有助于憩室内的潴留物重新回到食管中。

二十九、食管憩室的中医治疗手段

中医学认为,若心情忧郁,久而不解,忧思伤脾,脾失健运,津液不得输布,聚而成痰,痰气交阻于食管,吞咽困难而成噎膈;若郁郁不乐,肝气郁结,不能鼓动血行,久积成瘀,与痰搏结,阻于食管,致咽下哽噎而成噎膈;若恣食肥甘,嗜酒无度,酿成湿热,日久结而成痰,阻碍气机,致瘀热内结,阻于食管而成本病。

综上所述,本病由痰、气、湿热、瘀血交阻于食管所致。本病临证常见痰气交结、痰热内结、痰湿瘀结三种证型。中医治疗本病以祛邪为主,以顺气化痰、清热燥湿、降逆和胃、活血化瘀为大法。辨证选方如下：

（1）痰气交结

【证　候】　咽食哽噎，有时口臭，吐痰，时有胸痛，舌淡红，苔白腻，脉弦滑。

【辨　析】　痰气交结于食管，故咽食哽噎；气机郁结，气血不畅，不通则痛，故胸痛；痰气久郁，有化热之势，故口臭；舌苔白腻、脉弦滑也为痰气交结之象。

【治　法】　理气化痰，兼以清热。

【方　药】　四七汤（《普济方》）。苏叶10克，制半夏12克，厚朴12克，茯苓12克，生姜9克，大枣10克。若气郁较甚可加柴胡、枳壳、郁金、陈皮、香附以理气解郁；若口臭口干较甚可加黄连、黄芩以清热。

（2）痰热内结

【证　候】　咽下哽噎，胸痛较甚，口臭较重，咽干口苦，胃脘痞满，舌淡红，苔黄腻，脉滑数。

【辨　析】　痰热内结，上阻食道，故咽下哽噎、口臭，咽干口苦；痰热阻中，脾失健运，故胃脘痞满；痰热内阻，气机不畅，气血失和，故胸痛；舌苔黄腻，脉滑数也为痰热内结之象。

【治　法】　清热化痰，降逆和胃。

【方　药】　黄连温胆汤（《千金方》）。半夏12克，陈皮12克，茯苓12克，甘草6克，枳实10克，竹茹10克，黄连10克，大枣10克。若胃脘痞满较甚，可于上方加川厚朴、苍术以燥湿除满；若热邪较甚，大便秘结，可于上方加大黄、瓜蒌以清热化痰、通便。

（3）痰湿瘀结

【证　候】　饮食难以咽下，胸骨后持续灼痛，进食辛辣食物加重，口干苦，舌质红，有瘀斑，苔黄腻，脉弦涩。

【辨　析】　瘀血内结于食管，故饮食难以咽下；瘀热互结不化，故胸骨后持续灼痛、口干苦；进食辛辣食物则助热而致瘀热更甚,故胸骨后的痛加重;舌质红,有瘀斑,苔黄腻,脉弦涩也为瘀热内结之象。

【治　法】　活血化瘀,清热燥湿。

【方　药】　血府逐瘀汤(《医林改错》)合黄连解毒汤加减。桃仁10克,红花10克,当归12克,赤芍12克,柴胡12克,枳壳12克,川芎12克,桔梗10克,牛膝12克,黄连9克,黄芩9克,栀子10克。若瘀血较甚,可于上方加丹参、降香以加强活血化瘀之力;若夹有湿邪,可于上方加苍术、川厚朴、陈皮以燥湿理气。

三十、食管胃底静脉曲张基础治疗方案

食管胃底静脉曲张本身表明门脉高压的存在,而90％的门脉高压都是由肝硬化引起,因而治疗的重点应针对肝病。

1. 休息　应有足够的时间卧床休息,使病人减少体力消耗,改善肝脏循环,有利于肝组织再生。应根据病情轻重合理安排工作与生活,病轻者可从事一般工作,避免繁重的体力或脑力劳动,病重者必须完全卧床。

2. 饮食　要求热能充足、高蛋白质、高糖、低脂和维生素丰富的食物。一般成年人每日总热量按每千克体重35～40千卡。蛋白质需要量稍高于常人,每日按1.5～2克/千克体重供给。但要根据病人耐受情况增减,有肝性脑病前兆的病人应限制蛋白质摄入量,病情好转可逐渐增加。如蛋白质摄入量每天少于30克则阻碍肝细胞再生,因此在减少或暂停蛋白饮食期间,应当静脉内输入人血白蛋白(清蛋白)、血浆或新鲜全血。

肝病病人对不同食物中的蛋白质耐受程度不一,对乳和酪蛋白的耐受性比肉类蛋白好,进食后产氨较少。植物蛋白中含甲硫氨基酸、芳香氨基酸及硫醇都比较少,可改变肠道菌群,使之产氨降低。糖类是体内代谢过程中提供能量的最重要来源,也是合成糖蛋白、制备抗体、酶类和细胞构成的重要成分,保持肝细胞内糖原的含量有利于保护肝脏的解毒功能,故肝硬化病人需要充足的糖类,但亦不可过多,以免造成脂肪堆积,甚至形成脂肪肝,食物中脂肪一般维持 30～50 克/日。

肝硬化病人容易缺乏维生素 A、维生素 B_1、维生素 B_2、维生素 C 和维生素 E 等,应予补充。此外,锌、锰、硒等元素均应适当供应。肝硬化病人的饮食应当少渣细软而容易消化,避免粗糙坚硬,禁忌酒类饮料。

3. 增强免疫力 可选用人血丙种球蛋白、转移因子、免疫核糖核酸、胸腺素(胸腺肽)、猪苓多糖或香菇多糖等。

4. 保护肝脏 目前保肝药物品种繁多,效果并不确切。通常应用 B 族维生素、维生素 C、维生素 E 及叶酸等,以及肌苷、葡醛内酯(肝泰乐)、辅酶 A 和泛癸利酮(辅酶 Q_{10})等。为减轻肝纤维化可用秋水仙碱 1 毫克/日,每周用 5 天,坚持 5～10 年,能改善症状,无明显不良反应。也有用马洛替酯获得改善者。

中药黄芪、当归、柴胡、丹参、赤芍和冬虫夏草等均有一定效果。但必须注意长期治疗中的药物不良反应,避免一切使肝脏受损的因素。

三十一、针对食管静脉曲张
病因的药物治疗

门脉高压症病人,如属肝外因素引起,只要不是致死性原发病,如癌肿压迫或癌栓阻塞门静脉或肝静脉,则可望经内、外科医师积极协作而获痊愈,或将病死率降到最低。

如为肝内因素引起,少数病人可以消除病因,如血吸虫病可用吡喹酮、硝硫氰胺等药治疗;酗酒引起者应当戒酒。

而大多数门脉高压的原因为肝炎病毒相关的肝硬化,难以消除,一般可选用 α-干扰素、阿糖腺苷、单磷酸阿糖腺苷、阿昔洛韦（无环鸟苷）、聚肌胞和利巴韦林等,均可与免疫调节药同用。

降低门脉压。门脉高压的发生主要决定于门脉血流量和血管阻力,两者受很多因素的影响。例如,交感神经兴奋和儿茶酚胺类可使小动脉收缩;高血糖素（胰高血糖素）和促胃液素（胃泌素）可使内脏血管扩张;酸性代谢物可使窦前血管括约肌松弛,阻力下降;血糖升高可直接降低内脏血管阻力。

肝脏本身尚有自主性的调节,肝动脉血流增加时,门脉阻力增加而血流量减少;门脉血流量增加时,肝动脉血流量则减少。因而门脉系统有很大的适应能力。

门脉高压的药物治疗,是通过药物的作用调节血管的收缩与扩张,或使食管下端括约肌收缩,以改变血流量和血管阻力,达到降低门脉压的目的。

用于治疗门脉高压症的理想药物应当对每个病人都有效,没有禁忌证和不良反应,不需要复杂的设备或特别的医疗监护,口服吸收良好,可长期应用,不经肝代谢,不经胆道排泄。可惜,现在还难以获得这样的药物。

1. 加压素（血管加压素）　主要是使肠系膜动脉和其他内脏血管收缩,汇入门静脉的血流量减少,从而降低门脉压。食管静脉曲张破裂出血时,多采用静脉滴注,开始剂量一般为 0.2 单位/分钟,维持量为 0.1 单位/分钟。动脉内或静脉内给药的效果相似,止血效果 44%～71%。

血管加压素的不良反应主要是对体循环血管的强烈收缩作用,可使血压升高,甚至发生脑出血;由于冠状动脉收缩,心脏后负荷增加,使心肌缺血,可出现心律失常乃至心肌梗死。血管加压素可激活纤溶系统,阻碍止血,并有抗利尿作用。不能口服,但腹腔内注射止血率达 91.3%。

三甘氨酰赖氨酸血管加压素系人工合成,在体内经酶裂解,缓慢释出赖氨酸血管加压素,其生物半衰期较长,全身性作用较小,对心脏无严重不良反应,不激活纤溶系统,可大量输入,止血效果好。一般以 2 毫克静脉注射,每 4～6 小时 1 次。或开始用 2 毫克,继之 1 毫克,每 4 小时 1 次,32 小时内总剂量 10 毫克,可使门脉压降低。

八肽加压素和糖加压素亦为血管加压素的衍生物,可供选用。

2. 生长抑素及其同类物 生长抑素能抑制生长激素和大多数胃肠激素分泌,减少内脏血流。经肝和其他一些器官代谢,血浆半衰期 2～4 分钟。肝硬化病人以 2.5～7.5 毫克/分钟静脉输入,可使肝动脉血流量进行性减少,但再加大剂量,这种效果并不增加。静脉注射 0.5～1 毫克/千克体重之后,由于肠系膜动脉收缩,门脉压明显降低。生长抑素减少奇静脉血流的作用比血管加压素强,而且这种作用比降低门脉压的作用持久。对控制食管静脉曲张出血的效果,生长抑素及其同类物与血管加压素相似,而生长抑素及其同类物发生不良反应则比血管加压素少得多。

奥曲肽或奥曲胜(善得定)可使内脏血管收缩,减少门脉主干血流量 25%～35%,降低门脉压 12.5%～16.7%。用法为:先以 100 微克,继之 25 微克/小时静脉滴注 24～48 小时,必要时可适当加量。对食管静脉曲张出血的止血率为 70%～87%。少数病例用药后出现胃肠反应,如恶心、腹痛和大便次数增多。

3. β受体阻滞药 普萘洛尔(心得安)口服后可使心排血量减少,内脏血管收缩,门脉血流量减少,门脉压降低。对食管静脉曲张高度出血危险的病人,预防出血的效果也显著,对有中度、重度静脉曲张或有红色征的病人,均为应用β受体阻滞药的适应证,但不宜用于晚期肝硬化和心率少于 60 次/分钟的病人。还必须注意,不宜突然停药,以免门脉压反跳。

普萘洛尔剂量为 20～30 毫克,2～3 次/日,以后可增大剂量至 80～100 毫克,2～3 次/日。本药口服吸收良好,可长期服用,治疗时间持续 6 个月至 2 年。本药经肝脏代谢,应监测肝肾功能。有心力衰竭、支气管哮喘及不稳定性糖尿病病人禁用。

羟氢普萘洛尔为非选择性 β 受体阻滞药,作用与普萘洛尔相似,在体内不被代谢而以原形由肾排出,开始用 40～80 毫克/日,维持量 80～240 毫克/日。阿替洛尔(氨酰心安)和美托洛尔口服吸收均良好,不经肝脏代谢,不引起 β_2 受体阻滞,可供选择应用。

4. 硝酸甘油　对硬化肝脏中纤维隔和窦状隙周围的成肌纤维细胞有抑制作用,减少门脉血流的肝内阻力。通常以 0.4 毫克舌下含服,因其半衰期短,须 15～30 分钟再服 1 次以维持其作用。2％硝酸甘油贴剂可不间断地经皮肤吸收,作用时间延长。硝酸异山梨酯(二硝基异山梨醇)则为一长效血管扩张药,主张与哌唑嗪(α 受体阻滞药)联合应用,口服 3 周和 8 周后门脉压力梯度减少 17％,而心排血量无明显减少,但可出现直立性低血压。还可以用 1％硝酸甘油 1 毫升(10 毫克)加入 400 毫升生理盐水中,以 15～20 滴/分钟的速度缓慢静脉滴入,可使肝硬化门脉压降低 24.7％,对肝外门脉高压可降低 27.3％。

5. 钙通道阻滞药　这类药可使成肌纤维细胞松弛,减少肝内门脉血流阻力,降低门脉压,提高清蛋白弥散进入血管内间隙的能力,改善肝脏微循环营养。维拉帕米、硝苯地平(硝苯吡啶)、地尔硫䓬(硫氮䓬酮)、桂利嗪(脑益嗪)和粉防己碱(汉防己甲素)等属这类药,其中粉防己碱还有抑制肝纤维化的作用。

6. 5-羟色胺受体阻滞药　肝硬化时,全身血液循环对 5-羟色胺敏感,可增加门静脉血管阻力。酮色林能扩张门脉血管床,降低门脉压。

7. 血管紧张素转化酶抑制药　以卡托普利(巯甲丙脯酸)为例。能抑制血管紧张素转变为活性形式,使血管扩张阻力降低,门脉压下降。常用量为 25 毫克,3 次/日,口服。虽然卡托普利可降低动脉压,但用于血压正常的人却很少见到血压不断下降的情况。

8. 联合用药 由于血管加压素的不良反应,可联合应用血管扩张药,而使门脉和窦状隙扩张,以降低肝内阻力。硝酸甘油为一有力的静脉扩张药并轻度扩张动脉,可逆转血管加压素引起的不良反应,并降低血管加压素所致的门脉阻力增加,从而加强其降低门脉压的作用。

联合用药时,硝酸甘油的用量以维持收缩压不低于 90 毫米汞柱为宜。故血管加压素与硝酸甘油联合应用为治疗急性食管静脉曲张出血的首选疗法。也可选用其他血管扩张药与血管收缩药联合应用。

9. 增加食管下端括约肌压力的药物 血管加压素对曲张静脉出血的止血效果,与食管平滑肌收缩,压迫曲张静脉有关。

10. 止血剂 常用止血剂有维生素 K、卡巴克络(安络血)、氨基己酸(6-氨基己酸)、氨甲苯酸(止血芳酸)、凝血酶、云南白药、生大黄粉等。为纠正凝血机制障碍可选用冻干凝血酶原复合物 200~400 单位静脉滴注,1~2 次/日,止血后减量连用 2~3 天。或者用巴曲酶(立止血),此药是从巴西蝮蛇的毒液中提取出来的巴曲酶,具有凝血激酶和凝血酶的作用,只在血管破损处局部发挥作用,而不发生血管内凝血。出血病人可静脉和肌内各注射 1 克氏单位,重症病例 6 小时后再肌内注射 1 克氏单位,以后每日肌内注射 1 克氏单位,连用 2~3 天,止血率 80% 以上。

三十二、食管静脉曲张出血的输血及特殊治疗

1. 输血 因食管静脉曲张出血而失血量大的病人,则急需补充血容量。最好输全血,输血的量与速度取决于失血的量与速度。

失血简便的估计方法是倾斜试验。如倾斜(上半身抬高)3 分钟后脉率增加 30 次/分钟者,需输血 500 毫升左右;坐起时出现休

克者需输血 1 000 毫升；如平卧位出现休克，则需输血 2 000 毫升左右。

输血速度可以收缩压为指征。收缩压为 90 毫米汞柱时，1 小时内应输血 500 毫升；血压降至 80 毫米汞柱时，则 1 小时内应输血 1 000 毫升；如收缩压降至 60 毫米汞柱，则 1 小时内应输血 1 500 毫升。当然，还要看病人输血后循环状态是否转而稳定。如收缩压上升，脉压达 30 毫米汞柱，脉率减缓而有力，口渴消除，不再烦躁，肢体温暖，尿量增多，提示血容量恢复。

休克指数（脉率/收缩压）反映血容量丢失及恢复情况。休克指数为 1 表示血容量丢失 20%～30%，大于 1 则丢失血容量 30%～50%；输血后指数下降到 0.5 则提示血容量已经恢复。

抢救严重出血病人，应采用高位大隐静脉切开，插入较大导管至下腔静脉以保证输入需要，并随时监测中心静脉压。如输血后中心静脉压恢复正常而血压不升，则应注意纠正心肌功能不全和酸中毒。

由于贮存时间长的血库血液止血能力差，血氨的含量也高，输血量大时至少有一半应为新鲜血液（在血库存放 3 天以内），并适当补充钙。

大量快速输血仍不能稳定其循环状态时，改由动脉加压输血。

食管静脉曲张出血时，部分血液向下流至肠道，其中 75% 的水分可被吸收。出血后 6～24 小时血液稀释，血细胞比容下降，此时应输红细胞，不可过分补充血容量，因为血容量每增加 100 毫升，门脉压可上升 1.4（±0.7）厘米水柱，同时加重心脏负荷。

2. 气囊压迫止血　经积极治疗后仍继续出血的病人，为争取时间准备手术，可用气囊压迫止血；如果病人拒绝手术或不能承受手术，就不必应用气囊压迫，因为此法只可暂时止血，总的止血率为 40%～60%，再出血率 6%～60%，总的病死率仍有 74%～90%，不能改善预后，且可引起很多严重并发症，甚至死亡（2%～

22%)。

3. 内镜下硬化注射治疗 其对食管静脉曲张出血病人,硬化治疗为常用的疗法之一,尤其对食管静脉曲张出血,其控制出血的成功率达80%以上。由于硬化治疗不直接影响全肝的血流灌注或肝功能,因而适应证较宽,但并发症和再出血率还是应当注意的问题。硬化治疗不能改善生存率,只是一个暂时止血措施。

硬化剂治疗适应证:食管静脉曲张出血的急性病人,经内科保守治疗无效;首次或反复出血,经保守治疗出血已停止,但食管静脉曲张明显,随时有再出血危险的病人;未出过血的重度食管静脉曲张病人;均可用硬化剂注射以预防出血。

硬化剂治疗禁忌证:严重心、肺疾病,不能耐受内镜检查者;不能配合者;中、重度休克病人。

硬化剂治疗并发症:主要为发热、胸骨后疼痛、食管狭窄、吞咽困难,食管溃疡、穿孔、菌血症等。

治疗步骤:内镜插入后观察静脉曲张的范围程度,选定注射点和方法,有条件者最好用带气囊的前视胃镜。注射方法可直接将1%乙氧硬化醇注入曲张静脉内或曲张静脉的周围黏膜内,每根静脉内注射量为3～5毫升,黏膜内注射量每点不超过1毫升,一次注射取3～4个点,一次总量20～40毫升,7～10天可重复一次,一般经4～6次。直至曲张静脉消失为止。5%鱼肝油酸钠一般静脉内每点3毫升,总量不宜超过20毫升.

4. 内镜下组织黏合剂注射治疗 组织黏合剂主要用于曲张静脉的治疗。确定曲张静脉后,内镜直视下将用碘化油冲洗过的注射针直接插入曲张静脉内迅速注入组织黏合剂与碘化油混合液(比例为0.5毫升∶0.8毫升,一般不超过1毫升),接着即注入第二管碘化油1毫升,以冲掉注射针内残存的组织黏合剂,并迅速退出注射针及内镜,即用清水冲洗内镜镜身及活检孔道。

5. 单环曲张静脉结扎术 确定曲张静脉程度范围后,退出内镜。再将套有专用塑料套管的内镜插入,套管插入食管中上段,退出内镜。

按操作要求装单环结扎器,并将内镜经套管插入食管,选准欲结扎的曲张静脉,将内镜头端抵住该曲张静脉,启动负压吸引器持续吸引,数秒钟后内镜下可见曲张静脉逐渐进入结扎器内,继而视野一片发红,表明结扎器内已充满曲张静脉,即可拉牵引线,推出橡皮圈,套扎在被吸入的曲张静脉黏膜根部,停止负压吸引。内镜缓缓注气,即可窥见结扎的曲张静脉呈息肉状。

退出内镜(但仍保留外置管),安装新的皮圈,再经外套管插入内镜,结扎其他曲张静脉,如此反复结扎所有曲张静脉。

一般一次结扎 4～8 处,即部分曲张静脉不同部位可结扎 2～3 个皮圈。

6. 多环曲张静脉连续结扎术　其原理与单环结扎术相同,只是不需要插入外套管及反复退出内镜安装结扎皮圈。多环结扎器目前有 5 环连续结扎器和 6 环连续结扎器。操作时,先将多环结扎器安装内镜头端,再插入食管,观察食管静脉曲张程度、范围,并选定 5～6 个结扎点。然后自远及近逐一结扎,直至用完所备套圈。5～6 个皮圈可结扎 5～6 处静脉,亦可集中 2～3 条静脉。结扎点不要选在同一水平。

三十三、食管静脉曲张的放射
介入与手术治疗

1. 放射介入治疗

(1)经皮经肝门静脉栓塞术(PTO):经皮穿刺肝脏至肝内门脉分支,再将导管选择性送入胃冠状静脉或胃短静脉,用栓塞材料闭塞血管,达到食管曲张静脉出血的止血目的。

栓塞材料视血管大小而定,直径<3 毫米的血管,用 50% 葡萄

糖 80 毫升注入后,再用无水酒精 20～30 毫升即可栓塞;血管较粗者可用吸收性明胶海绵加凝血酶 500 单位混合后注射,或先推入长 3 厘米、直径 3 毫米的 COOK 钢圈 1～2 个。

经皮经肝门静脉栓塞术近期止血率和再出血率均优于血管加压素、气囊压迫和硬化治疗。但经皮经肝门静脉栓塞术除要求有一定技术条件外,还可发生门脉血栓、肺或脑梗死、腹膜炎、血尿、右侧胸腔积液和败血症等并发症,其发生率可达 25%～40%,而且经皮经肝门静脉栓塞术不能降低门脉压。

故严重出血倾向、严重肝功能损伤、高热、大量腹水和穿刺途径中血管病变如癌栓或血栓形成等均应列为禁忌。

(2)经皮经股动脉脾动脉栓塞术:对肝硬化门脉高压症合并脾亢的病例,而无外科手术条件,或其他治疗不能控制曲张静脉出血者,或顽固性腹水病人,均属适应证。术后可出现腹痛和肺部并发症,但无死亡报道。严重黄疸、腹膜炎及明显出血倾向者禁忌选用脾动脉栓塞疗法。

(3)经颈内静脉肝内门体分流术(TIPS):本法为近几年发展起来的新技术,主要用以治疗门脉高压曲张静脉出血,还可治疗顽固性腹水和各种原因形成的门脉高压症等。临床应用效果显著,受到广泛的重视,国内外应用者日益增多。目前,经颈内静脉肝内门体分流术的临床应用还处在发展阶段,随着器械的改良和技术操作的熟练,并发症将逐渐减少。

2. 外科手术治疗 门脉高压症静脉曲张出血病人,经积极治疗 24 小时以上仍大量出血,神志清楚,无黄疸或仅有轻度黄疸,胆红素<85.5 微摩/升(2 毫克/毫升),无腹水或仅有轻度腹水,<200 单位/升,人血白蛋白 25 克/升以上,血红蛋白 90 克/升以上,年龄<50 岁者均可考虑外科手术治疗。

手术方式一般分为疏通、阻断两类。

两类手术各有利弊。近来有人联合应用分流与断流手术,获得满意效果。

分流手术的效果取决于吻合口的大小。吻合口大则分流量大，降门脉压明显，即时止血好，但常死于肝功能衰竭；吻合口小，可保持部分门静脉血液流向肝脏，有利于保持肝细胞功能，降低血氨，但降门脉压效果较差。最佳吻合口为 0.8～0.9 厘米。脾肾静脉分流可改善脾功能亢进，但分流量小，降门脉压的效果差，吻合口易发生血栓。

远端脾肾静脉分流可保证门脉血液流向肝脏，术后脑病发生率和再出血率都低，但不能降低肝窦压。如病人脾静脉不适合吻合、门脉闭塞或已切除脾的病人可做肠腔或冠腔静脉分流。

为了避免分流术后的脑病，对危重病人或不适宜分流手术的病人，选用各种断流手术缝扎、横断或离断血管，即时止血效果好，很少发生脑病，有利于维持或恢复肝脏功能。

近年来，联合应用分流术与断流术取得很好效果，对曾出血的门脉高压症病人，或者虽未曾出血但有出血预兆的病人，应当首先选用分流术加断流术。

肝移植对晚期肝硬化门脉高压症，其他治疗无效时，惟一挽救生命的方法就是肝移植。移植技术已逐渐成熟，1 年生存率可达44%～60%，甚至更高，3 年生存率达 40% 以上。故治疗无望的晚期肝硬化病人，应当下决心接受肝脏移植治疗。

三十四、食管损伤的治疗原则及保守治疗

1. 食管损伤的治疗原则　食管损伤后可以用手术治疗或非手术治疗。不管用哪一种方法治疗基本目的在于防止从破口进一步污染周围的组织，清除已存在的感染，恢复食管的完整性和连续性；恢复和维持营养。要达到这 4 个目的，需根据损伤食管的情况（被损伤食管处组织是否正常）；原发疾病是良性还是恶性；是否伴

有穿孔远端梗阻；纵隔及胸腔及污染情况；食管损伤后到治疗的时间等选择不同的方法。

手术治疗的选择与以下因素有关：损伤的原因，损伤的部位，是否同时存在其他食管疾病，从穿孔到诊断的时间，食管穿孔后污染的程度，炎症蔓延的情况，是否有邻近脏器损伤，病人年龄及全身情况的好坏，以及医院的条件及医生技术水平。

对于诊断时间早，胸腔污染较轻，穿孔较大，病人年龄较轻，全身情况较好，穿孔伴有气胸、胸腔积液、气腹、纵隔气肿或脓肿，有异物存留，伴有食管恶性疾病和食管远端狭窄，以及非医源性疾病和食管损伤，应该优先选择手术方法治疗。

对于食管损伤很轻，又不能肯定是否有全层食管穿孔的病人可以首先采用非手术的治疗方法。

现在越来越多地对食管穿孔病人采用非手术的治疗方法，其理由有以下几个方面：①大多数食管穿孔是由于器械损伤引起，因为这种损伤多较自发性食管破裂产生的污染局限而且不重。②多可早期诊断。③新的更有效的抗生素能有效地控制食管穿孔引起的感染。④在 CT 扫描帮助下，能经皮准确置入有效的引流。⑤有安全有效的胃肠外营养和肠道营养方法。

另外，许多保守治疗的方法既是治疗的手段，又是观察病情变化的方法，同时又是手术治疗必不可少的术前准备。

对以下情况可以首先采用非手术治疗：器械引起损伤穿孔，特别是在颈部的穿孔；溃疡性狭窄和贲门失弛缓症或食管静脉曲张用硬化剂治疗后，在扩张时引起的穿孔，以及食管周围有纤维化形成，能限制纵隔的污染；从食管穿孔到诊断已经间隔几天，但症状轻微；早期诊断小的局限的穿孔；穿孔后引起的污染仅限于纵隔或纵隔与壁层胸膜之间，没有造影剂溢入附近体腔；有效的脓腔引流使穿孔对胸腔污染很小；从损伤到诊断未经口进食；穿孔位置不在肿瘤部位、不在腹腔、不在梗阻的近端；症状轻微，无全身感染迹象。

2. 保守治疗

(1)禁食:在怀疑或一时诊断有食管损伤时,应立即停止经口进食、进水,并嘱病人尽可能地减少吞咽动作。事实上要求病人绝对不做吞咽动作是可能的。

(2)胃肠减压:尽管有人提出选择性地应用胃肠减压,认为放入胃肠减压管使食管下段括约肌不能完全关闭,有可能加重胃反流,但多数认为应常规使用胃肠减压,以减少胃液的潴留,采用多孔的上下缘,以达到有效吸引置于食管穿孔的上下缘,以达到有效吸引,防止外渗的作用。除胃肠减压外有时还需经鼻腔间断吸引口咽部分泌物。

(3)广谱抗生素:食管穿孔后引起的主要病理是食管周围组织的炎症感染,如纵隔炎,胸膜炎或腹膜炎,因此一旦怀疑有食管损伤应早期选用广谱有效抗生素。广谱抗生素使用至少 7~14 日。

(4)维持营养:由于食管穿孔的治疗时间较长,往往需停止经口进食 10 天以上,因此不论是否采用保守治疗,都需要在最初治疗时,同时建立预防性的胃肠外营养或有效的胃肠道营养如空肠造瘘。纠正和维持水、电解质平衡。

(5)管灌洗:做法是置胸腔引流食管进入脓腔,达漏口处,并用负压吸引。用呋喃西林溶液漱洗口腔,再口服含抗生素的无菌盐水(如庆大霉素)。胸腔引流出的液体污浊时或量较多时,口服量增加。一旦引流量减少,液体转清,即开始进食牛奶、豆浆,每次进食后服抗生素,用无菌水冲洗食管,防止食物残渣在食管腔外存留。引流量少于 30~50 毫升时,行食管造影或口服亚甲蓝,证实瘘口封闭,X 线胸片无积液,改为开放引流,逐步退出。这种方法利于早期肺膨胀,消灭残腔,促进食管早期愈合。当不进食时将胃肠减压管放在穿孔部位,用生理盐水或抗生素溶液灌入冲洗。

(6)置入支架:穿过癌瘤或气管食管瘘的部位,在食管腔内置管或置入支架。

保守治疗 24 小时,如果症状不见好转或有加重时则应考虑进一步手术治疗。

三十五、食管损伤的手术治疗原则及手术治疗方法

1. 手术治疗原则 手术治疗的原则是清除所有炎症和坏死的组织。根据不同的部位,用适当的方法确切闭合穿孔;矫正并除去食管穿孔远侧梗阻。

当损伤发生在食管梗阻的近段或在梗阻的部位,或当诊断过晚(一般>24 小时),直接修补损伤的食管则是禁忌的,而防止继续污染纵隔及胸膜腔和维持营养则是非常重要的。

手术治疗的入路依穿孔的部位而不同。

(1)颈部穿孔:小的颈部食管穿孔,处理上往往仅需要在穿孔的旁边放一引流,瘘口即可自己闭合,而不必做进一步手术处理。引流的方法是延胸锁乳突肌的前缘做纵向切口,在颈内动静脉的前方直接显露食管,放入软橡皮片引流,并从切口下方另戳孔引出,在颈椎前水平应用钝性剥离,因为在这个部位的穿孔,如果处理不当,可使穿孔向纵隔方向扩展,并使感染进入纵隔。

(2)胸部穿孔:食管中上段穿孔时可经第 4、5 肋间进胸腔,下段穿孔则经第 6、7 肋间进胸腔,如没有胸腔污染,中上段从右侧开胸,下段从左侧开胸。根据食管破入哪一侧胸腔,则应从那一侧开胸,以便于手术处理。

(3)腹部穿孔:腹部穿孔如果胸腔没有污染,手术探查可直接经上腹部正中切口进行。不论穿孔在什么部位,显露食管后,可通过食管内的导管向食管腔内注入亚甲蓝或注入气体来确定穿孔的部位。

2. 手术治疗的方法

(1)引流:不论采用哪种治疗方法,有效的引流是必不可少的,特别在广泛炎症和全身情况不佳时,必要时应在 CT 扫描引导下置入引流管。这种方法在颈部穿孔和胸部穿孔病人都有效。另外,如果对一期修补有怀疑时,或用于加固的组织不可靠时,也可在局部加用引流。有效的引流使肺早期膨胀,也使修复成功的机会加大。大的胸段食管穿孔,也可自食管穿孔处放入一个 6～10 厘米长的 T 形引流管,围绕 T 形管闭合穿孔,使之产生一个可控的食管皮肤瘘做持续负压吸引,3 周后形成窦道再拔除 T 管。这种方法用于裂口行胸膜外纵隔引流。

(2)一期缝合:一期缝合不论是否用周围的组织加固均是外科手术治疗食管穿孔常用的方法。在早期诊断的病人,当有手术适应证时,应行急诊手术,缝合修补穿孔的食管,要达到一期严密缝合。

术中应进一步切开肌层,充分暴露黏膜层的损伤,彻底清除无活力的组织。在良性病变大多数病例黏膜正常,手术时应将穿孔缘修剪成新鲜创缘,大的穿孔应探察纵隔,仔细找到穿孔的边缘,用 2-0 的可吸收缝线,也可以用不吸收的细线,间断缝合修补穿孔的食管,同时局部引流。

分层闭合黏膜和肌层是手术修复成功的关键。没有适当的暴露和严密的缝合是术后发生瘘的主要原因。如果损伤时间较长组织产生水肿时,可以仅闭合黏膜层,并同时彻底冲洗和清除污染的组织。

用较大口径的闭式引流,7～10 天后行食管造影,如没有造影剂外溢,则可恢复经口进食。食管穿孔时间大于 24 小时或局部污染、炎症反应严重、组织有坏死时,应只做局部引流,不修补穿孔。

一期闭合最好是在健康的食管组织,当有远端梗阻时,单纯一期闭合是无效的,必须同时解决梗阻,才能达到成功的修复。

（3）加固缝合：由于一期缝合食管损伤有裂开和瘘的可能性，特别是当病人从穿孔到治疗时已间隔数小时，有必要采用加固缝合的方法闭合食管穿孔。

在胸部有许多组织可用于这种加固缝合，特别是用食管周围有炎性反应增厚的胸膜。其他可利用的组织还有网膜、纵隔肌瓣，它们不易坏死，有一定的张力，弹性较好，再生能力强。

取全层12厘米长，5～7厘米宽，基底位于食管处，向上翻起，用于食管下段的修复。不论用哪一种组织修复加固，这种组织最好是用在修复和食管壁之中，而不是简单覆盖于修复之上。

（4）同时处理食管疾病：穿孔发生在狭窄或肿瘤的上段，穿孔远端有梗阻，这种穿孔几乎不能自行愈合。在病人的情况能够接受手术、病变的食管又可以切除的情况下，最好的处理办法是手术切除病变的食管。食管切除后，采用一期还是二期消化道再建，须根据污染的情况和病人的情况决定。一旦决定做食管切除，应做颈部吻合，因为颈部吻合易于操作。当病变或肿瘤不能切除时，在大多数病例食管穿孔将是致死的并发症。如同时存在食管—贲门失弛缓症，或严重的反流性食管炎时争取尽可能同时解决。

（5）食管外置：食管外置或旷置的手术近年来已很少使用，只有在病人的营养状况极度不良时，用前述种种方法均不适合或无效的病例，才用颈部食管外置造口术或胃造口减压术。

这种手术包括：缝闭贲门，胸段食管自颈部拔出外置以减少胸内污染，后期再做空肠或结肠代食管术。

三十六、食管神经官能症的多种治疗方法

神经官能症又称神经症，是一组轻性心理障碍的总称。食管神经官能症的治疗主要以心理治疗为主，药物治疗为辅的综合治

疗方法。疗程较长需要长期坚持治疗,治疗方法包括:

(1)病因治疗:神经官能症属于心因性疾病,应以精神治疗为主,辅以药物及其他物理治疗。病人应该在医师的指导下进行循序渐进地对症治疗,消除病因,增强体质,促进康复。

(2)一般治疗:除非病人一般情况很差,无需卧床休息,可参加适量的劳动和工作。生活要有规律,经常参加适当的文娱活动。饮食以少渣、易消化食物为主,避免刺激性饮食和浓烈的调味品。神经性厌食病人须住院治疗,并逐渐培养正常饮食习惯。

(3)食管神经官能症的饮食注意事项:首先,应选择温和的饮食,避免刺激性饮食。多食新鲜蔬菜和水果,并大量饮水,这对控制本病很重要。还要忌饮酒及吸烟,因为烟酒中的有害物质会对食管黏膜有刺激。同时,要忌食动物脂肪、黄油、碳酸饮料、咖啡、糖果、巧克力、油炸食品、冰淇淋、橘子、葡萄、柚子等,这些食物会刺激肠黏膜,阻碍营养的吸收。最后要注意,睡觉前不要进食,进餐后应在1～2小时后就寝。

(4)药物治疗:调节神经功能,改善睡眠。根据病情,可选用下述药物与方法。

①镇静药。常选地西泮、艾司唑仑、氯丙嗪、水合氯醛、苯巴比妥、美乐托宁或谷维素等,按医嘱服用,以帮助睡眠平稳、充分休息。

②解痉镇痛药。有解痉止痛作用,如颠茄制剂、阿托品、普鲁本辛等

③神经性呕吐药。可用维生素 B_6 10～20 毫克,每日 3 次或 100 毫克加入 50％葡萄糖注射液 40 毫升静脉注射。呕吐剧烈酌情给予氯丙嗪、异丙嗪、多潘立酮等。

④中医中药治疗。可根据病人的病情辨证施治。阴虚肝旺:杞菊地黄丸、朱砂安神丸等。心肾不交:六味地黄丸、补心丹、养心汤等。心脾两虚:归脾汤、桂枝龙骨牡蛎汤等。肾阴虚:六味地黄丸、都气丸、归芍地黄丸、参麦六味丸等。肾阳虚:金匮肾气丸、右

归饮、参茸地黄丸等。伴有神经性呕吐可用小半夏汤合茯苓汤加减。神经性嗳气用旋覆代赭汤加减。情绪性腹泻可选用止泻药方或附子理中汤合四神丸加减。

三十七、食管神经官能症的辨证调理与分型治疗

食管神经官能症属于中医学"胃痛"、"反酸"、"呕吐"、"泄泻"、"梅核气"等范畴。本病的发生主要是七情内伤所致,亦与饮食失调、肝郁气滞有关。辨证分以下4型治疗:

1. 辨证

(1)痰气交阻:由于情志不遂,肝气郁结,脾虚湿停,久则生痰,气滞痰壅,交阻咽部而致。症见咽部不适,似有物堵,进食无妨,恶心反酸,胸胁闷胀。舌苔薄白,脉弦细。治宜理气开郁,化痰利咽。方选半夏厚朴汤化裁,药用半夏、厚朴、茯苓、紫苏梗、香橼皮、桔梗、瓜蒌、枳壳等。

(2)肝气犯胃:由于恚怒伤肝,疏泄失常,气机阻滞,逆犯胃腑,胃失和降,冲逆而上所致。症见呕吐反酸,嗳气频作,胸胁胀痛,纳食减少,烦躁易怒,失眠多梦。舌质红、苔黄,脉弦。治宜疏肝和胃,降逆止呕。方选左金丸加味,药用川楝子、延胡索、吴茱萸、黄连、白芍、枳壳、竹茹、玫瑰花、佛手、厚朴等。

(3)气逆痰阻:由于思虑伤脾,运化失职,水湿不化,聚而生痰,升降失调,胃气逆乱而致。症见嗳气声响,呃逆时发,呕恶痰涎,纳差食少,脘胁胀闷,郁怒时甚。舌苔白腻,脉弦滑。治宜降气化痰,和胃止呃。方选匀气散化裁,药用沉香、丁香、檀香、木香、砂仁、白蔻、藿香、半夏、代赭石、生姜等。

(4)肝气乘脾:由于气郁日久,化热生火,乘脾犯胃,纳化失常,清气不升,浊气不降而致。症见腹痛阵作,肠鸣即泻,泻后痛

减，遇怒加重，或与便秘交替出现，胁脘胀闷，心悸失眠。舌质淡、苔薄白，脉沉细。治宜抑肝扶脾，燥湿止痛。方选痛泻要方加味，药用炒白术、炒白芍、陈皮、防风、木瓜、炒扁豆、炒山药、肉豆蔻、甘草等。

西医在治疗食管神经官能症时，常常是对症治疗。而中医中药在治疗此病时积累了丰富的经验。具体选方用药时需强调明辨虚实寒热，治疗则重视调理气机为主。

虚寒体质者常表现为畏寒、呕吐、食少、脉沉，甚则手足厥冷。常是因中阳不足，阴寒内结所致，治则当温补中阳、散寒破结为主，方用大建中汤（干姜、川椒、人参、饴糖），服药后进热粥，加被静卧。

寒实体质者常表现为畏寒、腹胀、大便秘结、脉实，或见上腹部疼痛剧烈，大便不通，舌苔白腻或灰腻，脉弦紧。常是因寒实内结，腑气不通所致，治则当散寒破结、通腑理气为主，方用大黄附子汤（大黄、附子、细辛），便通则痛止。

若情志抑郁，性情易怒，可见腹泻前腹痛，泻后痛减，伴胸胁满闷、嗳气、喜叹息、脉弦者，常因肝气犯脾、肝脾不调所致，治则当理气开郁、调理肝脾为主，方用痛泻要方（白芍、白术、防风、陈皮），缓缓调之。

若脾胃虚弱、食少、大便不调，腹痛间断发作，伴有心胸烦热、口干、呕吐、腹中冷、舌苔黄白相兼者，常因中阳不足、寒热错杂、气机升降失序所致，治则当温补中阳、散寒清热、宣通气机为主，方可用黄连汤（黄连、干姜、桂枝、半夏、人参、炙甘草、大枣）。

若食管及胃肠道功能紊乱日久，时常腹痛，心悸，汗出，手足烦热、咽干口燥者，常因中阳不足，气血亏虚，阴阳失和，宜补益中气、调和阴阳为主，方用黄芪当归建中汤（黄芪、当归、桂枝、芍药、生姜、大枣、饴糖、炙甘草）调理。

2. 常用方

方 1

【辨　证】　气阴两虚。

【治　法】　和血通阳,补益心气,育养心神,宁神定志。

【方　名】　益心定志汤。

【组　成】　当归身 10 克,紫丹参 12 克,白檀香 5 克,细砂仁 3 克,酸枣仁 6 克,炙远志 6 克,北五味 5 克,玉桔梗 6 克,煅牡蛎 12 克。

【用　法】　水煎服,每日 1 剂,日服 2 次。

方 2

【辨　证】　情志不舒,肝郁不顺。

【治　法】　疏肝解郁、降逆和胃。

【方　名】　疏肝和胃汤。

【组　成】　柴胡 6 克,白芍 15 克,旋覆花 15 克,茯苓 15 克,枳壳 12 克,党参 12 克,丹参 12 克,槟榔 12 克,炒白术 10 克,乌药 10 克,蒲公英 20 克,甘草 6 克。

【用　法】　水煎服,每日 1 剂。

3. 神经官能症的食疗法

方 1

【原　料】　酸枣仁 30 克,大枣 10 枚,冰糖 30 克。

【制　法】　将原料放入水中煎浓汁。

【用　法】　每日 1 剂,每晚临睡前服用,连续数天。

方 2

【原　料】　百合 50 克,大枣 10 枚,粳米 150 克。

【制　法】　将原料同煮成粥。

【用　法】　加蜂蜜适量调服。

方　3

【原　料】　银耳10克,用水泡,莲子30克,大枣10枚,粳米200克。

【制　法】　将原料同煮至粥熟烂。

【用　法】　分次食用。

方　4

【原　料】　龙眼肉15克,大枣10枚。

【制　法】　将原料加入水中煎汤。

【用　法】　吃龙眼肉饮汤,每晚睡前服用。

三十八、食管神经官能症的
自我保健方法

食管神经官能症主要表现为:胸胁胀满,心情郁闷、胃脘疼痛、堵闷不适、恶心呕吐、嗳气吞酸,不思饮食,舌苔白或白腻。本症多由情志不舒,肝郁不顺导致。该病一般不会自愈,如不及时治疗容易引发其他病症。

中医治疗多采用疏肝解郁、降逆和胃的治疗方法。如果能够配合按摩、针灸等可以疏通经络,行气解郁,调节食管功能,达到不错的治疗效果。

1. 日常生活保健　患有食管神经官能症的病人在日常生活中,应注重调节神经功能,充分休息和睡眠,避免精神紧张和各种不良刺激。

2. 饮食保健　在饮食方面,应进食易消化无刺激性的食物。

3. 自我按摩保健 自我穴位简易按摩,如取合谷、神门、足三里、第二掌骨侧心、胃、腹穴等,皆可达自我保健之效果。

(1)摩腹:仰卧位,膝屈曲,两手掌指相叠,置于腹部,以肚脐为中心,在中下腹部沿顺时针方向摩动,逐渐扩大范围,时间约 3 分钟。摩腹可促进血液循环,加速食管和胃、肠蠕动。

(2)提拿腹部:用两拇指和其余四指置于腹部正中,对应钳形用力,捏拿并提起,一拿一放,以拿提时感觉酸胀、微痛,放松后感觉舒展为宜,反复捏拿 5～7 次。

(3)点按腧穴:仰卧,拇指用力,紧贴皮肤,分别点按中脘穴(前正中线,肚脐上 4 寸)、气海穴(前正中线上,肚脐下 1.5 寸)、天枢穴(肚脐旁 2 寸)、足三里穴(髌韧带外侧下 3 寸,胫骨旁开一横指)各半分钟,以略感酸胀为宜。中脘穴和足三里穴是治疗食管、胃、肠疾病的常用穴,能行气、和胃、止痛,缓解各种消化道症状。天枢穴和气海穴也可治疗消化道症状。

(4)捏脊:俯卧位,裸露脊背,全身肌肉放松,两手自然屈曲成虚拳状,拇指伸张在拳眼上面,食指和中指横抵在尾骨上,两手交替沿脊背正中向颈部方向推进,随捏随推,如此反复 3 遍,使脊背皮肤出现微红、灼热感。在推捏过程中每捏三下就向后上方提一下,可听到清脆的"得啦"响声。捏脊能调节脏腑功能,特别是对食管和胃、肠功能有很好的调节作用,能改善食管和胃、肠蠕动,促进消化吸收。

(5)擦腰骶部:坐位,腰部微屈,两手五指并拢,掌指紧贴腰部,用力向下摩擦至骶部,如此反复揉摩约 2 分钟,以皮肤微红有温热感为宜。

第五章　护理有序　康复无虑

一、生活方式与食管健康

老生常谈一句话："要有健康的生活方式。"

那么,什么才是健康的生活方式呢? 就是从日常生活点滴做起,作息规律、不熬夜;从改变吸烟、酗酒等不良的生活习惯做起;从合理安排膳食结构做起。

再说简单点,包括反流性食管炎、食管癌等食管疾病在内的生活方式病是怎样形成的呢? 就是自己的不良生活方式积累形成的。如果年轻时不注意培养健康的生活方式,就会陷入"前半辈子以命换钱,后半辈子拿钱换命"的境况。

民间流传这样一句话:"一个人 20 年前的生活方式决定 20 年后的身体状况。"这就是告诉我们,生活方式疾病的形成是一个漫长的过程,人人都是 20 年后自己身体状况的主宰者。20 年前是往"健康银行"里定期储蓄"健康"的时候,而 20 年以后则是不断地从健康银行里往外支取。有不良生活方式的人,在 20 年内就已经开始预支"健康"了,到头来,"健康银行"里已经是空空如也,只能透支生命了。

生活方式疾病是与生活方式密切相关的疾病,主要是由人们不科学、不健康的生活行为方式长期积累引起的,是身心不能应对内外环境的结果。不良饮食习惯、不平衡的膳食、精神紧张、吸烟、饮酒、缺乏运动及干扰正常的生活节律等不健康的生活方式,酿成了形式不同、类型各异、严重程度不同的生活方式疾病。

生活方式疾病的发生和人类物质文明与精神文明进步不协调发展密切相关,故也称"文明病"。慢性非传染性疾病也属生活方式疾病范畴。

那么,谁是生活方式病的最好医生?

答案:只有自己才是自己最好的医生。

生活中,金钱是买不来健康的,追求健康没有快车和捷径。任何可以改善生活方式的原则和方法都是最好的"生活方式药",是否使用这种"药物",主动权掌握在自己手里。

预防生活方式病的根本措施是养成良好的生活方式和改变不良生活习惯。这包括两个方面:第一、学习和掌握健康知识。健康教育是预防"生活方式病"的有效武器。第二、重在实践。从一点一滴做起,把科学理论变成自觉的行动。持之以恒,必见成效。

防食管病于未然离不开健康的生活方式和五个养生要诀"动为纲,素为常,酒勿饮,烟莫染,莫愁肠"要牢记。

◆"动为纲":指适当的运动可促进消化,增进食欲,使气血化源充足,精、气、神旺盛,脏腑功能不衰。因此,每个人人要根据各自的实际情况选择合适的运动锻炼方式和运动量。散步是一种和缓自然的体育活动,可快可慢,使精神得到休息,肌肉放松,气血调顺,整个身心在一种协调中得到平衡和保养。持之以恒可流动气血,畅达气机,活动关节,帮助消化,借以祛病防衰。

◆"素为常":素食主要包括食植物蛋白、植物油及维生素的食物,如面粉、大米、五谷杂粮、豆类及其制品、蔬菜、瓜果等。应少吃油腻,多吃素菜。日常饮食应以清淡为主,以便清理消化道。进食温凉适当,不要过热也不可过凉,因为寒热均伤食管黏膜和肠、胃,导致运化失调。少食质硬、质黏、煎炸、辛辣性食品。

◆"酒勿饮":嗜酒无度会损伤食管脾胃。健康饮食,以利于消化,亦可畅通血脉。饮酒过量,食管和肠、胃必受其害,轻则反酸,重则呕吐、出血。酗酒或长期大量饮烈性酒,更易导致食管癌而损寿。

◆"烟莫染":不要染上吸烟的习惯。因为人们在吸烟的时候,烟雾中的有毒、有害物质,溶解并附着在口腔、咽喉部位,随吞咽进入食管内,这些有毒、有害物质对食管黏膜也有很大损害,并可致癌。

◆"莫愁肠":指人的精神状况、情绪变化对消化器官亦有一定影响。中医学认为:思可伤脾。意指思虑过度,易伤食管、胃、肠等消化器官。消化功能失衡,会引起消化、吸收和运化的障碍,因而食不甘味,甚至不思饮食。久之气血生化不足,使消化功能减退,导致多种疾病发生。所以,必须注意性格、情操及道德的修养,做到心胸豁达,待人和善,遇事不要斤斤计较、冥思苦想,更不要对身外之物多费心思。尽量避免不良情绪的刺激和干扰,经常保持稳定的心境和乐观的心态,这也是保养食管、祛病延年的妙方之一。

健康新民谣

清晨起,莫慌忙,伸伸懒腰再起床。

床边坐,别着急,半分钟后再站起。

温开水,喝半杯,血脉通畅最宝贵。

大小便,要排空,清肠排毒身轻松。

吃早餐,很重要,上午更要营养好。

太阳出,去晨练,日照空气更新鲜。

指梳头,干洗脸,头脑清醒驻容颜。

揉揉眼,洗洗鼻,远离感冒没问题。

齿常叩,舌常转,生津开胃齿固坚。

保健穴,常按摩,健身祛病好处多。

大步走,小步跑,一天万步比较好。

循序进,持之恒,常年锻炼好精神。

不吸烟,少喝酒,心胸开阔不发愁。

午饭后,睡一觉,自我调节减疲劳。

晚餐少,宜清淡,有利健康和睡眠。

晚饭后,散散步,身心放松感舒服。

睡觉前,泡泡脚,按摩涌泉胜吃药。

重健康,轻名利,淡泊人生有意义。

献爱心,要牢记,心理健康数第一。

葆青春,养天年,合家幸福到永远。

二、食管病病人生活调养的最佳时间

做什么事都有个最佳的时间,最佳的时候做合适的事情往往会事半功倍。健康生活同样如此。

◆ 晒太阳的最佳时间:上午 8～10 时和下午 16～19 时,是晒太阳养生的最佳时间。此时段日光以有益的长波紫外线为主,可使人体产生维生素 D,从而增强人体免疫系统的抵抗力,并减少发病率。

◆ 进餐的最佳时间:早餐时间为早上 6：30～7：30;午餐时间为中午 11：30～12：30;晚餐时间为晚上 18：00～19：00。这是符合人体消化器官消化液分泌规律的时间。

◆ 饮茶的最佳时间:饮茶养生的最佳时间是用餐 1 小时后。不少人喜欢饭后马上饮热茶,这是很不科学的。因为茶叶中的鞣酸可与食物中的铁结合成不溶性的铁盐,干扰人体对铁的吸收,时间一长可诱发贫血,减低机体抗病能力。

◆ 喝牛奶的最佳时间:因牛奶含有丰富的钙,中老年人睡觉前饮用效果最佳,可补偿夜间血钙的低落状态而保护骨骼。同时,牛奶有催眠作用,良好的睡眠状态是健康的保证。

◆ 吃水果的最佳时间:吃水果的最佳时间是饭前 1 小时。因为水果属生食,吃生食后再吃熟食,体内白细胞就不会增多,有利于保护人体免疫系统。

◆ 刷牙的最佳时间:饭后 3 分钟是漱口、刷牙的最佳时间。因为这时,口腔的细菌开始分解食物残渣,其产生的酸性物质易腐蚀、溶解牙釉质,使牙齿受到损害。清洁牙齿对食管也是很好的保护。

◆ 散步的最佳时间:饭后 45~60 分钟,以每小时 4.8 公里的速度散步 20 分钟,热能消耗最大,最有利于减肥。如果在饭后 2 小时再散步,效果会更好。

◆ 洗澡的最佳时间:每天晚上睡觉前来一个温水浴(35℃~45℃),能使全身内脏器官,以及肌肉、关节松弛,血液循环加快,有助于白天消耗的体力逐步恢复。

◆ 睡眠的最佳时间:午睡最好从 13 时开始,这时人体感觉已下降,很容易入睡。晚上则以 22~23 时上床为佳,因为人的深睡时间在 24 时至次日凌晨 3 时,而人在睡后 1.5 小时即进入深睡状态。

◆ 锻炼的最佳时间:傍晚锻炼最为有益。原因是:人类的体力发挥或身体的适应能力,均以下午或接近黄昏时分为最佳。

三、心理护理对食管病病人康复的作用

积极的心理护理对于疾病的有效缓解、迅速治愈、防止复发起着重要作用。

1. 心理状态对食管疾病不同症状的病人的影响

(1)心理上缺乏安全感:反流性食管炎病史长,不规范的治疗使病人反复检查、用药,症状长期反复,使病人对医疗的信任度减低,入院时常存在怀疑、观望情绪。

（2）心理负面情绪增加：食管裂孔疝病人，多数对疾病本身不了解，开始时有效的药物治疗可使症状有一定缓解，但病人由于相对较长的病史，对日后的恢复有顾虑，不仅影响现行中的治疗，而且会出现其他不适症状。

（3）社会心理负担增加：食管静脉曲张，或食管癌病人多以严重的并发症入院，上消化道出血、贫血、休克等，病情稳定后，病人考虑到多年的疾病反复发作、疾病对劳动能力等社会生活的影响，时常表现出没有耐心、丧失信心，甚至绝望。

（4）共性的心理状况：反流性食管炎病人，由于缺乏疾病常识导致疾病反复发作，随着病程的延长，反而对医疗信任度减低。

2. 针对病人的心理状态，做好心理护理

（1）心理疏导：要热情诚恳的接待病人，帮助其尽快熟悉医院诊治环境，建立新的医患之间、病人之间的关系，积极与之进行交流，分析其心理变化，掌握病人社会、心理因素中对疾病治疗、恢复不利的方面，逐步打消其各种顾虑，满足病人的心理需要，建立充分的信任。

（2）疾病知识的教育：多数病人缺乏对自身疾病科学、客观的了解。耐心解答病人提出的疑问，让病人学会正确观察病情，了解检查结果，用通俗易懂的语言进行相应的解释，耐心进行开导和精神支持，并且适当举出实际病例，这样病人更容易接受传授给的常识，而且使病人的心理状态得到调整。只有病人对疾病有科学的认识，才能使之树立治愈的信心，更好的配合治疗，缩短治疗时间，并且在预防院外疾病的复发中非常重要。

（3）日常生活的指导：在治疗疾病的基础上，加以科学宣教、调整心理，大多数病人可以在医疗环境中恢复身心健康。但部分病人对院外的日常生活存在心理负担，帮助病人分析疾病带给实际生活中的某些不便，提供解决、克服的方法，鼓励病人在生活中尽量保持心情愉快。有困难时应积极寻求社会支持，尽量多和家人朋友交流。多参加社会文娱活动,增强体质,培养其在生活中积极的、充满信心的生活态度。

(4)共性的心理护理要求:在进行心理护理时,首先应仪表端庄、态度和蔼、言语温和、动作沉稳,给病人以亲切感和安全感。逐步取得病人信任,为进一步开展心理护理打好基础。要了解病人既往病史,对不同病人因病而异,因社会因素不同而异,对暴露出的各种心理矛盾,应给予足够重视,综合分析不同疾病中不同的心理需要,积极解决不同时期疾病恢复状况和不同的心理问题开展相应护理,才会更加有效。

四、食管病病人治疗过程中的心理养护

俗话说"三分治疗,七分护理",可见护理的重要性。在食管疾病治疗过程中,特别是对已经住院的手术、内镜下治疗、放疗、化疗的食管病病人应做好以下几方面的心理护理工作:

对良性食管疾病的病人要认真交代病情,以期得到配合治疗,避免并发症发生的目的。让病人对疾病有正确的认识,保持良好的情绪,解除顾虑,积极配合治疗护理。

但对癌症病人的真实病情要适度保守秘密,以免病人过于紧张与恐惧。对已经知道自己患癌症的人,应给予科学的解释、安慰与鼓励,使病人能正确地对待疾病。

对消极失望的病人要分析原因,做好心理上的安慰,做好调养精神与生活的指导,综合治疗癌症的重要意义,以及意志与情绪对治愈疾病的能动作用,排除不利于治疗的有关心理、社会因素。

要及时把握病人的心理活动,抓住时机对病人进行心理疏导,尽量消除病人的悲观情绪。向病人介绍疾病的特点、化疗药物的作用和副作用。同时还以治愈的病例为典型,激发病人以乐观自信的心理正确对待自己的疾病,让病人从悲观失望中解脱出来,在精神上得到鼓励,在治疗上看到希望。

要动员病人周围的人关心体贴病人,亲人情感的微妙变化,会影响病人的情绪,如果亲人对他关心体贴,病人的悲观情绪就会减轻甚至消失,反之,病人悲观心理会加重,因此,做好病人亲属的动员工作是扭转病人消极、悲观心理的关键步骤。

在医院,要建立良好的护患关系,重视语言交流。护士的态度要和蔼,举止文雅;对病人要在治疗和精神上给予关心,要耐心、细心,要有爱心,护士要经常接近病人,明确回答病人提出的问题,切不可说出消极的语言而加重病人的心理负担。要帮助病人解决实际困难,用自己娴熟的技术取得病人的信赖,争取病人的配合。

即便从医院回到家里,也要为病人创造温馨舒适、安静优雅、温度适宜的生活环境。

室内卫生状况良好,要保持空气流通,光线充足;窗台上放一些花草,陶冶病人情操。良好的生活环境有利于病人身心休息,促进病友间的人际关系,增强病人心理治疗效果,使病人在轻松、愉快的氛围中积极配合治疗,达到治疗目的。

同时,帮助病人合理安排日常生活、休息、睡眠、饮食、营养,良好的环境和舒适的感觉有利于身心健康,使之保持最佳的心理状态。

根据不同的年龄、性别、病情轻重及性质、病程长短、个性特点等,安排一些有意义的活动,以解除寂寞,振奋情绪,消除紧张,如养生功,打太极拳,做健身操等。

病人也要保持乐观情绪,培养广泛的兴趣。兴趣和爱好可以扩大生活领域和丰富生活内容,陶冶人的情操,改善人的心理活动,有利于康复。

五、食管病病人康复与居家环境

食管疾病的调养对居家环境有一定的要求,良好的居家环境可以促进食管病康复;反之,则可能推迟康复时间,甚至可以复发,或加重病情。

首先,不要忽视居室的色彩作用。精神病学专家和心理学专家研究证实,色彩可左右人的情绪、情感、行为和生理功能。因此,不可忽视居室的色彩。居室的墙、天棚和地面的色彩,最好根据其用途、大小、朝向与使用者的心理需求来定。

同时,不可忽视"家庭污染"。现代家具,如组合柜等大都以胶合板、纤维板、刨花板、木屑板、木丝板等人造板材制成,在居室内可放出浓重的甲醛气味;化纤地毯的主要原料也是甲醛类物质,铺设之初会发出甲醛的怪味。

净化居家环境除了经常打扫清洁卫生外,可以经常打开门窗通风换气,这是减轻居室化学污染的简便有效办法。

六、食管病病人康复与生活细节

细节可以决定成败,同样,重视生活中点滴细节可以帮助食管病康复。

第一,起床不宜先叠被

从生理学的角度来讲,在约 8 小时的睡眠过程中,人的呼吸过程和分布全身的皮肤毛孔可排出多种气体和汗液。据测定,从呼吸道和皮肤毛孔排出的水分约 400 毫升,从呼吸道排出的废气含二氧化碳等化学物质 149 种,从汗腺中分泌蒸发出来的物质约 151 种,如肌酸、马尿酸、尿素等。这些物质多数对人体无益,人体排出的这些气体和汗液,大多被盖在身上的被子所吸收。

起床后如首先叠好被子,则把这种物质闷在被子里面,不利其散发出去,结果使被子在一定程度上受潮,并被上述有害物质污染。晚上再盖被子时,吸收到被子中的废气和汗液在体温的作用下,又蒸腾出来。结果,被子里的废气浓度增高,久而久之,健康就受到损害。

正确的方法是：起床后将被子翻个面，撩起蚊帐，然后打开窗户，让空气对流，以便使被子中的水分与气体自然逸出。此时，可洗脸漱口，做早操或做其他家庭杂务，最后才叠被子。此外，平时被子也要勤洗多晒，这样才算讲卫生。

第二，选择高度适宜的枕头

成人的枕头高度以 9～10 厘米为宜。枕头过低，一方面会由于头部位置过低，流入头部血液过多，经过一夜之后就会使大脑发胀、眼皮水肿，另一方面还可能会因颈部肌肉紧张而造成"落枕"。枕头过高，则会影响呼吸道通畅，使人容易打呼噜。

所谓"高枕无忧"，其实只是比喻在思想上解除武装，放松对敌人的警惕，安心睡觉，而非真的枕头愈高愈好。只有选择合适高度的枕头，使头略向前弯，颈部肌肉得到充分放松，呼吸道保持通畅，脑部血液供应正常，这样才能真正可能达到"高枕无忧"。

第三，警惕电器的危害

科学家经长期研究发现，越来越多的健康问题与电有关。这包括电磁场、电子烟雾、电噪声等。

电流通过电线时在人们生活环境中形成的电磁场，虽然人们感觉不到它的存在，但电磁辐射侵害人体是可能的。

家庭使用的各种电器，都大量发出各种不同波长、不同频率的电磁波。其中，波长很短、频率很高的微波起着电子烟雾的作用。这种电子烟雾，会使人产生头痛、头晕、疲乏、嗜睡、易倦、胸闷、失眠、抑郁、易怒、记忆力减退、食欲不振、神经衰弱等症，直接影响着食管疾病的调养。电子烟雾还会直接损伤人体细胞内基因主体——脱氧核糖核酸。

因此，使用家电的家庭应注意：家用电器最好分散放置，不要集中在卧室里。其次，尽量采取措施，减轻电子烟雾的危害，如当电热毯变暖后应及时切断电源，使用交流电闹钟应尽量离床远一些;人与彩电的距离不应小于4~5米,人和40瓦日光灯管的距离不应小于2~3米。

家用电器噪声可使人的呼吸、脉搏加快,诱发血压升高。经常处于家电噪声刺激下,会引起神经衰弱症候群,如头晕、头痛、耳鸣、心动过速、出汗、食欲减退、失眠、易疲劳、记忆力减退、急躁易怒、诱发疾病加重等。为避免或减少家用电器的噪声危害,在购买家用电器时,要选噪声小的。摆设时,尽量不要把噪声大的电器放置同一室内。

另外,室内最好能放几盆花或观赏植物,这不仅能调节微小气候,而且能有效减弱噪声。使用电视机、录音机时,音量不宜过高,应适宜才能悦耳,否则害人害己。再就是应避免几种家用电器同时使用。

第四,莫忘厨房卫生

及早在厨房内采取防护措施,可以洁净室内空气,保障健康。厨房应加强通风对流或增设排风筒,如安装厨房抽烟排出换气两用机、换气扇等。

还要注意在烹调过程中,特别是高温烹调食用油中产生的油烟凝集物具有细胞遗传毒素,是引致癌变的重要因素。烹饪者在烹调中大量或长期吸入油烟,易引发癌症。

同时要谨防不锈钢餐具危害健康。不锈钢是由铁铬合金再掺入镍、钼、钛、镉、锰等微量金属元素制成。其金属性能良好,比其他金属耐腐蚀,制成的器具美观耐用。

但是,如果使用不当,不锈钢中的微量金属元素会在人体内慢慢累积,当累积的数量达到某一限度,就会危害人体健康。所以,使用不锈钢厨具、食具必须注意以下几点:①不可长时间存放盐、酱油、醋、菜汤等,因为这些食品中含有很多电解质,如果长时间存放,则不锈钢同样会像其他金属一样,与这些电解质起电化学反应,使有毒的金属元素被溶解出来。②切忌用不锈钢锅煎中药,因中药含有多种生物碱、有机酸等成分，特别在加热条件下，很难避免不与之发生化学反应，而使药物失效甚至生成某些毒性更大的铬合物。③切勿用强碱性或强氧化性的化学药剂如苏打、漂白粉、次氯酸钠等进行洗涤。因为这些物质都是强电解质，同样会与不锈钢起电化学反应。

健康专家呼吁家庭使用白色餐具，以免餐具在使用中因瓷面磨损或工艺制作不完善造成铅元素溢出。为安全起见，家庭购买餐具，可将餐具放在用食醋加少许水对成的溶液中煮 2～3 小时，然后放心使用。

最后，还要注意不能用洗衣粉洗食品和餐具。洗衣粉的主要成分烷基苯磺酸钠，是一种有害物质。不仅能使人中毒，而且还有致癌作用。家中做饭的淘米水呈弱碱性，可起到分解农药毒性的作用。因此，可将买回来的蔬菜瓜果，先用清水冲洗后，再放在淘米水中浸泡 20～30 分钟，然后用清水漂洗干净，这样食用就安全多了。

第五，警惕"冰箱病"

家用冰箱应"多冻少藏"家用冰箱一般有上、下两个储存室，下部冷藏室温度较高（5℃左右），湿度较大。很多人把冰箱当作"保险箱"，将过期食物或不洁的食品以及生熟不分放在这一层，这样，很容易造成食品的腐败变质，形成交叉感染，使人食后患"冰箱病"。长期食用不新鲜的食物，容易易引发癌症。

冰箱冷冻室，在低温下，不仅细菌的繁殖几乎不可能，就是食品自身的氧化、腐败过程也基本停止。在冷冻室，食品可保存几个月。国内外食品专家认为，食物冷冻后，有助于杀死一些病菌和抑制致病微生物的生长，对人类健康有益，也符合卫生要求。冷冻对食物的质量影响也很小。食品研究者曾做过试验，把猪肉放进冷冻室，半年后进行营养分析，发现肉的蛋白质、脂肪、无机盐和水分与新鲜的几乎无差别。由此可见，家庭食品应"多冻少藏"才符合营养卫生和家庭保健的需要。

第六,谨防"空调病"和"电扇病"

"空调"是一种人工气候装置。家庭装空调机,能给人提供一个舒适的休息环境,对预防中暑、休息的确有好处。然而,长期置身于"空调气候"中对健康不利。因为空调机内有水分滞留,在适宜温度下,芽孢杆菌、棒状杆菌、铜绿假单胞菌、金黄色葡萄球菌、阿米巴等病菌便会繁衍,容易引发疾病。长期"恋"空调会出现咳嗽、痰多、胸闷、胸痛、发热、畏寒等病症。所以,如果天气不太炎热,不要整天开空调。

防止风扇病,不要长时间吹风,睡觉时更不宜"以扇伴睡";不要长时间直对猛吹,风扇应放2米外,并取摇头式,以利体温调节。

七、食管病病人康复与居家花卉

绿色植物有造氧、吸尘、净化空气、消音等防污染功能,在食管病人调养的居室内养些花草于疾病康复是颇有益处的。

以下三类植物适合在室内摆放:

第一类,能吸收有毒化学物质的花卉

芦荟、吊兰、虎尾兰、一叶兰、龟背竹是天然的清道夫,可以清除空气中的有害物质。有研究表明,虎尾兰和吊兰可吸收室内80％以上的有害气体,吸收甲醛的能力超强。芦荟也是吸收甲醛的好手,可以吸收1立方米空气中所含的90％的甲醛。

常青藤、铁树、菊花、金橘、石榴、半支莲、月季花、山茶、石榴、米兰、滁菊、腊梅、万寿菊等能有效地清除二氧化硫、氯、乙醚、乙烯、一氧化碳、过氧化氮等有害物质。兰花、桂花、腊梅、花叶芋、红背桂等是天然的除尘器,其纤毛能截留并吸滞空气中的飘浮微粒及烟尘。

第二类,能驱蚊虫的花卉

蚊净香草就是这样一种植物。它是被改变了遗传结构的芳香类天竺葵科植物,从澳大利亚引进。该植物耐旱,半年内就可生长成熟,养护得当可成活 10~15 年,且其枝叶的造型可随意改变,有很高的观赏价值。蚊净香草散发出一种清新淡雅的柠檬香味,在室内有很好的驱蚊效果,对人体却没有毒副作用。温度越高,其散发的香气越多,驱蚊效果越好。据测试,一盆冠幅 30 厘米以上的蚊净香草,可将面积为 10 平方米以上房间内的蚊虫赶走。另外,一种名为除虫菊的植物含有除虫菊酯,也能有效驱除蚊虫。

第三类,能杀病菌的花卉

玫瑰、桂花、紫罗兰、茉莉、柠檬、蔷薇、铃兰、紫薇等芳香花卉产生的挥发性油类具有显著的杀菌作用。

紫薇、茉莉、柠檬等植物,5 分钟内就可以杀死白喉菌和痢疾菌等原生菌。蔷薇、石竹、铃兰、紫罗兰、玫瑰、桂花等植物散发的香味对结核杆菌、肺炎球菌、葡萄球菌的生长繁殖具有明显的抑制作用。

仙人掌等原产于热带干旱地区的多肉植物,其肉质茎上的气孔白天关闭,夜间打开,在吸收二氧化碳的同时,制造氧气,使室内空气中的负离子浓度增加。

虎皮兰、虎尾兰、龙舌兰以及褐毛掌、伽蓝菜、景天、落地生根、栽培凤梨等植物也能在夜间净化空气。

需要注意的是如石榴、茉莉、米兰、月季花等阳性花卉,在室内只能短时间轮流观赏,即使是中性和阴性植物也需要定时移至室外适当位置复壮。

值得提醒的是:并不是所有的花都可以在室内,有些花草长期放在室内会对人体有害。

如丁香、夜来香等,因为夜来香到了夜晚,会停止光合作用,消耗氧气并排出二氧化碳,对人体健康极为不利。

第四类,分泌致癌物质,伤害身体的花卉

石粟、变叶木、细叶变叶木、蜂腰榕、石山巴豆、毛果巴豆、巴豆、麒麟冠、猫眼草、泽漆、甘遂、续随子、高山积雪、铁海棠、千根草、红背桂花、鸡尾木、多裂麻疯树、红雀珊瑚、山乌桕、乌桕、圆叶乌桕、油桐、木油桐、火殃勒、芫花、结香、狼毒、黄芫花、了哥王、土沉香、细轴芫花、苏木、广金钱草、红芽大戟、猪殃殃、黄毛豆付柴、假连翘、射干、鸢尾、银粉背蕨、黄花铁线莲、金果榄、曼陀罗、三梭、红凤仙花、剪刀股、坚荚树、阔叶猕猴桃、海南蒌、苦杏仁、怀牛膝、秋海棠、凤仙花、郁金香、五色梅、虎刺、霸王鞭、颠茄花、马养草、石钻、风信子等。

八、睡眠不好食管遭殃

徐师傅人到中年，是出租车司机，妻子下了岗，身体也不好，而孩子正在读大学，家庭经济负担很重。作为家里的顶梁柱，他常常是白天开车，晚上又加班，希望多挣一些钱来解决一下家里的困难。但这样一来，徐师傅睡眠时间长期得不到保障，常常只能睡4～5个小时，人总是感觉疲乏得厉害。

这一天，徐师傅感觉自己胸骨后胃灼热不适，伴发疼痛。车子也不能开了。

被家人送到医院看病，医生让他做了个内镜检查，才发现原来患了食管溃疡，并伴有反流性食管炎。结果只好住院治疗，家里经济情况一下子雪上加霜。

在医院里经过医生的积极对症治疗，徐师傅终于要康复出院了。早上医生查房时，他十分纳闷地问主治医生：自己每天三餐饭都是很注意按时吃，到了吃饭的时间，哪怕有生意也不做，怎么还是患上了食管病，还是食管溃疡？

医生仔细地询问了徐师傅的日常生活和工作情况后，一针见血地指出：徐师傅的食管病就是长期缺乏睡眠引起的。即使饮食方面顾及到了，长期睡眠不足也会伤害胃的，而后者更容易让人掉以轻心,徐师傅的病情就是不注意睡眠引起的。

看着徐师傅不甚明白的表情,医生继续向徐师傅解释说:通过医学专家研究发现,长期睡眠不足是引发包括溃疡在内等多种消化系统疾病的重要因素。睡眠不足还会刺激食管癌基因生长,导致食管癌。

这是因为睡眠不足,食管血液流量就会降低许多,血流量的减少削减食管黏膜的屏障自保能力,大大增加患食管溃疡机会。

科学家做过一个实验,他们将一组十多只的老鼠,连续7日困在会转动的笼内,每日只让该笼停止转动一小时,目的是干扰这组老鼠的睡眠。而另一组十多只的老鼠则正常进食及睡眠。实验结果表明,在睡眠不足的老鼠中,消化系统溃疡发生率远较睡眠充足的老鼠高,且睡眠不足的老鼠在体重增长方面较睡眠充足的老鼠为慢。

同时,科学家还发现,睡眠不足会刺激人的癌基因生长,令其细胞生长速度加快,很容易引发癌症。要知道,长期睡眠不足是压力因素之一,而压力则会诱发食管溃疡和食管癌。

但是,睡眠过多也容易引发食管病。经研究发现,当人们经过一个晚上,腹中空空,已出现明显饥饿感,胃肠道准备接纳、消化食物,分泌各种消化液。这时如赖床不起,势必打乱食管和胃、肠功能规律,时间一长,容易消化液反流入食管导致食管黏膜遭到损害,易诱发反流性食管炎、食管溃疡等食管疾病。由此可见,睡眠和食管疾病也是有很密切关系的,所以要想保护好自己的食管,除了注意饮食因素外,保证睡眠时间同样重要。

听完医生的解释,徐师傅茅塞顿开,同时也后悔不已。

九、科学睡眠促健康

提到睡眠,不得不提及失眠。失眠者大有人在,失眠是健康的

"大敌",可以阻碍食管病的康复路。应对失眠不妨用以下几种冥想方法试一下。

1. 学会放松 睡在床上放松身体,合上眼睛做深呼吸。

(1)幻想有一块法力无边的轻纱慢慢地从额头盖到你的眼睛和耳朵上,使你与外界的噪声及刺目的光线隔绝,那么,你的所有忧虑就会从轻纱上泻出去。

(2)幻想在青山翠谷的环境下,你沿着羊肠小径慢慢地走向山谷,渐渐地有云雾把你托起,你的身体越来越轻,腾云驾雾般在山谷清幽的环境中,好不舒畅。

(3)幻想着自己躺在柔软的海滩上,沐浴在温暖的阳光里,耳边不断响起阵阵海浪拍岸之声,你懒洋洋地躺在海滩上,昏昏欲睡。

(4)如果哪晚特别觉得紧张和郁闷,不妨用吹气法帮助入睡。慢速度吸气,然后大力用口喷气,喷气时,想着把心里所担忧之事随着吹出的气一同喷走。

(5)想象一个你所喜爱的地方,如大海、高山、湖泊、树林等放松大脑。把你的思绪集中在所想象东西的"看、闻、听"上,并渐渐入境,由此达到精神放松,安然入眠。

2. 重视睡眠环境 睡眠床的摆放也是很有讲究的,床南北方向摆放睡眠质量好。

这是因为地球是一个巨大的磁场,以南北两极为中心,发出强大的磁力。人们处在这个电磁场中,每时每刻都受到它的作用,并且相应形成人体自身磁场。据测定,人体胸前的磁场强度为一微高斯,相当于地磁强度的百万分之一。

人体自身磁场是微弱的,人南北睡,正好顺着地磁场的方向,使人体细胞有序化,生理功能得到调整,睡眠安稳,精力充沛,特别是对青少年的生长发育和老年人极为有利,这就是人体的磁化效应。朝东西方向睡,虽然没有什么特殊的感应,但对人体的细胞和生理功能有一定的影响。也有些人,东西睡会感到烦躁不安,难以安眠,因此人以南北睡为好。

最后不要忽视中午的短时间的睡眠(打盹),如果没有条件卧床休息的时候,就要学会因地制宜地在一切场合,如办公室、走廊、汽车里打盹,这会令你醒来精神振奋。

对一般人来说,午餐后会有一段时间的困乏感,甚至昏昏欲睡。这是人体的"生物钟"在起作用。因为午餐后胃部负担加重,需要更多的血液,以消化食物,并把营养输往全身,以致大脑感到困倦。因此,认为午后小憩对人体健康有好处。

3. 改善睡眠质量的建议

(1)不要在床上看书或上网:同时不要和伴侣讨论会引起争论的话题,这样只会让你的大脑处于越来越兴奋的状态。

(2)每天早睡 15 分钟:坚持早睡 4 天,就会慢慢养成早睡的好习惯,第二天的精力自然会充沛很多。

(3)三餐时间有规律:缺乏能量也会让人犯困。每天早餐、午餐的时间应保证在一个时间点上,且要保证营养丰富。此外,上床前 2~3 小时就不要再进食了。

(4)中午打盹时间不能过长:打盹时间过长会影响晚上的睡眠质量,白天也会更累,睡 15~30 分钟即可。

(5)晒太阳做运动:每天运动 30 分钟可改善睡眠质量,特别是有氧运动。而在阳光充足的地方锻炼,会更有好处,因为晒太阳有助于调节人体天然的睡眠节律。但不宜在睡前 3 小时内运动。

(6)合理安排工作:如果每天的工作会挤占了你的睡眠时间,那么就要调整工作时间,让晚上的工作改到第二天处理。

(7)不要累了就睡觉:拖着疲劳的身体睡觉,可能更加睡不着。应区分累与困的感觉,只有困了才能马上入睡。

(8)睡前喝牛奶:牛奶中色氨酸对睡眠有利,如用小米粥更加有效,其色氨酸含量比牛奶高。

（9）睡前不宜喝茶。因为茶当中有许多生物碱，如咖啡碱、茶碱等物质，人体吸收后对中枢神经系统有明显的兴奋作用，能消除疲劳，振奋精神。所以，睡前不能喝茶，否则会导致失眠。

十、食管病病人的春季调养

春天，是万物生长、万象更新的季节。《黄帝内经·素问》中写道："春三月，此谓发陈，天地俱生，万物以荣。"意思是说，春季三个月所有生物推陈出新，生机盎然。人应适应季节，调养生气，使机体与外界统一起来，谓之"春气之应，养生之道也"。对食管病病人来说，春天更应注意饮食调养，让疾病早日康复。

早春时节，气温仍较寒冷，人体为了御寒要消耗一定的能量来维持基础体温。所以早春期间的营养构成应以高热能为主，除谷类制品外，还应选用黄豆、芝麻、花生、核桃等食物，以便及时补充能量物质。由于寒冷的刺激可使体内的蛋白质分解加速，导致机体抵抗力降低而致病，因此早春期间还需要补充优质蛋白质食品，如鸡蛋、鱼类、虾、牛肉、鸡肉、兔肉和豆制品等。上述食物中含有丰富蛋氨酸，而蛋氨酸具有增强人体耐寒的功能，提高食管的抗病能力。

春天，又是气候由寒转暖的季节，气温变化较大，细菌、病毒等微生物开始繁殖，活力增强，容易侵犯人体而致病。所以，在饮食上应摄取足够的维生素和无机盐。小白菜、油菜、柿子椒、西红柿等新鲜蔬菜和柑橘、柠檬等水果，富含维生素C，具有抗病毒作用；胡萝卜、苋菜等黄绿色蔬菜，富含维生素A，具有保护和增强食管黏膜和上皮细胞的功能，从而可抵抗各种致病因素侵袭；富含维生素E的食物也应食用，以提高人体免疫功能，增强机体的抗病能力，这类食物有芝麻、青色卷心菜、菜花等。

中医学还认为，"春日宜省酸增甘，以养脾气"。这是因为春季为肝气旺之时,肝气旺则会影响到消化功能,所以春季容易出现多种消化病症;而多吃酸味的食物,会使肝阳偏亢,故春季饮食调养,宜选辛、甘温之品,忌酸涩。饮食宜清淡可口,忌油腻、生冷及刺激性食物。

此外,春季是蔬菜的淡季,但野菜、山菜其生长期早于一般蔬菜,而且富含维生素,可采摘食用,以补充一般蔬菜的不足。

十一、食管病病人的夏季健养

夏天由于气温高、湿度大,给体育健身增加了困难。因此,如何健身,是一个不太好解决的难题。究竟有哪些运动适合于夏季养生呢?

阳光浴、空气浴、游泳、室内健身、室内羽毛球、乒乓球等运动项目,这里只是举例而已。当然适宜于夏季体育锻炼的项目还有不少,这里就不多说了。

俗话说"冬练三九,夏练三伏"。这说明夏天的运动锻炼对健康起着重要的作用。实验观察发现,夏天常参加锻炼比不坚持锻炼的人其消化功能、肺活量、心脏功能都好,而且患病率也较低。

夏季运动的好处:

(1)促使身体功能正常化,增加抵抗力和身体活力,促进新陈代谢功能。

(2)培养良好的健康习惯,改善睡眠状态,松弛压力,获得更多乐趣。

(3)美体塑身,减轻体重,改善身体姿势,增加肢体关节的弹性和柔软度。

(4)强化运动场上的表现,强化及美化肌肉,防止肌肉萎缩,增加肌肉耐力。

(5)学习正确的运动方法,有利于身体健康。

但夏天天气炎热,对人体消耗较大,故夏季参加体育活动必须讲究方法,只有合理安排才能收到好的健身效果。

首先,多吃些碱性食品,防止酸碱平衡失调。碱性食品以水果为主,水果中的西瓜、菠萝、杏、桃、李子、哈密瓜等均富含钾盐。

其次,最好在清晨或傍晚天气凉爽时进行室外运动锻炼,清晨起来应到公园、湖边、庭院等空气较为新鲜的地方活动,项目有广播操、养生功、太极拳等。

最后,运动量要适度,不要过度疲劳。可适当喝些盐开水,最好洗个热水澡,既可消除疲劳,又使人感到格外舒服。

十二、食管病病人的秋季护养

一到秋天,人们都有这样的感觉,皮肤变得紧绷绷的,甚至起皮屑,毛发干枯而无光泽,头皮屑增多,口唇干燥或裂口,鼻咽燥得冒火,大便干结。这种种表现都是由秋季气候变化带来的。食管疾病在秋燥的作用下,也易复发或加重。因此,如何安度秋季,自我保健防秋燥就显得十分重要。

一是及时增减衣服。立秋之后,昼夜之间的温差较大,不宜赤膊露体,也不宜穿得太多、太暖。

二是多喝水。白开水、淡茶、果汁饮料、豆浆、牛奶等流质,以养阴润燥,弥补损失的阴液。但喝饮料和开水等液体时,饮用方法颇多讲究,以少量频饮为最佳。

三是多食新鲜蔬菜和水果。秋燥最容易伤人的津液。多数蔬菜、水果有生津润燥、消热通便之功效。蔬菜、水果等含有大量的水分,能补充人体的津液。另外,还可多吃些蜂蜜、百合、莲子等清补之品,以顺应肺脏的清肃之性。

四是少吃辛辣煎炸热性食物。韭菜、大蒜、葱、姜、八角、茴香等辛辣的食物和调味品,炸鸡腿、炸鹌鹑等煎炸的食物,多食皆会助燥伤阴,加重秋燥。

五是重视精神调养。阴虚的人,肝火易旺,动辄发脾气,这就是人们常说的"压不住火"。肝火偏旺,久则内耗阴津。到了秋季,其燥象更为明显。

因此,预防秋燥的另一环就是要重视精神的调养,并以平和的心态对待一切事物,以顺应秋季收敛之性,平静地度过这一多事之秋。

十三、食管病病人的冬季疗养

冬季人体受到寒冷刺激后,胃酸分泌增加,食管受凉刺激易发生痉挛性收缩,食管自身的抵抗力和对气候适应性均有所下降。因此,每年寒冬都是食管病的高发期。患有食管病的朋友,更应格外小心,以防旧病复发。具体而言,要注意以下几点:

一是调节情志。现代医学研究表明,食管疾病的发生、发展,与情绪密切相关,愤怒、抑郁等不良情绪会引起或加重各种食管病的发生与发展。所以,要保持精神愉快,情绪稳定,避免紧张、愤怒、焦虑等不良情绪刺激。注意劳逸结合,防止过度疲劳。

二是注意保暖。入冬之后,昼夜温差变化大,患有食管疾病的人要适时增添衣服。同时,夜晚睡觉要盖好被子,以防因胸、腹部受凉而导致食管病复发或加重。此外,平时还应加强体育锻炼,提高机体的抵抗力,增强人体对季节的适应性,从而减少食管病的发生。

三是注意饮食。既要把好"病从口入"这一关,还要做到细嚼慢咽,以利于食物的消化吸收。切忌暴饮暴食,避免损伤食管。不要睡前进食,否则会因胃酸分泌过多而诱发反流性食管炎、食管溃疡等病。与此同时,应避免过多食用对食管黏膜有损伤的食物,如油炸食品、辣椒、芥末、浓茶、浓咖啡、酒,以及过热、过甜、过凉的食物。

四是禁烟限酒。吸烟饮酒者患食管病的危险性要比不吸烟饮酒者高好几倍,且患病率与吸烟饮酒量有密切关系。吸烟饮酒者食管溃疡的患病率和复发率都比不吸烟饮酒者高得多。因此,务必戒烟限酒,以利于食管溃疡病灶的愈合和防止复发。

十四、食管炎病人的家庭护理

食管炎病人经过医院治疗后,特别是放射治疗后发生放射性食管炎病人,由于疾病本身的消耗及放射治疗的影响,多数病人体质较差,食欲不好,或有不同程度的消化功能紊乱。

在家护理期间,病人生活饮食安排是否恰当,不仅影响病人对治疗的承受能力,而且也直接关系到治疗效果和病人的康复及预后。所以,食管炎病人回到家中调养,科学的家庭护理都显得格外重要。

(1)保持居室卫生清洁,被褥衣服要勤洗勤晒。

(2)房屋条件允许的,可以安排病人有单独的静养房间。

(3)注意随温度变化,为病人加减衣物和被褥,避免感冒等疾病发生。

(4)劝病人戒除烟、酒以及咖啡因饮品,不吃腌制食品。

(5)鼓励身体恢复状况较好的病人进行适量运动。天气晴朗时,可在家人陪同下户外活动。

(6)督促病人作息规律,有利于疾病早日康复。

(7)病人在居家调养期间禁用下列容易对食管造成伤害的药物。水杨酸类,如阿司匹林,水杨酸钠;苯胺类,如对乙酰氨基酚,非那西丁;比唑酮类,如保泰松,氨基比林;其他抗炎有机酸:吲哚美辛,布洛芬;抗生素类,如四环素;糖皮质激素,如泼尼松,地塞米松,可的松。

十五、反流性食管炎病人的自我保健

反流性食管炎是最常见的食管良性疾病。通常情况下,胃酸是不会反流到食管的,食管下半段有一处高压区,可阻挡胃酸向食管反流。如果贲门因故变松,高压区的压力下降甚至消失,食管下端括约肌的"闸门"很容易"失灵",胃内容物就会倒流进入食管。富含大量胃酸、胃蛋白酶、胰酶的内容物,易造成食管黏膜损伤,引起炎症、糜烂甚至溃疡,从而形成反流性食管炎。

反流性食管炎病人应注意以下几点:

(1)饮食:注意少量多餐,吃低脂饮食,可减少进食后反流症状发生的频率。相反,高脂肪饮食可促进小肠黏膜释放胆囊收缩素,易导致胃肠内容物反流入食管。

(2)体重:超重者宜减肥。因为过度肥胖者腹腔压力增高,可促进胃液反流,特别是平卧位尤甚,故应积极减轻体重以改善反流症状。

(3)卧位:床头垫高15~20厘米,对减轻夜间胃液反流是一个行之有效的好办法。

(4)改变不良睡姿:有人睡眠时喜欢将两上臂上举或枕于头下,这样可引起膈肌抬高,胃内压力随之增加,使胃液逆流而上。

(5)生活习惯:尽量减少增加腹内压的活动,如过度弯腰、穿紧身衣裤、扎紧腰带等。

(6)忌酒戒烟:由于烟草中含尼古丁,可降低食管下段括约肌压力,使其处于松弛状态,加重反流,吸烟还能减少食管黏膜血流量,抑制前列腺素的合成,降低机体抵抗力,使炎症难以恢复。酒的主要成分为乙醇,不仅能刺激胃酸分泌,还能使食管下段括约肌松弛,是引起反流的原因之一。

(7)合理用药:要积极消除引起食管下括约肌削弱的因素,再用药物控制症状,做到"标本兼治"。大部分病人经注意饮食调节、减轻体重、垫高床头及加用药物治疗,都有良好的效果。在药物上可按医嘱选用以下 1～2 种药物:氢氧化铝口服,每次 10～30 毫升,每日 3 次;法莫替丁口服,每次 20 毫克,每日 2 次;甲氧氯普胺餐前半小时口服,每次 10 毫克,每日 3 次;多潘立酮餐前半小时口服,每次 10～20 毫克,每日 3 次;奥美拉唑口服,每次 20 毫克,每日 1～2 次。

十六、食管白斑病人的自我调养

重视日常生活中的自我保健对食管白斑有着重要的意义。

多喝水,既能起到洗涤食管和胃肠的作用,又能刺激食管和胃肠道蠕动。

选用熟软的食物,有利于保护食管和促进消化吸收。

常吃富含膳食纤维的食物,如玉米、青菜、芹菜、丝瓜、菠菜、海带和香蕉等。每天可适当选择其中几种搭配食用。

适度运动,每天早晚慢跑、散步,增强体质,呵护食管健康。

每天早晚及午睡后以两手相叠揉胸按腹,促进血液循环,提高食管抗病能力。

十七、食管克罗恩病病人的饮食原则

中医学认为,克罗恩病是由于脾肾虚弱感受外邪、情志内伤、饮食劳倦等因素导致的,可从生活起居饮食、精神调养、增强体质等几个方面进行调养。

食管克罗恩病病人的饮食原则主要有以下几点:

(1)供给高热能、优质蛋白质及多种维生素:病人因病程长,病变范围广,各种营养素消耗较多,因此营养素供给应按全身性疾病要求,热能每日在 2 600 千卡以上,蛋白质在 100 克左右,此外应补充各种维生素,以促进各种营养物质的代谢,如维生素 A、维生素 D 及复合维生素 B 和维生素 C 等。还要注意补充无机盐,以纠正电解质紊乱。

(2)食物要易于消化:各种食品均应切碎制软,禁用煎炸食品,烹调多以烩、蒸、煮、炖为宜。禁用各种浓烈刺激的调味品,如辣椒、大料、酒类等,避免对食管黏膜的刺激。

(3)采用低脂、少渣饮食:膳食中应尽可能避免机械性刺激,采用少渣饮食。

(4)少量多餐:每日进食 4～6 次,补偿营养时,应循序渐进,少量多餐。

(5)主食宜精细:用富强粉、上等好大米等。禁用粗制粮食,如玉米面、小米、全麦粉制成的食品,以免增加食管负担和损害。

(6)副食可选用瘦肉、鱼、鸡、肝、蛋等作为提供蛋白质的主要来源:活动期要限制牛乳,不吃胀气食物,如黄豆、葱头等,蔬菜可选用土豆、山药、胡萝卜等含粗纤维少的块根类食物。应尽可能压缩食物体积,选择单位量营养价值较高的食品,如饮料代替饮水。亦可用两种以上原料合制一份饮食,如肝汤菜汁蒸鸡蛋,煮鸡汤挂面,果汁冲藕粉,鸡蛋和面制成面条、馄饨皮等。

(7)其他营养素:宜补充多种维生素、叶酸,以及铁、钙等无机盐,有时还应补充锌、铜和硒等元素,这些物质是体内酶类和蛋白质的组成成分,具有保护细胞的作用。为纠正体内缺钾及贫血状况,可供给各种菜汁、果汁、去油肉汤、枣汤、肝汤等,以补充 B 族维生素、维生素 C 及无机盐钾、铁等。

(8)对病情严重者的营养补充:必要时可输血、血浆、白蛋白及复方氨基酸,甚至给予要素饮食或静脉内全营养。

十八、食管结核病人的膳食调养要求

食管结核病人的膳食调养要求是:膳食搭配要营养均衡,使热能、蛋白质、糖、脂肪酸、维生素、无机盐、纤维素、微量元素和水等有适当的比例。每日的食品中包括有鲜奶、蛋、肉、大豆制品、米、面、杂粮、新鲜蔬菜、水果、油、糖、盐等。饭菜要多样化、清淡、熟软、易消化,少吃辛辣等刺激性食品。

饮食要求如下:

首先,要制定膳食计划。可以按照中国营养学会推荐的每人每日营养素供给量,计算出病人对粮食类、肉类、乳蛋类及蔬菜和水果类等四大类基本食物的每日需要量,按少量多餐的原则,合理分配到各餐中去。做到病人什么时候想吃,随时可以进食。

还要尽量照顾病人的喜好和病人的饮食习惯。每餐食物的选择根据病人的口味,把四类基本食物中病人爱吃的几种合理搭配到各餐中去,但要注意防止偏食。加工各餐食物时要尽量照顾病人的饮食习惯,让病人每餐都能吃到可口的食物,尽量鼓励病人增加每餐的进食量,但要保证食物清淡容易消化。

其次,创造舒适的进食环境和愉快的气氛。尽可能与亲友和病友一同进餐,进食时要尽量避免精神刺激和情绪波动。如病情允许,在餐前可做放松体操和其他力所能及的体力活动,以促进食欲和消化道蠕动。对于进食困难的食管疾病病人,要设法鼓励病人积极用餐。并宜选用营养丰富,清淡滋润的食品,如梨汁、蔗汁、牛奶、蛋羹、藕粉、银耳、苦瓜、油菜等。

最后,还要切记病人在进食时特别要注意避免进冷食,如冰水、冰镇绿豆汤,冰棍、冰淇淋,以及过凉的食用水、茶和糖水。

十九、食管溃疡病人的调养方法

大自然的食物多种多样,一日三餐下来,我们的食管和胃、肠消化器官承载了多少负担!

有些朋友,经常吃饭不定时,有的饥一顿饱一顿,有的经常吃刺激性较大的食物,这都对食管造成了伤害,食管溃疡的发生就是很好的例证。

患了食管溃疡,除了积极治疗外,还要养成良好的饮食习惯。下面介绍几个关于保健方面应该注意养成的习惯。

(1)饭前先吃一点开胃的菜和汤,润滑食管,使食管处于接纳食物的准备状态。但饭前饮水宜适量。如果饮水过多会稀释胃液,使消化能力减弱。

(2)吃饭时要细嚼慢咽,有利于消化吸收,可以避免食管溃疡创面再次受损。

(3)食物温度要适中,过冷或过热都会损伤食管黏膜,或加重溃疡病情。

(4)吃饭要适量,以八分饱为宜。切忌暴饮暴食,否则会对食管和胃有伤害。

(5)养成定时进餐的习惯,不吃零食,可以避免胃酸反流腐蚀已经愈合的溃疡面。

(6)尽量不喝酒,忌烟。

(7)吃饭时要忘却烦恼,保持心情愉快,这有利于食管蠕动和消化吸收。

(8)饭后要充分休息30分钟,使胃肠能够正常工作,可防止食物反流伤害食管。

(9)服用药物要遵从医嘱,问清服药注意事项,避免药物损伤食管。

（10）要了解食管保健知识，才能调养好食管溃疡，呵护食管，受益终身。

二十、食管癌病人的自我护理

目前，随着医学科学的发展，治疗食管癌有各种卓有成效的综合治疗的方法。然而对于每一位食管癌的病人来讲，只有不断巩固治疗成果，防止复发和转移，达到痊愈，才算恢复了健康，这一过程就是康复。

如果说治疗食管癌的大部分任务归于医师、护士，那么促使康复则主要依靠病人本人，当然家庭、社会、医院对促进康复也有着重要的作用。

为了使身体尽可能康复，食管癌病人应努力做到以下这些：

首先要树立战胜病魔的信心和决心：凡是患了癌症以后，不管是否意识到，事实上，已经站到了和癌症作斗争的第一线，每日、每时、每刻都在和癌症作殊死的搏斗。

在这个斗争中，癌症病人就具有双重的职责，既是"指挥员"，又是"战斗员"。说指挥员是指自己要全面安排自己的生活，使其充实而愉快，并且能配合医务人员统筹决策、调整制订适合于自己的治疗、锻炼方案；而战斗员是指在疾病的发展过程中，要经受得起，并在行动上努力克服各种病情变化和治疗反应，要毫不懈怠地与癌抗争。

精神状态与疾病的发生、发展和预后关系密切，精神因素能在很大程度上影响免疫系统功能，癌症是精神和机体之间平衡失调的结果。

有信心战胜癌症并顽强生活的人，大脑中会产生希望和期待的良好兴奋灶，这种良好兴奋灶通过大脑边缘系统这一本能中枢，传输到自主神经中枢——丘脑下部同激素有关的脑下垂体，使免疫活动增强,异常细胞功能低下,促使癌细胞退化。相反,缺乏期待和信念,难以激发抑制癌细胞生长的一系列神经内分泌反应,使癌细胞失控。

一般对治疗怀疑、丧失信心、悲观抑郁者,疗效差且易复发,存活时间比心情开朗、富于勇敢斗争精神的人为短。特别是某些病人在患病后,考虑问题多,悲观失望,病中再受到其他打击,病情往往急转直下。

由此可见,病人在与癌症斗争过程中,要树立活下去的信心和决心,才能充分调动机体的抗病能力,即使不能获得完全杀灭癌细胞的效果,与之保持"相持状态","带癌生存"也便达到了目的。否则,精神不振,悲观失望,无异于坐以待毙。

及时、定期复查,坚持后续治疗:由于食管癌的发生有"多点来源"之说,各点的癌细胞发生、发展不尽一致,所以某部位癌灶引起症状被手术切除时,也许其他部位正在滋生新的病灶,故难以保证日后平安无事。有鉴于此,及时、定期复查,坚持后续治疗,绝不能懈怠。

最后,不要拒绝运动。其实,只要身体状况允许,适当的运动可以起到防癌、抗癌的作用。这是因为运动时能使人吸收比平常多几倍至几十倍的氧。人体吸氧量增多,呼吸频率加快,通过气体交换,可将一些致癌物质排出体外,降低癌症的发病率。即使得了癌症,身体康复较快,也能延长生命。

运动可使人血液循环加快许多,癌细胞就好似湍流中的小砂子一样,不易站住脚跟,也不容易转移,且易被免疫系统清除。实验证明,机体处在运动状态时,每小时从血液中分泌出的干扰素较之平时要增加 1 倍以上,而干扰素的抗癌能力,早已在观察中得到证实。

运动有改善人的情绪,消除失眠和烦恼的作用,在心理上还能减轻人体免疫系统的压力。患癌症的病人,大多是有情绪忧郁或受到精神创伤的。对他们来说,经常进行深呼吸运动,散步或跑步,作柔软体操,作伸展运动,游泳、骑车或参加集体运动,可给他们带来身心愉快和欢畅,可帮助消除紧张情绪,减少失眠和忧虑,重塑抗癌的信心。

运动能锻炼意志,增强战胜癌症的信心和毅力。信心和毅力对战胜许多疾病都是至关重要的。

小贴士——

有学者研究认为,"有决心信念打败疾病并顽强存活的人,前脑中会产生希望和期待的良好兴奋灶"。这类良好兴奋灶通过前脑边缘系统这一本能中枢,传输到自主神经器官中枢——丘脑下部与激素有关的垂体,使抵抗力增强,异常细胞功能低下,促使癌细胞退化。

相反,缺乏期待和信念,难于激发抑制癌细胞生长的一系列神经器官内排异反应,使癌细胞加速分裂增殖,病情恶化。故癌症病人应树立正确的的生活目标,及正确看待疾病。使阴阳平衡,有利于疾病康复。

二十一、食管癌病人的家庭护理

在食管癌病人整个诊治及康复过程中,家属所起的作用绝不小于医生和护士。

病人从家属那里得到各种各样的帮助和支持,得到在别处很难获得的力量。

家属们用其永恒的爱心与同情心给痛苦中的病人希望和勇气。病人家属对医生来说是最重要的助手。然而,当好食管癌病人的家属并非易事,这需要他们很多方面有所付出,作出努力。那么怎样才能做好食管癌病人的家属护理工作呢?

其一,家属应调整好自己的心态。亲人患了食管癌对家属同样是一种打击,全家都会为之担心,为之痛苦,家庭气氛也随之变得紧张起来。由于对食管癌抱有偏见,多数家属也会经历一段紧张、焦虑甚至恐惧的时期。想到今后为了照顾病人会影响自己的学习、工作,为了得到最好的治疗而支付较高的开销,家属们往往也承受着巨大的精神压力。所以,这时家属有必要对自己的心态加以调整。应正视现实,振作精神,多一份责任心和义务感,对食管癌要有一个正确的认识,应相信大多数食管癌是可以治愈的。要知道自己的情绪心态会直接影响到病人,所以对于家属第一个要求便是要在自己亲人患食管癌的事实面前,能够镇静自若,控制和调整好自己的心态,或至少应在病人面前做到"内紧外松"。

其二,应给予病人最大的理解、同情、安慰和关怀。病人思想上有什么痛苦、疑虑、担忧、畏惧等,最能了解透彻的无疑是他亲近的家属,家属往往扮演着病人心理医生的角色,在病人的精神上所起到作用是不可估量的。所以,家属应想病人之所想,最大限度地分担病人的痛苦,让病人从他们那里得到更多的温暖和安全感对病人做思想工作需要知识和耐心,切不可急躁;对病人提出的一些特殊要求应给予理解和满足,使病人能在心灵上得到安慰;病人往往对孤独的生活非常敏感,有一种被抛弃的感觉,这时家属的关怀和体谅就显得尤为重要。如果没有家属的支持,病人常会感到缺少精神支柱,丧失治疗信心。

其三,加强与主管医师和专业护理人员的沟通。家属应与病人的主管医师和专业护理人员进行必要的交流和沟通,以了解医师的治疗计划和安排,协助医护人员做好有关诊疗的准备和善后工作;对治疗后可能发生的情况和不良反应需有所了解,并对病人进行恰当的解释,鼓励病人接受治疗,仔细观察病人病情,及时准确地向医师反馈治疗后的情况，做好医、患之间的联系和沟通，使庞大而长期的治疗计划得以顺利实施。

其四，生活护理。家属在专业人员的指导下做好病人的家庭护理工作，合理安排病人的饮食、起居及康复锻炼，努力学习和掌握一定的医学护理知识和技巧。对住院病人应尽可能多地给予探视和陪伴，代医院做些服务性工作，如喂饭、搀扶、洗澡等。病人病危时，不论白天黑夜至少应有一位家属陪伴在病人身边，以便照顾。细致而周到的照顾是必要的，但对处在康复阶段的病人还应该注意培养他们的主动意识，过分的关心可能让病人失去自主感和自立感，产生依赖心理，影响病人对正常工作及生活的适应能力。

其五，注意自己的身心健康。家属在照顾病人的同时，还要为自己的学习、工作生活奔忙，不但要付出超常的体力，而且学会承受多种心理负担。在这种长期的重压下，可能会使家属感到筋疲力尽或信心不足。所以，这里有必要提醒家属，要想给病人保持始终如一的身心护理，就一定要加强自己的饮食质量，给自己留有休息和喘气的机会。在困难的时候要学会求得其他亲人、朋友的帮助，不要觉得不好意思或难为情，因为其他亲人和朋友这时也在为你担着一份心，他们也想给你以支持，只是苦于无从着手。

其六，相互安慰、鼓励帮助。旷日持久的繁重劳作和精神压力必然会使家属产生情绪不稳定，如烦躁、恼怒、沉闷、灰心、沮丧、失望等，这往往会给家庭带来紧张和不和谐的气氛。因此，家庭中每一个成员都应有一个共同的认识和目标，为了病人，为了家庭不应相互埋怨、争吵、推诿，不要为了小事而计较，大家要彼此克制，加强谅解，勇挑重担，相互安慰、鼓励、帮助，多沟通，多商量，共同克服各方面困难。而事实上，大多数病人家属在越是艰难困苦的时候，就越是更加坚强，关系更加密切，配合更加默契，相互之间更加了解。

二十二、食管癌病人的护理技巧

食管癌病人经诊断明确后,需进行手术、放疗及化疗等治疗措施,为此在治疗过程中,将会给病人带来不同程度的痛苦和烦恼,作为家属怎样在治疗中照顾和护理病人,对病人的病情恢复及延长寿命起到很大的作用。

1. 日常护理

(1)精神安慰,战胜疾病排除后顾之忧,积极配合治疗:病人得知身患食管癌后,精神压力很大,对日后的生活丧失信心。病人应精神放松,不可因进食困难而着急生气,作为家属应给予精神上的支持,生活上的照顾,采取措施,积极治疗。

(2)加强营养及锻炼:病人入院后,不论采取何种治疗方法,全身情况很重要。食管癌病人患病后生理干扰较大,病人的年龄、心肺功能、营养状况、脱水程度等方面均有不同程度的改变,家属应在治疗前生活上给予照顾,高热能、高蛋白、富含维生素及无机盐饮食。帮助病人锻炼身体,并注意练习咳嗽排痰、床上大小便等。

(3)术后护理:术后病人家属的护理十分重要,主要是饮食调节,精神上安慰,帮助适当的锻炼。术后3～4天开始鼻饲营养液,下床轻微活动,在医护人员的指导下每日5～6次,每次鼻饲营养液300毫升左右,术后第7天开始服全流质饮食,术后饮食加强营养十分繁琐,为此家属一定要耐心、细心,密切配合医护治疗。

(4)做好病人的清洁卫生,防止术后感染:病人术前搞好个人卫生。更换清洁衣物及饮食用具。对术后出现吻合口瘘或其他术后并发症的病人,更应加强护理及管理,防止交叉感染。院内感染的因素很多,在治疗上也很棘手,所以家属注意病人的卫生护理是很重要的。

(5)便秘护理不容忽视:食管癌后期因脏腑亏虚,阴津失濡,不能润滑肠道,亦可因饮食不入,大便失濡而产生便秘。便秘产生后可加重食管癌症状。所以,家庭护理时应做到:①顺时针绕脐部适度按摩腹部,促进胃肠蠕动。②饮用果汁及润肠饮品。③配合针灸。穴位针刺:主穴支沟、阳陵泉。配穴气海、天枢。④穴位敷药,取活田螺2~4个,除去外壳,和食盐2~4粒共同捣烂敷在神阙穴上(亦可用干田螺粉与盐水调敷)30分钟至1小时除去。对于各种原因所致便秘和手术后肠麻痹等可用通便食疗方。

2. 通便食疗方

方1:芝麻杏仁蜜粥:芝麻15克,甜杏仁9克,蜜9克。煮粥。早晚服食。润燥通便。

方2:麻仁松子粥:麻子仁15克,松子仁15克,小米100克。煮粥。每日服食1次。可养血通便。

方3:皮面包香蕉汤:皮面包1个,香蕉1根。将原料同煮。每日服食。通便。

方4:桑葚苹果泥:桑葚100克,苹果泥适量。将桑葚打碎,与苹果泥搅拌均匀。缓缓咽食。补虚损,通大便。

二十三、晚期食管癌病人更要
重视心理护理

食管癌病人一旦得知自己得了癌症,常常坐立不安,多方求证,心情紧张,猜疑不定。因此,身边的护理人员应言行谨慎,要探明病人的询问目的,科学而委婉地回答病人所提的问题,不可直言。

食管癌病程一旦发展到了晚期,病人就会非常痛苦,许多病人不愿意接受治疗,为了让病人减轻痛苦,改善心情,提高生命质量,延长生存期,护理就变得尤为重要,而在护理中最重要的一环就是心理护理。

下面将针对晚期食管癌病人经常表现出来的心理状态,做一下分析并提供一些对策。

(1)怀疑心理:刚开始,病人往往难以直接面对癌症的诊断结果,逃避,怀疑是最常见的心态。因此,并注意观察病人的言行,避免病人因绝望轻生。同时还要委婉地回答病人所提的问题,谈话应该慢慢深入,让病人思想上有一段逐步接受现实状况的时间。

(2)认可心理:病人经过一段时间后,开始接受自己患有此病的事实,心情渐平稳,愿意接受治疗,并寄希望于治疗。护士应及时应用"暗示"疗法,宣传治疗的意义,排除对治疗不利的因素,如社会因素、家庭因素等。

(3)恐惧心理:病人确切知道自己患有癌症,常表现为害怕、绝望,失去生的希望,牵挂亲人。护士应同情病人,给予安慰,鼓励病人积极接受治疗,以免耽误病情,并强调心理对病情的作用,鼓励病人以积极的心态接受治疗。

(4)平和心理:通过采取心理护理对策,食管癌病人的不良心理表现都有不同程度的改善,虽然这些病人的生存期有限,大部分的病人出院后能保持平和的心态生活和治疗,在回访的过程中可以发现,有的病人回到家中像正常人一样没有任何心理负担。根据现代"身心疾病"理论、中医"七情致病"理论及实践证明,有针对性的心理护理能改善食管癌病人的不良心理状态,提高生命质量,延长病人的生存期限。

二十四、食管癌根治术后要加强护理

1. 食管癌根治术后的心理护理与常规护理 食管癌手术治疗是目前常用的治疗手段,术后并发症常见的有切口感染、吻合口瘘、吻合口狭窄、肺不张等。并发症一旦发生,将严重危害病人的康复,若发生吻合口瘘,病人会出现不可逆转的感染以至危及生命。如果加强术后观察记录与重点护理,可减少并发症的发生。

(1)心理护理:随着医学模式的转变,整体护理模式的推广应用,心理因素对健康的影响越来越引起人们的重视。护理人员应针对不同的病人,评估其心理问题,提出相应的对策,给病人以指导和帮助。

(2)常规护理:术后保持各引流管通畅,勿使脱落,观察并记录各引流液的质、量、色及病人意识、呼吸、血压、脉搏、体温、面色、四肢末梢温度、尿量等,还应注意病人有无颈胸部皮下气肿、气管移位等情况,同时应注意电解质及出入量的平衡。输液速度应根据24小时平均出入量而定,一般维持在每分钟40滴左右,避免补液过多过快引起肺水肿或加重心脏负担,液量过少又会造成病人脱水、尿少、低血压以致影响肾功能。因此,注意病人尿量、颜色是治疗补液的一个重要指标。故在观察病情时应全面了解病情,综合分析,积极处理。

2. 食管癌根治术后并发症的护理

(1)吻合口瘘:食管癌术后最严重的并发症之一,应杜绝发生。故术后应严格禁食并观察肠蠕动恢复情况,待肠蠕动恢复后遵医嘱开始进食,一般第6天经口进食,每2小时进少量温开水且慢咽,无不适后,第7天进全流无渣饮食。进食时病人应坐起,保持安静,防止呛咳,应特别嘱病人严格按医嘱进食,切不可多食。病人进食后仔细观察有无吻合口瘘发生。如发现有胸痛、胸闷、气短、发热、胸腔积液增多或胸管引出物混浊、量多等吻合口瘘指征,应立即停止进食并报告医师处理。

(2)术后出血:出血是由于术中止血不彻底、血管结扎线脱落、凝血功能障碍等造成的。一般多发生于术后12小时内。外出血易于发现,如果发现有活动性出血或术后休克,应及时输血,必要时再次手术探查止血。活动性出血的指征有:①胸腔闭式引流引出血性液,每小时150毫升以上,连续3小时为绝对指征。②血压进行性下降,心率增快,全身情况差,四肢冰冷,神志改变,补液输血后休克体征难以纠正等。出血一定要早期发现早期处理,否则危及病人生命。

(3)吻合口狭窄:由于瘢痕挛缩等引起,表现为进食哽咽感,胸骨后疼痛、呕吐,严重者进水困难。发现后轻者经抗炎、减轻局部组织水肿、食管扩张等治疗,症状有所改善,重者经食管扩张术无效可再次手术治疗。

(4)吻合口溃疡出血:为远期并发症,常为胃酸反流致吻合口溃疡,重者出血。因此出院饮食指导非常重要,应指导病人出院后不宜过多食酸性、刺激性大的食物,并应戒烟酒,避免食过热过烫食物。

(5)肺不张、肺部感染:由于麻醉、手术及术后咳嗽无力均易造成术后肺不张、肺部感染。护理上应特别注意以下几点:

①鼓励病人做有效的咳嗽。即深吸气后用力咳嗽,把痰液咳出。由于切口疼痛,有些病人不敢咳嗽,这时应因势利导,给病人讲明咳嗽的意义,鼓励他们咳嗽。

②由于术后病人管道放置多,加之切口疼痛,翻身困难,护理人员应协助他们定时翻身,一般每2小时1次或因病情而定,以改善肺部血循环,保证支气管各方位引流通畅。翻身时注意固定管道防止脱落。

③拍背。这是一种物理治疗方法。协助病人坐起或半卧位,用适当的力量以空心手掌沿着支气管引流的方向拍背。通过震动,使黏附于气管壁上的分泌物易于排出,注意动作要轻柔适度。

④对痰液黏稠者,选用合适的雾化液进行雾化吸入,一般选用α-糜蛋白酶1支,庆大霉素4万单位,地塞米松5毫克加生理盐水60毫升。可达到稀释黏痰、湿化气道、保证引流通畅的目的。

⑤合理使用抗生素控制感染的发生。一般术前做好药敏试验,选用敏感抗生素防治感染,均会取得满意效果。

二十五、食管平滑肌瘤病人的生活护理

首先,要对疾病的治疗和康复要充满信心,把自己当正常人看待,解除精神上的抑郁,过多的谨慎,会造成精神上的负担。

避免过度劳累,因为过度的疲劳会使身体正气受损,自身抗病能力下降,并且容易损伤身体。

保持充足的睡眠和愉快的心情。烦恼是刺激与诱发癌症复发与转移的重要原因,烦恼会使气血不畅,都将影响机体的免疫力。睡眠是机体功能修复和修养时期,耽误了睡眠时间,就错过了康复的最佳时机。

其次,注意节制饮食,有烟酒嗜好者应注意限量,最好戒除这些不良嗜好。在饮食上不必过多忌嘴,只要想吃,吃后无不适,都可让适量地吃。但腌菜、干咸鱼、熏制鱼、咸肉等不宜多食,应该多食用新鲜蔬菜、水果及蛋白类食物。

定时进餐,睡前不宜饱餐,对于食欲不佳的病人来说,应少食多餐,改变饥一顿、饱一顿的不良习惯。

吃饭不宜太快,细嚼慢咽,以免增加食管的负担,造成食管肌肉疲劳,消化系统动力下降。还要注意避免过于粗糙的食物直接磨伤食管。

饭菜最好吃新鲜的。隔夜菜需覆盖保鲜膜或存入食品盒内保存,防止冰箱内的细菌污染食品,剩菜最好不要反复熏蒸。

要定时到医院复诊。身体任何局部的不适与障碍,久而会影响整体的改变。因此,即使与病灶部位无关的症状,也应尽早就医,及时消除病痛,不要拖延或硬挺。坚决要避免乱投医,乱服药。

食管平滑肌瘤手术后该如何补充营养呢?①注意饮食保健,可以多吃营养丰富、好吸收、好消化的食物,口味清淡、少食多餐、多吃新鲜蔬菜瓜果、豆类、蘑菇类食物,多吃汤类、煲类食物,可吃猪肉、鸭肉、鸽子肉。不要吃牛羊肉、狗肉、鸡肉、鱼虾、辣椒等辛辣食物,不要吃生冷的、油腻的、油炸的、腌制的、烟熏的食物等。②注意养生保健、生活规律、合理饮食、保持大便通畅、调节心理、家庭关爱等。③术后切忌恶补营养(即短期内大量服用营养制品),应该慢补、平补、调养,最好在医生的指导下,缺什么补什么,缺多少补多少。

二十六、告别酸性体质远离食管息肉

健康人的体液 pH 值在 7.35～7.45,呈弱碱性。但是在恶劣的环境影响和不良的生活习惯下,有些人的体液会转变成酸性,这是一个可怕的转变,它意味着这时的人体将很容易得病。越来越多的研究表明:亚健康状态、一些身体的不适等都和身体的酸碱度有直接关系。

想知道自己是不是酸性体质吗? 不妨来健康自测一下:

第 1 题:内脏出现问题。如食管、胃、肠、肝、肾等功能紊乱,易出现食管息肉、肠息肉、胃溃疡、肾脏病等。

第 2 题:饮食出现问题。如食欲减退,爱吃甜食、肉食、油腻食物等,身体肥胖,喜欢吸烟、喝酒等。

第 3 题:四肢问题。如一年四季都容易手脚冰凉,容易抽筋,手、脚出汗等。

第 4 题:容易疲劳,稍做运动就觉得累,上下楼梯喘得厉害。

第 5 题:容易得皮肤病,牙龈经常出血,伤口愈合慢、易化脓,容易淤青。

第 6 题:疼痛。如经常头痛、腿痛、肩酸、腰酸等。

第 7 题:常出现便秘、口臭现象。

第 8 题:免疫力低下,容易生病。如感冒、发热频繁,伤口易化脓,容易出现淤青。

第9题:汗脚,四肢容易冰冷。

第10题:情绪不稳定,如容易发怒、工作想速战速决、没有持久力等。

第11题:早上起床精神不佳;容易失眠、早醒,睡眠质量不高;一上车就想睡觉。

第12题:夏天容易被蚊虫叮咬。

第13题:步伐缓慢、动作迟缓。

第14题:皮肤没有光泽,脸上容易长出不明物。

通过上面的14道健康自测题,如果有5个以上题目都能满足,那体质很可能就是"发酸"了。酸性体质的人应多吃葡萄、茶叶、葡萄酒、海带等强碱性食物,加强调节,平衡身体内的酸碱指数,保证机体健康。

小贴士——

弱碱性食品:萝卜、豆腐、红豆、苹果、梨、甘蓝菜、洋葱、豆腐、卷心菜、油菜、马铃薯等。

中碱性食品:番茄、蛋白、橘子、香蕉、萝卜干、草莓、菠菜、梅干、柠檬、大豆、番瓜等。

强碱性食品:葡萄、茶叶、海带、胡萝卜、柑橘类、柿子、黄瓜等。

二十七、食管裂孔疝的护理原则

食管裂孔疝主要在于消除易致疝形成的因素和防止胃酸反流。对于无症状的食管裂孔疝及小裂孔疝者通过养成良好的生活起居习惯,改变不良的生活方式即可达到让病情好转的目的。食管裂孔疝的护理原则如下：

（1）按时进餐，注意饮食调节。减少食量，以高蛋白，低脂肪饮食为主，避免刺激性食物，咖啡，巧克力，饮酒，吸烟等。饮食宜清淡低脂，多吃蔬菜，在食物中增加粗纤维。

（2）避免餐后平卧和睡前进食。晚餐距睡眠时间要长，以使卧床时胃已排空。不宜吃得过饱，特别是晚餐，餐后不宜立即卧床。

（3）睡眠时抬高床头，取头高足低位，以减少胃疝入胸腔和胃酸反流的机会。

（4）对同时存在易致疝形成的各种疾病应予治疗。如肥胖者应设法减轻体重，有习惯性便秘应给予纠正和治疗，认真治疗慢性咳嗽等。

（5）避免弯腰、穿紧身衣、呕吐等增加腹内压的因素。

（6）肥胖者应设法加强运动，增强体质，减轻体重，有慢性咳嗽，长期便秘者应设法治疗，及时采取降低腹内压措施。

（7）不要有精神压力，学会心理调适，保持愉悦情绪。

二十八、食管-贲门失弛缓症
术后的家庭护理

食管-贲门失弛缓症虽然是一种良性疾病，但对生活质量、健康和寿命影响极大。由于吞咽困难，病人可采用一切办法，包括体位、饮水、反复吞咽等措施，使病人羞于在众人面前就餐，愿单独进食，造成心理压力，严重影响社交等活动。

目前的主要治疗手段包括药物、扩张术和手术治疗等。药物治疗的效果差，作用时间短，有效药物仅有两种，因此对本病有效的治疗为食管扩张术和手术两种。

病人在医院经过扩张术或手术治疗，病情稳定后可回到家中调养恢复，这时家庭护理就显得格外重要。

首先,病人要勤换衣物,保持身体清洁,并且要注意天气变化,防止受凉。

康复期的膳食营养是家庭护理中最重要的部分。在饮食调理上,需要强化药膳、食疗措施,辅助医药治疗手段,提高康复效果。

膳食以卫生、清洁、富有营养的食物为主。可进食一些清淡易消化同时补充蛋白质食物,如豆腐、鱼汤、肉末、猪血等。对食欲差的病人食物中可增加调味品,如增加甜度、鲜度以刺激食欲。

必要时,根据病人身体情况,可将当天早餐早些时间吃,晚餐晚些时间吃,这样中间时间拉开,可减少恶心、呕吐。必要时少食多餐。

康复期间还应注意要有计划的摄入足够的热能和营养。常吃肉、蛋、奶、鱼和豆制品等营养丰富食品;多吃富含维生素 A、维生素 C 的食物,如绿色蔬菜和水果;保证食物中各种维生素和微量元素钼、锌、铜等的供给;不吃过凉、过烫、过硬,以及发霉变质、烟熏火烤的食物;戒烟、忌烈性酒。

康复初期,可以粥膳调理,如薏苡仁粥,大枣、糯米、莲子、桂圆、枸杞子等粥。进食酸奶、蛋类、豆制品等。食欲减退者,可食用新鲜山楂、鲜石榴,也可以橘皮、生姜、鸡肫等配餐煨汤,以增进食欲。

提倡细嚼慢咽、荤素兼备的餐饮方式,纠正进食过快、过热、过硬、过粗等不良习惯。

对年老体弱者,可结合有功效的药食配制成药膳。食疗可以改善食管病症。常用的有效食品有核桃仁、桑葚、黑芝麻、蜂蜜、海参、杏仁、橘饼、刀豆、无花果、猕猴桃、荔枝、梨、乌骨鸡、鲫鱼、甲鱼等。但要注意烹饪方法和操作技巧,形式多以流质或半流质饮食为主,以进食的食物不能摩擦或损伤食管创面为原则。

二十九、巴雷特食管病人的饮食护理要求

(1)养成良好的饮食习惯,做到定时进食,少吃多餐、避免硬、冷、粗糙、含纤维过多的食物,吃易消化的软食。

(2)注意多吃富含蛋白质、维生素的食物,如鸡蛋、牛奶、肉类、鱼虾、豆制品及绿色蔬菜,这样更有利于食管黏膜的修复。

(3)吃饭要细嚼慢咽,使食物充分磨碎并与唾液充分混合,这样有助于消化,减轻对食管的负担。

(4)进餐前可先少量喝汤,润滑食管,还可以刺激胃液分泌,帮助消化,增进食欲。

(5)忌食容易产酸的食物,如蔗糖、甜糕点、红薯,以及刺激胃酸分泌的浓茶、咖啡、浓肉汤等。为中和胃酸,可经常吃一些碱性食物,如苏打饼干、烤馒头片等。还应尽可能不吃或少吃容易产生胀气的食物如土豆、红薯、洋葱、煮黄豆等。膳食中应多吃富含铁的肝、肾、瘦肉、动物血、黑木耳、芝麻酱及绿叶蔬菜,增强食管抗病能力。

(6)忌酒戒烟,勿食辛辣刺激性强的食物,避免进食过热、过酸及熏烤食物。

三十、食管憩室病人的护理要点

(1)保持心情舒畅,适量活动,避免劳累及受凉。

(2)饮食定量、适量、宜清淡饮食,避免生、冷、硬、辛辣、酒等刺激饮食,多吃新鲜蔬菜及水果,不吃油腻和过甜食物。

(3)定时进餐,细嚼慢咽。

(4)戒烟限酒。

(5)每天观察有无呕血、黑便、血尿等异常情况,一旦发生及时就诊。

(6)将内镜检查列入每年体检项目。

三十一、食管静脉曲张病人的 家庭护理指南

1. 饮食护理

(1)严格要求病人卧床休息,禁食、禁水,对肝硬化食管胃底静脉曲张出血的病人尤为重要。尤其对行食管曲张静脉硬化术或结扎术后的病人,应严格禁食1周,卧床休息2周。

(2)出血停止后恢复期病人的饮食,应由流质逐步过渡到半流质、软食。应避免食粗糙、过硬食物,以防止损伤曲张的血管引起出血。

(3)尽量不吃生硬、油炸、粗纤维饮食,禁饮酒,避免骨头、鱼刺、菜梗等较硬、带渣的、刺激性食物吞入,以防食管静脉破裂。

(4)食管静脉曲张破裂出血者,应限制钠和蛋白质的摄入。

(5)腹水病人的饮食应富于营养,易于消化吸收,少量多餐。限制水、钠摄入量,每日进水量应控制在1 000毫升左右,钠盐应控制在3克以下。尿量多者可稍增加水、钠摄入。同时,还应多食含钾高的食物,如柑橘、海带、木耳、香蕉、苹果等。

2. 康复期护理

(1)注意卧床休息,避免咳嗽,养成定时大小便的习惯,保持大便通畅不用力。

(2)日常饮食以流质半流质为好,严禁食用生硬的食物,就是某些水果,如苹果、雪梨等,也要咬碎再吞下。

(3)保持心情愉快,提倡有规律的生活,适当参加集体活动,如读书、看报、散步、种花、下棋,并做些力所能及的家务事。

（4）尽可能避免呕吐现象，避免剧烈活动和急速的弯腰，避免长途跋涉。

（5）酗酒、吞服强酸、强碱、腐蚀剂，服用阿司匹林、保泰松等抗炎镇痛药均可诱发呕血，所以要注意避免使用。

（6）注意保暖，特别要防止呼吸道感染（感冒、气管炎、肺炎等）的发生。在寒冷季节要避免体力和精神的过度疲劳，因为这常常是引起出血的诱因，且易被忽视。

（7）肝硬化病人可在医生指导下服用一些降低门静脉压力的药物，这是有效防止食管静脉破裂出血的方法。

3. 应急处理及出血护理

（1）食管静脉曲张最常见的并发症就是出血。当病人呕血或便血量较大时，出现面色苍白、出冷汗、脉搏细弱、肢冷、意识障碍等休克症状时，应尽快将病人送至附近医院抢救。并需要注意途中病人的保暖。

（2）病人一旦发生呕血，黑便时情绪都很紧张。护理人员应首先稳定自己的情绪，陪护在床旁，安慰病人，并给病人说明安静会使病情平稳的道理。及时清除一切血迹，以免恶性刺激。不要远离病人，使病人有安全感。

（3）让出血的病人卧床休息，呕血时采取半卧位，头偏向一侧。保持呼吸道通畅。

（4）保持呼吸道通畅，防止呕血时吸入气管内发生窒息。

（5）必要时给氧及适当的镇静药物治疗。用水袋放在胃部，起止血作用。家中如备有止血药物，可口服三七粉，云南白药，白及等药物，如云南白药 0.3～0.6 克，每日 3 次口服。

（6）家属在进行必要的家庭救护的同时，还要密切观察病人的出血情况，如呕血的颜色，出血量，是否混有食物，黑便量，是否混有血块；回忆病人出血的诱因，如是否有饮酒、服用某些药物史；病人出血前是否有先兆，如腹痛、恶心等，尽可能提供详细的病史，积极协助医生争取时间作出正确的诊治。

(7)饮食,如有剧烈恶心、呕吐时,应进流质饮食;频繁呕吐或食管静脉曲张破裂出血者,可暂禁食。在休克状态或胃胀满,恶心,甚至还在呕吐时,应绝对禁食。若为食管静脉曲张破裂出血,一般在出血停止后2～3天,最好给低蛋白流质饮食为宜。

三十二、食管损伤术后的饮食护养

食管损伤修补术后经过一段时间治疗,食管功能可逐渐恢复。这时,可进食少量清淡流质饮食,如米汤、稀藕粉、蜂蜜水、面汤、青菜汤等。每次饮用100毫升左右,每日餐次为7～8次。

手术后3～5天后可改为进食大米粥、小米粥、蒸蛋羹、鸡蛋汤、鸡蛋面糊等,每日餐次可为6次左右。此阶段,不要吃容易产气的食物,如牛奶、豆浆等,以及含粗纤维多的食物,如芹菜、豆芽、洋葱等。

还应注意在膳食中适当选择富含维生素和微量元素的食物,促进食管病灶恢复健康。

在烹调方法上要注意尽可能采用煮、烩、蒸、炖等烹调方式,而不要采用凉拌、油炸、生煎等方法,以利于食物的消化吸收。

食管修补术后除了少量多餐,进食时尽量少喝水外,还要注意尽量不要吃高糖饮食。此外,进食后不宜立即活动,应静坐15分钟。

在术后的恢复期,要注意慢慢地增加饮食量,逐渐减少进餐次数,最终恢复到正常人的饮食。但一定要忌酒戒烟。由于烟草中的尼古丁和酒中的乙醇均能使食管下段括约肌松弛,可诱发或加重胃液反流,影响病灶愈合。

此外,情绪激动、过度劳累、起居失调、受凉受潮等,均可影响食管创面愈合,应引起重视,注意避免。

三十三、食管神经官能症病人的生活调养

俗话说,疾病是靠三分治,七分养,说明了无论哪种疾病,护理都占有一定的分量,尤其是食管神经官能症者。除了心理保健外,生活调养也能帮助康复。以下几个问题需要特别注意。

(1)要注意调节饮食:患有食管神经官能症者多食欲不佳,体力下降。所以,在调养期间要设法增进食欲,饭菜要可口,荤素搭配,粗精搭配,既不能单调乏味,又不可过于油腻,以易消化吸收为宜。进食时要环境轻松、心情愉快、不偏食、不过多忌食,更不要暴饮暴食。

(2)要生活有规律:既不要卧床大养,也不要过度劳累,更不要随着性子来。规律的生活可使机体处于正常的工作状态。

(3)要进行适当的体育锻炼:增强体质也就自然增强了心理承受能力。可根据自身体质情况,选择散步、慢跑、打太极拳、习剑、游泳等活动项目,运动量以不感到疲劳为度。

(4)多参加集体活动:积极参加义务劳动,在公益活动中施展自己的才华,增强自信心。

(5)要精神饱满、情绪乐观,生活安排得丰富多彩:这样可能争得与病魔斗争的胜利,如果精神上高度紧张,情感上过于脆弱,情绪易于波动等都会引起寝食不安、身体抗病能力下降,会导致器质性疾病的发生。

第六章　膳食营养　保驾护航

一、中医学的饮食养生法则

《灵枢·胀论》说:"阴阳相随,乃得天和,五脏更始,四时循序,五谷乃化。"首次提出食物的消化吸收与四时有关。后世养生学家在长期的生活实践中,逐渐总结出一套因时制宜的饮食养生法则,其内容大致可分为三个层次,即因时选食性,因时调五味,以及慎选食物种类。

(1)因时选食性:关于饮食养生应与时令季节相结合的论述,最早见于《素问·六元正纪大论》:"用寒远寒,用凉远凉,用温远温,用热远热,食宜同法,有假者反常,反是者病,所谓时也。"指出用寒凉的药物和食物要远离寒凉的季节,用温热的药物和食物要远离温热的季节,反之就会引起疾病。依据这一原理,在阳气隆盛的夏季,气候炎热,汗出较多,应常吃一些凉性食品,如清暑、生津之瓜果,以清解暑热。冬天气候寒冷,阳气深藏,需要温补,应多食温热性食品,如高热能、高蛋白的肉类,以提高机体耐寒能力。《饮膳正要》也有类似论述:"春气温,宜食麦以凉之,不可一于温也。禁温食及热食服。"指出在阳气升发的春季,不可一味温补阳气,应常吃一些清淡甘凉的水果、蔬菜,以免积热在里,并少吃温热食物。

一般而言,春夏季自然界阳气盛、气温高,食物应以寒凉性质者为主,少食温热生火之物;秋冬季自然界阴气盛、气温低,食物应以温热性质者为主,少吃寒凉伤阳之物。

(2)因时调五味：按照五行学说，五脏与时令季节和饮食五味有明确的对应关系，即肝应于春季，酸味首先入肝；心应于夏季，苦味首先入心；脾应于长夏(夏秋之交)，甘味首先入脾；肺应于秋季，辛味首先入肺；肾应于冬季，咸味首先入肾。

根据五行之间相生相克的关系，很多中医名家都提出了四季养生的基本原则，如孙思邈在《卫生歌》中说："春月少酸宜食甘，冬月宜苦不宜咸，夏月增辛聊减苦，秋辛可省但欲酸。"

元代邹铉在《寿亲养老新书》中进一步解释了这种饮食原则的理论依据，提出春季应少食酸味多食甜味，其依据是春季属肝，五行属木，脾脏五行属土，过食酸可使肝气旺，容易导致肝对脾的克伐过度，因此应少食酸味，多食甘味以养脾气。邹铉的说法仅仅是从五行生克规律的角度解释了五味与时令的关系，有些虽然符合生活实际，但其机制却并非只有五行生克那么简单。例如，夏季自然界雨水多、湿气盛，湿邪容易影响脾胃的运化而出现食欲缺乏，辛味食品具有健脾开胃、化湿行气的作用，所以夏季增辛对于养生保健确有积极的意义，但并不仅仅是为了养肺气。而且有些增、减还需要辨证对待。

夏季究竟应该多吃苦味食品还是少吃苦味食品呢？如果搞清楚了其后隐藏的道理，这些问题就迎刃而解了。

五味的增减在本质上以五行学说为依据，通过增减五味来调整脏腑的功能。夏季减苦是针对正常情况，因为夏季心气本较盛，多食苦则心气更旺，容易克肺造成肺虚；而增苦则是针对心气不足的病理情况，因为夏季心气当令，此时进食苦味食品"同气相求"，能够更好地实现养心的作用。所以，夏季究竟应该增苦还是减苦应根据情况区别对待，对于劳心过度、心气不足者，夏季多食苦瓜等苦味食品，不但能够益心气，还可以清心消暑；而对于体质壮实、心气有余者则多食无益。

(3)因时择食类：春为万物生发的季节，自然界阳气萌动，饮食要以协助阳气升发为原则,适当吃些葱、姜、蒜、韭、芥等温性食品,少吃冬瓜、绿豆芽等寒性食品。如气温较高,又需防止阳气上升太过,郁而化热,可多食清淡之菜蔬、性味甘凉的果品。

夏季暑热多雨,饮食应以甘寒清淡少油为宜,如绿豆汤、西瓜等,但切忌过食生冷。根据夏季高温湿盛的特点,饮食又要重视健脾、消暑、化湿,多吃苡米、绿豆、豆腐、藕、南瓜、苦瓜之类食物,少吃甜、油腻助湿之品。民间有"冬吃萝卜夏吃姜,不劳医生开药方"的谚语,夏季多吃辛味的生姜既可以辛散化湿,又能起到"养肺气"的作用。

现代医学认为,夏季随着汗液的大量排出,体内蛋白质分解加速,消化液分泌减少,水、无机盐、水溶性维生素、氨基酸等大量随汗液排出,这就需要通过饮食来补充营养。所以,在夏季蛋白质供应一定要充分,可多吃瘦肉,特别应多进食豆制品,多吃蔬菜、水果,补充 B 族维生素、维生素 C 等。

秋季气候凉爽而干燥,宜多吃一些生津养液、清肺降气、润燥止渴之品为宜,可选用芝麻、核桃、梨、大枣、菊花、银耳等,具有滋润性的食物。少食辛辣发散之品,民间有"八九月勿食姜"的说法,此时若多食生姜易生秋燥而致咳嗽。

冬季是一年中阳气最虚,阴气最盛的季节,人体与自然界相应,饮食也要以补阳为主,应吃性温热的食物,如羊肉、狗肉、甲鱼、鸽、鹌鹑、海参、枸杞、韭菜、糯米、桂圆肉、大枣、山药、核桃、板栗、松子、花生、葵花子等。

冬季五行属肾,肾主藏精,冬天补肾最为适宜,在与自然界五色配属中,黑色入肾,所以冬季食物应选择黑色食品,如黑米、黑豆、黑芝麻、黑木耳、黑枣、黑菇、桑葚、魔芋、乌骨鸡、乌贼鱼、甲鱼、海带、紫菜等。现代研究表明,食品的颜色与其营养价值的关系极为密切,食品的天然色素越深,其营养含量越丰富,营养结构也越合理。所以,冬天进食黑色食品不但符合中医理论,而且从现代营养学的角度来看也非常科学合理。

总之,饮食养生一定要与时令相结合,食物只有在种类、性味、寒热等方面均与时令相适宜,才能够发挥其最佳的作用,否则可能会引起疾病。

二、健康食品大排名

每年世界卫生组织(WHO)都会推出一份健康食品排行榜,由于果蔬生长环境、所含营养等变化,上榜食品也随之不断调整。所发表的榜单则还为健康食品划分了派系,筛选出最耀眼的"健康明星"来。

(1)蔬菜榜:红薯、胡萝卜、芹菜、茄子、雪里蕻、白菜、甜菜、卷心菜、芦笋、花椰菜。研究显示,每100克红薯产生的热能仅为大米的1/3。美国费城医院曾从红薯中提取出一种活性物质,并认为它能有效抑制癌症的发生;而日本医生通过对26万人的饮食调查发现,熟红薯的抗癌率高于生红薯。

(2)水果榜:木瓜、橘子、橙子、草莓、猕猴桃、芒果、苹果、杏、柿子。一向以美白、低热能著称的木瓜荣登榜首,是因为科学家最新发现,存在于木瓜乳状汁液中的木瓜酵素可帮助人体分解肉类蛋白质。消化科专家建议,饭后吃少量木瓜,对预防食管炎、食管溃疡、食管癌、胃溃疡、肠胃炎、消化不良等消化系统疾病均有显著功效。

(3)肉类榜:鹅肉、鸭肉、鸡肉。红肉早就被扣上了"不健康"的标签,健康食品排行榜再次证明了这一观点。鹅、鸭肉的化学结构非常接近橄榄油,有益于身体健康。鸡肉则被认为是人体所需蛋白质的最佳来源。再加上现在人大多以瘦为美,这3种肉类都具有低脂低热的特点,吃了甚少影响机体新陈代谢,减少了患癌的几率,并且不容易发胖,因此也越来越受欢迎了。

三、强健食管的十种素食

随着生活水平的提高,国人的饮食中荤食所占比例很大,若能自寻机会多吃些素食,既可以排出油腻,清胃通肠,还能保护好食管,远离食管病。推荐常吃的素食有:

(1)玉米:含丰富的钙、磷、镁、铁、硒和胡萝卜素等,还富含纤维质。对增强食管抗病能力,预防食管疾病发生有辅助作用。

(2)燕麦:具有润滑食管的作用。燕麦中含有丰富的燕麦纤维,这种纤维容易被人体吸收,且热能低,既有利于减肥,又能适合食管病人对食疗的需要。

(3)番薯:有很强的降低血中胆固醇、维持血液酸碱平衡、延缓衰老及防癌、抗癌作用。番薯含有丰富的膳食纤维和胶质类等容积性物质,可帮助机体排毒,预防食管癌的发生。

(4)海藻类:低热能、低脂肪,含有丰富的胶体纤维,海藻还含有许多独特的活性物质,具有抗癌作用。

(5)银耳:可促进食管血液循环,加强上皮细胞的更新。

(6)芹菜:含有较多膳食纤维,促进食管蠕动,避免食物残留在食管憩室处。

(7)洋葱:含有环蒜氨酸和硫氨酸等化合物,有助于血栓的溶解。并有抗癌作用。

(8)大枣:多食能提高机体抗氧化力和免疫力,对预防食管癌也很有效。

(9)山楂:可加强和调节机体血流量,促进机体新陈代谢。

(10)苹果:苹果营养丰富,如含丰富的钾,可排出体内多余的钠盐,如每天吃 2 个苹果,可达到保健的目的。

小贴士——

中医学认为，盐有清热、凉血、解毒的作用。清晨起床后空腹喝一杯淡盐水，有利于降火益肾，保持大便通畅，改善食管和胃、肠的消化及吸收功能。蜂蜜有补中、润燥、止痛、解毒的作用，常用来治疗脾胃虚弱、消化不良、肺燥干咳、肠燥便秘等疾病。

因此，每天睡觉之前取蜂蜜10～20毫升，用温开水调服，不仅可以健脾和胃、补益气血，还有镇静、安神、除烦的作用。盐水和蜂蜜可以结合起来喝，因为二者有互补作用。蜂蜜中钾的含量较高，有助于排出体内多余的钠。

四、食管疾病饮食调养之黄金搭档

有些食管病病人，年迈或体质较弱，饮食调养是疾病调养中不容忽视的环节。现特别推荐15种最佳饮食搭配法，希望从这些"黄金搭档"中吃出精气神来。

（1）鱼＋豆腐：增鲜补钙，促进消化。对于体弱者单纯吃鱼，嫌腥怕腻，配上豆腐口味正适合。加之，豆腐中含有大量的钙质，若单吃，其吸收率较低，但与富含维生素D的鱼肉一起吃，对钙的吸收与利用率能起到最佳效果。

（2）猪肝＋菠菜：防治因食管病如食管癌等引发的贫血。猪肝富含叶酸、维生素B_{12}，以及铁等造血原料，菠菜也含有较多的叶酸和铁，同食两种食物，一荤一素，相辅相成。

（3）羊肉＋生姜：冬令补虚佳品，可治因慢性食管病引发的体弱气虚等症。羊肉可补气血和温肾阳，生姜有止痛祛湿等作用。

同食,生姜既能去腥膻等滋味,又能有助羊肉温阳祛寒。

(4)鸡肉＋栗子:补血养身,适于贫血之人。鸡肉为造血疗虚之品,栗子重在健脾。栗子烧鸡不仅味道鲜美,造血功能更强,尤以老母鸡烧栗子效果更佳。

(5)鸭肉＋山药:补阴养气,适于体质虚弱者。鸭肉补阴,并可清热止咳。山药的补阴作用更强,与鸭肉伴食,可消除油腻,同时可以很好地滋补体质。

(6)瘦肉＋大蒜:促进血液循环,消除身体疲劳、增强体质。瘦肉中含有维生素 B_1,与大蒜的蒜素结合,不仅可以使维生素 B_1 的析出量提高,延长维生素 B_1 在人体内的停留时间,还能促进血液循环,以及尽快消除身体疲劳、增强体质。

(7)鸡蛋＋百合:滋阴润燥,清心安神。百合能清痰火,补虚损,而蛋黄能除烦热,补阴血,同食可以更好地清心补阴。

(8)芝麻＋海带:美容,防衰老,防癌抗癌。芝麻能改善血液循环,促进新陈代谢。海带则含有丰富的碘和钙,能净化血液,促进甲状腺素的合成。同食则美容、抗衰老效果更佳。同时具有防癌抗癌的作用。

(9)豆腐＋萝卜:有利于消化。豆腐富含植物蛋白,体质差、脾胃弱的人多食会引起消化不良。萝卜有很强的助消化能力,同煮可使豆腐营养被大量吸收。

(10)薏苡仁＋花生仁:促消化,益食管。薏苡仁可健脾胃,花生米中含有益的化合物白梨醇,可促进血液循环,减少疾病发生。同煮熬粥食疗效果更佳。

(11)莲藕＋玫瑰花:莲藕的维生素 C 含量丰富,还有多酚类化合物、过氧化物酶,能把身体内的垃圾打扫干净。中医学认为,生藕可以凉血生津,熟藕可以补脾益血。玫瑰水可以帮助身体调理气血。最好的食用方法是将用来一并煮粥,可以起到很好的作用。

(12)核桃＋韭菜:韭菜营养丰富,含有蛋白质、糖类、脂肪、维生素、无机盐及硫化物等,不仅味美,还是治病的一味良药。核桃仁能强健筋骨。一同下锅煸炒,既有营养,又可抗病防衰。

(13)海鲜＋桂花酒:在海鲜类产品中,除鱼、虾、鲍鱼等极少数属于温热之性外,大部分均是寒凉的,像螃蟹、蛤蜊、生蚝等。所以,像螃蟹类的海鲜不能吃太多。桂花性温,无论煎汤、泡茶,或是浸酒,都有温胃散寒的功效,它能帮助散去胃部寒气,达到止痛的效果。

(14)方便食品＋黄绿蔬果:一些食物中含有大量的"自由基",这些被氧化的物质进入身体就会对身体产生伤害,甚至致癌。平时我们吃的方便面、薯片、油炸点心、炸坚果等,都是这种食物。建议经常不得不吃方便食品的人,在食用方便食品之后能吃一些黄绿蔬菜或者水果,以补充抗氧化物质——类胡萝卜素。食物来源中,杏仁、香瓜、胡萝卜、绿色蔬菜叶、南瓜、白薯都富含大量的胡萝卜素;至于叶黄素及玉米黄质,可以在绿色蔬菜叶、南瓜、青椒中获得。番茄和西瓜、红柚中含有天然的番茄红素。这些都是抗癌防癌的好东西。

(15)辣椒＋酸奶:不少人喜欢吃辣,水煮鱼、辣子鸡、辣拌菜都很受欢迎,过度食辣能够破坏神经末梢的感觉,久而久之就会让食管和胃受到伤害。搭配酸奶可以适当解决这一难题。酸奶口感细腻而稠滑,不但营养丰富,而且对肠胃有很好的保护作用。酸奶含有利于消化道保护作用的乳酸菌,乳酸菌具有抑制腐败菌生长和减弱腐败菌在肠道中产生毒素的作用,预防并治疗消化道疾病。吃麻辣火锅或者辛辣大餐时提前饮用一些酸奶,可以保护食管。

五、食管病病人进补"八忌"

在民间素有"补养"习俗。万物正可谓"春生、夏长、秋收、冬藏"。据中医"春夏养阳,秋冬养阴"的原则,食管疾病病人体虚者在医生指导下,适当进补十分必要。但进补不可乱补,应注意八忌。

(1)忌无病乱补:无病乱补,既增加开支,又害自身。如服用鱼肝油过量可引起中毒,长期服用葡萄糖会引起发胖、血中胆固醇增多、易诱发心血管疾病。所以进补一定要根据自己的身体状况,"缺什么,补什么"才能事半功倍。

(2)忌多多益善:任何补药服用过量都有害。认为"多吃补药,有病治病,无病强身"是不科学的。如过量服用参茸类补品,可引起腹胀,不思饮食;过服维生素C,可致恶心、呕吐和腹泻。

(3)以药代食:药补不如食补,重药物轻食物是不科学的。殊不知许多食物也是有治疗作用的药物。如多吃荠菜可治疗高血压;多吃萝卜可健胃消食,顺气宽胸,化痰止咳;多吃山药能补脾胃。日常食用的胡桃、花生、大枣、扁豆、藕等也都是进补的佳品。

(4)忌越贵越补:"物以稀为贵",高贵的传统食品如燕窝、鱼翅之类,其实并无奇特的食疗作用,而十分平常的甘薯和洋葱之类的食品,却有值得重视的食疗价值。另外,凡食疗均有一定对象和适应证,故应根据需要来确定药膳,切勿凭贵贱来分高低,尤其老年群体更应以实用和价格低廉为滋补原则。

(5)忌虚实不分:中医的治疗原则是虚者补之,不是虚证病人不宜用补药,虚证又有阴虚、阳虚、气虚、血虚之分,对症服药才能补益身体,否则适得其反,伤害身体。保健养生虽不像治病那样严格区别,但起码应将用膳对象分为偏寒偏热两大类。偏寒者畏寒喜热,手足不温,口淡涎多,大便溏,小便清长,舌质淡脉沉细。偏热者,则手足心热,口干、口苦、口臭,大便干结,小便短赤,舌质红,脉数。若不辨寒热妄投药膳,容易"火上加油"。

(6)忌凡补必肉:动物性食物无疑是补品中的良剂,它不仅有较高的营养,且味美可口。但肉类不易消化吸收,若久吃多吃,对胃肠功能已减退的老年人来说,常常不堪重负,而肉类消化过程中的某些"副产品",如过多的脂类、糖类等物质,又往往是心脑血管病、癌症等老年常见病、多发病的病因。饮食清淡也不是不补,尤其是蔬菜类更不容忽视。现代营养学认为,新鲜的水果和蔬菜含有多种维生素和微量元素,是人体必不可少的营养物质。

(7)忌重"进"轻"出":随着人民生活水平的提高,不少家庭天天有荤腥,餐餐大油腻,这些食物代谢后产生的酸性有毒物质,需及时排出,而生活节奏的加快,又使不少人排便无规律甚至便秘。故养生专家近年来提出一种关注"负营养"的保健新观念,即重视人体废物的排出,减少"体毒"的滞留与吸收,提倡在进补的同时,亦应重视排便的及时和通畅。

(8)忌恒"补"不变:有些人喜欢按自己口味,专服某一种补品,继而又从多年不变发展成"偏食"、"嗜食",这对健康是不利的。因为药物和食物既有保健治疗作用,亦有一定的不良反应,久服多服会影响体内的营养平衡。尤其是老年人,不但各脏器功能均有不同程度的减退,需要全面地系统地加以调理,而且不同的季节,对保健药物和食物也有不同的需求。因此,根据不同情况予以调整是十分必要的,不能恒补不变,一补到底。

小贴士——

古人说,"粥饮为世间第一补人之物",粥具有适口、易消化、易吸收、生津益气的功效。

六、食管病病人体虚滋补食疗方

方1　西芹鸡汁粥

【原　料】　重1000～1500克的母鸡1只,西芹30克,大米100克。

【制　法】　将母鸡剖洗干净浓煎鸡汁,将西芹煎汁,加入大米100克煮粥。

【用　法】　早晚趁热服食。

【功　效】　益气血,填精髓。适用于体虚、气血双亏、营养不良的食管疾病病人。

方2　猪肝粥

【原　料】　猪肝(羊肝、牛肝、鸡肝均可)100～150克,大米100克,葱、姜、油、食盐各适量。

【制　法】　将动物肝洗净切成小块。与大米、葱、姜、油、食盐一起入锅。加水约700毫升,煮成粥,待肝熟粥稠即可食。

【用　法】　每日早晚空腹趁热顿食。

【功　效】　补气,养血。适用于气血虚弱等。

方3　大枣黑木耳汤

【原　料】　黑木耳15克,大枣15个。

【制　法】　将黑木耳、大枣用温水泡发放入小碗中,加水和适量冰糖,再将碗放置蒸锅中,蒸1小时。

【用　法】　每日服2次,吃木耳、大枣,喝汤。

【功　效】　清热补血。适用于体虚病人。

方4　豆腐猪血汤

【原　料】　豆腐250克,猪血(羊血、牛血也可)400克,大枣10枚。

【制　法】　将大枣洗净,与豆腐、猪血同放入锅中,加适量水,煎煮成汤。

【用　法】　饮汤,食枣。15日为1个疗程。

【功　效】　补血,养气。

方5 葱蛋里脊

【原　料】　猪里脊肉400克,料酒50毫升,植物油500毫升,鸡蛋2个,淀粉20克,葱段20克,姜片10克,酱油12毫升,味精、食盐各适量。

【制　法】　将酱油、味精、食盐、料酒、葱段、姜片制成汁。把里脊肉去筋,切成0.4厘米厚的片,两面拿刀划成十字花,切成0.8厘米宽、2.5厘米长的片,装在凉水碗中,弃水,把蛋黄、淀粉放水,搅匀。油锅烧到三成热,把里脊肉炸成金黄色,调料汁淋在肉上,略炒即可。

【用　法】　随餐食用。

【功　效】　补肾,养血,益气。

方6 板栗童子鸡

【原　料】　板栗50克,仔公鸡1只,姜、葱、食盐、胡椒粉、味精、料酒各适量。

【制　法】　将板栗煮熟,剥壳,备用;将鸡宰杀后,去毛、内脏及爪,洗净,在沸水锅内汆去血水,剁成6厘米见方的大块;姜、葱洗干净,姜拍松,葱切段;再将鸡、板栗、姜、葱、料酒放入炖锅内,加入清水适量;将炖锅置武火上烧沸,打去浮沫,再用文火炖熟,加入食盐、味精、胡椒粉即成。

【用　法】　佐餐食用。

【功　效】　补气养血。

方7 党参大枣炖排骨

【原　料】　党参30克,大枣8枚,排骨500克,姜、葱、食盐、味精、胡椒粉、料酒各适量。

【制　法】　将党参洗净,切3厘米长的节;大枣洗净,去核。

排骨洗净,剁成 4 厘米长的段。将姜、葱洗干净,姜拍松,葱切段。将排骨、党参、大枣、姜、葱、料酒放人炖锅内,加入清水适量,置武火上烧沸,再用文火炖熟。加入食盐、味精、胡椒粉即成。

【用　法】　每日食用 1 次。

【功　效】　补气血,益健康。

方 8　党参山药炖猪肘子

【原　料】　山药 30 克,党参 60 克,大枣 8 枚,肘子 1 个,姜、葱、食盐、味精、胡椒粉、料酒各适量。

【制　法】　山药浸泡 24 小时,切成薄片。党参用水浸泡 24 小时,去皮,切成 4 厘米长的节;大枣洗净,去核。猪肘子去毛,去骨,用沸水汆去血水,再剁成 6 厘米见方的块。姜拍松,葱切段。将猪肘子、山药、大枣、姜、葱、料酒放入炖锅内,加入清水适量。将炖锅置武火上烧沸,再用文火炖熟,加入食盐、味精、胡椒粉即成。

【用　法】　佐餐食用。

【功　效】　补脾胃,益气血。

方 9　猪骨菠菜汤

【原　料】　猪脊骨 250 克,菠菜 150 克,食盐少许。

【制　法】　猪脊骨洗净砍碎,放入沙锅内,加适量清水,先用旺火,后用文火煮 2 个小时,然后将洗净的菠菜放入汤中,再煮 10 分钟,待温,加入食盐调味,饮汤吃菠菜。

【用　法】　每日服食 1 次。

【功　效】　养胃助消化。

方 10　鲫鱼瘦肉板栗汤

【原　料】　胡萝卜 2 根,猪瘦肉 200 克,板栗 250 克,鲫鱼 1 条,马蹄 200 克,姜 2 片,食盐少许。

【制　法】　猪瘦肉切大块,用开水烫过。鲫鱼和姜两面煎熟。胡萝卜去皮切大块,马蹄去皮。把锅中的水煮沸,放入所有材料。先用大火煮 20 分钟,后用小火炖 3 个小时,加食盐调味即可。

【用　法】　佐餐食用。

【功　效】　养血健体。

方 11　桂圆枣仁茶

【原　料】　桂圆肉 15 克,酸枣仁 6 克。

【制　法】　准备沸水一杯,将原料泡入。

【用　法】　于睡前当茶饮用。

【功　效】　改善睡眠,恢复体力。

方 12　当归炖鸡

【原　料】　当归 15 克,枸杞子 15 克,鸡肉 250 克。

【制　法】　将原料共炖至熟即成。

【用　法】　吃肉饮汤。

【功　效】　有补脾,养血的作用。

方 13　鳝鱼胡萝卜丝

【原　料】　鳝鱼 200 克,胡萝卜 300 克,植物油 30 毫升,食盐、酱油、醋各适量。

【制　法】　鳝鱼洗净,切成细丝。胡萝卜去根洗净,切丝。锅上火,放入植物油烧热,倒入鳝鱼丝、胡萝卜丝翻炒,加入食盐、酱油、醋炒熟,出锅装盘即成。

【用　法】　佐餐食用。

【功　效】　营养丰富,滋补身体。

方14 鲶鱼砂蔻汤

【原　料】　鲶鱼500克,紫豆蔻6克,砂仁、陈皮各3克,生姜3克,胡椒1克。

【制　法】　先把鲶鱼去鳞、鳃及内脏,洗净,切块。然后将砂仁、紫豆蔻装入布包内,与鲶鱼块一起下锅,加水适量,煮沸后改为小火炖至鱼熟。起锅前加入胡椒、陈皮、生姜,再煮1～2分钟即可。

【用　法】　吃鱼肉,喝汤。

【功　效】　具有健脾温胃,行气止痛的功效。适合于食管病体质虚弱者食用。

方15 土豆烧鲫鱼

【原　料】　取鲫鱼1条,土豆250克,豆油、葱、姜、胡椒粉、食盐、味精各适量。

【制　法】　先将土豆洗净切块,备用。将鲫鱼去鳞、鳃及内脏,洗净,葱切丝,姜切末。将油锅烧热,鲫鱼下锅炸至微黄,加入葱、姜、食盐、胡椒粉及水,稍焖片刻后,投入土豆块再焖烧3分钟,加入味精调味即可。

【用　法】　佐餐食用。

【功　效】　补充营养,调补气虚。

方16 烩蹄筋

【原　料】　水发蹄筋200克,熟鸡肉50克,火腿50克,笋片50克,精制植物油、生姜块、葱段、鲜汤、精盐、味精、湿淀粉各适量。

【制　法】　发好的蹄筋用清水洗净,挤干水分,片成3.5厘米长的段。熟鸡肉、火腿切片。炒锅放油烧热,放生姜块、葱段炝锅,放入蹄筋、鲜汤、鸡片、火腿片、笋片,大火烧沸,撇去浮沫,加入精盐、味精,用小火煮至熟烂入味,再用湿淀粉勾芡,装入盘内即成。

【用　法】　佐餐食用。

【功　效】　补益气血,补精填髓。

方17　银花烩鸭舌

【原　料】　熟鸭舌 200 克,银耳 100 克,西兰花 100 克,水发香菇 1 个,火腿末 5 克,精盐 4 克,黄酒 3 克,味精 3 克,精制植物油 50 克,熟鸡油 5 克,胡椒粉 2 克,鲜汤 400 毫升,葱花、生姜末、湿淀粉各适量。

【制　法】　先将银耳用沸水泡透,去掉黄心,清洗干净。西兰花焯水放凉,改刀成块,将香菇放入碗底,扣入鸭舌。加入精盐、黄酒、味精、鲜汤,上笼蒸约 15 分钟,取出放在汤盘中。炒锅上火,放油烧热,下葱花、生姜末炒香,加入鲜汤,捞出葱花、生姜末,下入银耳、精盐、黄酒、胡椒粉,烧开下入西兰花、味精勾稀芡,淋上鸡油起锅装在鸭舌周围即成。

【用　法】　佐餐食用。

【功　效】　滋阴养血,增进食欲。

方18　烩猪脑

【原　料】　猪脑 4 只,肉末 75 克,生姜片 5 克,葱段 5 克,葱花 5 克,生姜末 5 克,黄酒 5 克,香油 50 克,酱油 10 克,豆瓣酱 10 克,鲜汤 150 毫升,湿淀粉 20 克。

【制　法】　先将初加工好的猪脑放入碗中,加入生姜片、葱段、黄酒。蒸熟或煮熟后去葱、生姜。炒锅上火,加油烧热,下肉末煸炒,并加入葱花、生姜末、黄酒、酱油、豆瓣酱、鲜汤,煮至八成熟时加入猪脑,待烧开后用铁勺或铁铲将猪脑划开,再用湿淀粉勾芡,最后淋入香油即成。

【用　法】　佐餐食用。

【功　效】　抗衰健体,补充营养。

方 19　大枣银耳汤

【原　料】　大枣 5 克,银耳 10 克,白糖适量。

【制　法】　将大枣、银耳洗净,炖至熟软,加白糖即成。

【用　法】　每天早晚食用。

【功　效】　养阴补血安神。

方 20　陈皮酿牛腩

【原　料】　牛腩肉 500 克,陈皮、生姜、花椒、大蒜、葱白、干辣椒、冰糖、老抽、生抽、蚝油、料酒、水淀粉、油各适量。

【制　法】　陈皮洗净、泡软,用刀刮去内部白色内膜,切成片,浸泡陈皮的水留用。锅里加入适量的油,放入陈皮、生姜、花椒、大蒜、葱白、干辣椒、冰糖小火炒香。牛肉切块放入沸水中氽烫洗净以后,倒入锅内煸炒,喷入适量的料酒,加老抽上色,用生抽、蚝油调味。一次性加入没过所有原料的水及之前浸泡陈皮的水,大火煮沸转小火慢炖至牛肉熟烂;转大火,加水淀粉勾芡收汁即可。

【用　法】　佐餐食用。

【功　效】　强身健体,抗癌防衰。

方 21　香蕉粥

【原　料】　大米 100 克,香蕉 1 根,冰糖少许。

【制　法】　大米洗净加水,放入锅中,大火煮开后转小火煮至黏稠,放入冰糖,冰糖溶化后放入香蕉,稍煮一下即可。

【用　法】　每日服食 1 次。

【功　效】　调补气血。

方22 西瓜皮薏米煲鸭

【原　料】 半个西瓜皮,老鸭1只(约500克),薏苡仁、盐各适量。

【制　法】 取半个西瓜皮(留少许红肉),薄薄削去一层青皮,洗净,切块。薏苡仁洗净,浸泡1小时备用;陈皮泡软,刮去白瓤,洗净。洗净宰好的老鸭,斩大件,余水捞起。将8碗水倒入瓦煲烧开,放入所有材料,武火煮沸,转文火煲2小时,下盐调味食用。

【用　法】 佐餐,经常服食。

【功　效】 清热祛湿,健脾醒胃。

方23 紫桃萝卜汤

【原　料】 紫菜、桃仁各15克,陈皮30克,白萝卜250克,食盐适量。

【制　法】 紫菜撕碎,萝卜切丝,陈皮剪小块,共入锅煮30分钟,去渣,取水煎液300毫升;桃仁打细粉,以水煎液调冲,并加食盐调味即可。

【用　法】 每日食用1～2次。

【功　效】 行气活血。

方24 猪排山楂汤

【原　料】 山楂30克,猪排150克,食盐、芹菜叶各适量。

【制　法】 用慢火煨熟,下食盐调味,再撒入芹菜叶少许,即成。

【用　法】 吃肉喝汤。

【功　效】 消食开胃。

方 25　神曲粥

【原　料】　神曲 10～15 克,粳米 30～60 克。

【制　法】　先将神曲捣碎,加水 2 000 毫升,煎至 1 000 毫升取汁,再加入粳米煮成稀粥即可。

【用　法】　每日服食 1 次。

【功　效】　用于脾胃虚弱,食欲减退等症。

方 26　苡仁汤圆

【原　料】　薏苡仁 150 克,糯米粉 250 克,白糖 150 克,胡椒粉适量。

【制　法】　将薏苡仁洗净,蒸熟。放在大碗中,加入白糖、胡椒粉,以勺压烂调匀成馅备用。将糯米粉调水适量,揉成软料,与薏苡仁馅包成汤圆,煮熟即可。

【用　法】　作早餐食用。

【功　效】　滋阴益气,强健脾胃。

方 27　小米莲子粥

【原　料】　小米 100 克,莲子 20～30 克。

【制　法】　取小米和莲子,共煮成粥。

【用　法】　每日服食 1 次。

【功　效】　养心安神,健脾补虚。

方 28　糖藕糕

【原　料】　藕粉、糯米粉、白糖各 250 克,花生仁粉 60 克。

【制　法】　将原料加水适量调和蒸熟,切块。

【用　法】　分顿食用。

【功　效】　健脾益胃,补虚止血。适用于身体虚弱、少食症等食管病病人。

方29 人参莲子汤

【原　料】　白参3克,莲子15克,冰糖15克。

【制　法】　白参、莲子加水浸泡4小时后,放入冰糖,隔水炖2小时即可。

【用　法】　经常食用。

【功　效】　对病后体虚、疲倦、自汗的病人有益气健脾的作用,可促进体质的恢复。

方30 咸鸭蛋牡蛎粥

【原　料】　优质咸鸭蛋两个,新鲜牡蛎100克,粳米适量。

【制　法】　加水煮粥,再将咸鸭蛋,新鲜牡蛎放入,煮至粥熟即可。

【用　法】　经常服食。

【功　效】　此粥在滋阴养血方面有着较好功效。

七、春季食管疾病调养食疗方

春季食管病病人要多喝水,多食新鲜蔬菜。这时候可以常吃些温补阳气的食物,如:葱、姜、蒜、韭菜、芥末等。研究表明,大蒜不仅有很强的杀菌作用,还能促进新陈代谢,增进食欲,甚至还有补脑的功效。大葱有很高的营养价值,同时还可预防疾病。

还注意要少吃酸味食品,以防肝气过盛。春季宜吃甜品食物,以健脾胃之气,如:大枣,性味平和,可以滋养血脉,强健脾胃。既可生吃,亦可做枣粥、枣糕,以及枣米饭。山药也是春季饮食佳品,有健脾益气、滋肺养阴、补肾固精的作用。

在早餐或晚餐中多进食一些温肾壮阳、健脾和胃、益气养血的保健粥。如鸡肝粳米粥、韭菜粳米粥、猪肝粳米粥等。

在春季饮食中还要多补充优质蛋白质,以增强抵抗力,如鸡蛋、鱼类、牛肉、鸡肉和豆制品等。

方1 芹菜煲大枣

【原　料】　芹菜 400 克,大枣 100 克。

【制　法】　大枣先放入沙锅内,加清水适量,大火煮沸,小火煮汤。之后放入切成小段的芹菜即可。

【用　法】　佐餐食用。

【功　效】　有健脾、疏肝、利胆的功用。

方2 黄精蒸鸡

【原　料】　黄精、党参、山药各 30 克,母鸡 1 只(重约 1 000 克),生姜、川椒、食盐、味精各适量。

【制　法】　将鸡宰杀,去毛及内脏,洗净,剁成 1 寸见方的块,放入沸水锅烫 3 分钟捞出,洗净血沫,装入气锅内。加入葱、姜、食盐、川椒、味精,再加入黄精、党参、山药。盖好汽锅盖,上笼蒸 3 小时即成。

【用　法】　空腹分顿食用,吃肉喝汤。

【功　效】　益气补虚。适宜于体倦无力、精神疲惫、体力下降者服食。

方3 姜韭牛乳饮

【原　料】　牛乳 100 毫升,韭菜汁 60 克,生姜汁 15 克。

【制　法】　将原料倒入碗中和匀。

【用　法】　温服,每日 1 次。

【功　效】　可治嗳气反酸。

方 4 地黄乌鸡

【原　料】　雌乌骨鸡 1 只(重约 1 000 克),生地黄、饴糖各 150 克。

【制　法】　将乌鸡宰杀,去毛、内脏,洗净,备用。生地黄洗净,切成条,加饴糖拌匀,装入鸡腹内;将鸡仰置瓷盆中,隔水用文火炖熟即成。

【用　法】　分 2 日食用,吃肉喝汤。

【功　效】　填精添髓,补脑益智,美容健身。

方 5 枸杞烧鲫鱼

【原　料】　鲫鱼 1 条,枸杞子 12 克,豆油、葱、姜、胡椒粉、食盐、味精各适量。

【制　法】　将鲫鱼去内脏、鳃、鳞,洗净;葱切丝,姜切末。将油锅烧热,鲫鱼下锅炸至微黄,加入葱、姜、食盐、胡椒粉及水,稍焖片刻。放入枸杞子再焖烧 10 分钟,加入味精即可。

【用　法】　佐餐食用。

【功　效】　益气健脾。

方 6 木耳清蒸鳊鱼

【原　料】　鲜鳊鱼 300 克,水发木耳 100 克,料酒、精盐、白糖、姜片、葱段、花生油各适量。

【制　法】　将鳊鱼去鳃、内脏及鳞,洗净;将水发木耳去杂洗净,撕成小片。将鳊鱼放入碟中,加入姜片、葱段、料酒、精盐、白糖、花生油,覆盖木耳,上笼蒸 15～20 分钟即成。

【用　法】　佐餐食用。

【功　效】　具有温中补虚,健脾利水的作用。

方7 黄花菜蒸猪肉

【原　料】　猪瘦肉200克,鲜黄花菜50克(干品25克),油、盐、酱油、生粉、糖适量。

【制　法】　将猪瘦肉洗净切片,放在盘中,黄花菜洗净沥水。猪瘦肉放入生粉拌匀后加油、盐、糖、酱油拌匀,最后加入黄花菜拌匀。沙锅中加适量的水,煮沸,将猪瘦肉放入沙锅,沸水大气蒸约10分钟即成。

【用　法】　当菜佐餐。

【功　效】　有清热利湿作用。

方8 清炖鳙鱼头汤

【原　料】　新鲜鳙鱼头一个,生姜、香菜、花椒、蒜片、植物油、精盐、味精、香油各适量。

【制　法】　将鳙鱼头刮鳞、去鳃;用油将鱼头煎至发黄,再放入适量沸水中,加花椒、大蒜等作料慢慢地炖,待汤汁白亮浓稠之后,加入适量精盐,撒入香菜、味精,滴上少许香油即可。

【用　法】　佐餐食用。

【功　效】　具有健体强身,抗衰防癌的作用。

方9 鲫鱼砂蔻汤

【原　料】　大鲫鱼1尾(约200克),紫豆蔻6克,砂仁、陈皮各3克,生姜3片,胡椒少许。

【制　法】　将鲫鱼去鳞、鳃及内脏,洗净。将砂仁、紫豆蔻填入鱼腹中,下锅,加水适量,煮沸后改为小火炖至汤汁呈乳白色。起锅前加入胡椒、陈皮、生姜煮1～2分钟即可。

【用　法】　佐餐食用,饮汤吃鱼。

【功　效】　具有健脾温胃,行气止痛的功效。

方 10 龙井汤圆

【原　料】　汤圆馅 100 克,糯米粉 250 克,龙井茶叶 25 克。

【制　法】　取糯米粉适量用水调散,揉匀,再和汤圆馅分别包成大小均匀的汤圆。再将龙井茶叶放入杯中,冲入适量沸水浸泡 2 分钟,把茶汁滗掉不用,再冲入沸水泡好。最后锅内放入清水烧沸,将汤圆下锅,煮熟,捞出放在碗中,再取适量茶汁浇入即成。

【用　法】　每日服食 1 次。

【功　效】　温胃益气,增进食欲。

方 11 立春八宝粥

【原　料】　大枣 5 个,菱角 5 个,栗子 5 个,糯米 30 克,粳米 50 克,粟米 30 克,秫米 30 克,赤豆 15 克,红糖、桂花卤、玫瑰卤、青丝、红丝、花生仁、葡萄干、瓜子仁、核桃仁各适量。

【制　法】　大枣洗净,去核,切成 1 厘米大小的丁。菱角、栗子用刀斩一口子,煮熟去壳,取肉切成碎丁。将各种米、豆淘洗干净,放入大锅里,加上清水、大枣、栗子、菱角上火烧沸,慢慢熬煮,要不时搅动,防止糊底。待粥煮成时,加入红糖、桂花卤、玫瑰卤,调拌均匀即可。将粥盛入碗内,放上青丝、红丝、花生仁、葡萄干、瓜子仁、核桃仁、白糖,即成。

【用　法】　隔日服食 1 次。

【功　效】　营养丰富,健脾益气。

方 12 什锦肉末粥

【原　料】　大米 200 克,胡萝卜 2 根,熏干 2 块,青笋 1 根,香菇 7～10 朵,木耳少许,猪肉馅 250 克,虾仁 5～8 个,精盐少许。

【制　法】　先将米淘净,放入沙锅里,多加水,用小火煲。再将猪瘦肉馅打散放入锅里,待开锅后撇去泡沫。虾仁洗净放入锅内。将泡好的香菇切成约 3 毫米小丁,泡好的木耳切碎,一同倒入锅内。胡萝卜切成小丁,放入锅内;15 分钟后,将熏干也切成小丁,放入锅内。10 分钟后,将青笋切成小丁,放入锅内。应经常搅动粥,避免粘锅。30 分钟后,加少许精盐调味即可。

【用　法】　作早餐食用。

【功　效】　增进食欲,调节脾胃。

方 13　花生仁拌芹菜

【原　料】　连皮花生仁 100 克,芹菜 250 克,豆油、酱油、精盐、味精、白糖、醋、花椒油各适量。

【制　法】　炒锅内放豆油烧热,放入花生仁炸酥捞出。把芹菜择去根、叶后切成 3 厘米长的段,在沸水锅里焯一下捞出,用冷水透凉,控净水,把芹菜与花生仁共同放入盘中,把酱油、精盐、白糖、味精、醋、花椒油放在小碗内调好,浇在盘中,拌匀即成。

【用　法】　当菜佐餐,随量细嚼慢咽食用。

【功　效】　有清热和胃的功效。

方 14　首乌牛肉炒竹笋

【原　料】　制何首乌片 30 克,鲜嫩牛肉片 150 克,熟竹笋片 50 克,大枣 10 枚,料酒、葱花、姜末、食盐、味精、五香粉、湿淀粉、素油各适量。

【制　法】　素油入锅烧热,加入笋片煸炒片刻,加入牛肉片、料酒煸炒一会,加入制何首乌、大枣及清汤适量,焖烧 20 分钟,待牛肉熟烂,再加入食盐、味精、五香粉和匀,用湿淀粉勾芡即成。

【用　法】　佐餐食用。

【功　效】　有补虚健体的功效。

方 15　白扁豆清炖鸭

【原　料】　鸭肉 500 克,薏苡仁 30 克,白扁豆 50 克,莲子 15 克,玉竹 15 克。

【制　法】　将鸭肉洗净切块。薏苡仁、白扁豆、莲子、玉竹均洗净,与鸭肉一同放入沙锅。加适量水,大火煮沸,小火炖 2 小时。调入精盐即成。

【用　法】　当菜佐餐,饮汤吃肉。

【功　效】　有健脾祛湿,益气养阴的功效。

方 16　芝麻粥

【原　料】　芝麻 50 克,粳米 100 克。

【制　法】　先将粳米熬粥,芝麻炒熟。

【用　法】　将芝麻拌入粳米粥内同食,每日服食 1 剂。

【功　效】　具有益气润肠的作用。

方 17　母鸡玉屏汤

【原　料】　净母鸡 1 只,北黄芪 30 克,党参 30 克,防风 15 克,姜、葱、黄酒、胡椒粉和食盐各适量。

【制　法】　将净鸡开膛,去内脏、鸡爪,洗净,切块,与黄芪、党参、防风一起放入沙锅内,加适量水,慢火煮至母鸡肉熟烂,然后加姜、葱、黄酒、胡椒粉和食盐调味即可。

【用　法】　吃鸡肉喝汤,分 3 次食用,每日 1 次。

【功　效】　适用于神疲肢倦,体弱气虚者。

方 18　山药牛乳饮

【原　料】　牛乳 500 毫升,干山药 120 克,黄酒 1 大杯。

【制　法】　将上述原料共和一处,碗盛,隔水煮,以出浮沫为度,备用。

【用　法】　每次取出一小杯温服,每日 3 次。

【功　效】　补虚健脾。

方 19　菟丝子粥

【原　料】　菟丝子 30 克,粳米 150 克,白糖适量。

【制　法】　将菟丝子洗净并捣碎,放入沙锅中。加适量清水,小火煎汤,去渣取汁。再加淘净的粳米煮粥。待粥快好时调入白糖,稍煮片刻便可。

【用　法】　每日服食 1 次。

【功　效】　有补脾益精的功效。

方 20　莲子鸡丁

【原　料】　净鸡脯肉 250 克,莲子 60 克,香菇 10 克,火腿肉 10 克,蛋清、淀粉、调料适量。

【制　法】　将鸡脯肉切丁,用蛋清、淀粉拌匀。香菇泡软,同火腿肉切成小菱形块。莲子去心,蒸熟备用。先将鸡丁在油锅中煸至七成熟,沥去油,加入莲子、香菇、火腿及适量调味品,翻炒至熟,出锅即成。

【用　法】　分数次佐餐食用。

【功　效】　健脾补肾。适宜于消化不良者。健康人常食,能增强体质。

方 21　杞精炖鹌鹑

【原　料】　鹌鹑 1 只,枸杞子、黄精各 30 克,食盐、味精各少许。

【制　法】　将鹌鹑宰杀,去毛及内脏,洗净。枸杞子、黄精装鹌鹑腹内,加水适量,文火炖熟烂。加食盐、味精适量调味即成。

【用　法】　弃药,吃肉喝汤,每日1次。

【功　效】　营养丰富,能补脾润肺、养阴生津、强化筋骨、益智强身。

方22　沙参汤圆

【原　料】　沙参50克,山药10克,核桃仁15克,花生仁15克,芝麻10克,豆沙泥30克,红砂糖50克,糯米500克,粳米150克。

【制　法】　先将糯米制成汤圆湿粉。再将沙参、山药、核桃仁、花生仁、芝麻(花生、芝麻先炒熟)、豆沙泥、红砂糖和适量熟猪油捣成汤圆心子。然后将汤圆粉加少量清水,揉和成泥,搓成直径约2厘米左右的小圆球。用拇指压一凹陷,将汤圆心子填入,再慢慢将口收拢,将心子封住,搓圆;最后放入沸水中煮熟即可。

【用　法】　作早餐,食用隔日1次。

【功　效】　补气强身,健脾开胃。

方23　枸杞子饮

【原　料】　枸杞子15克。

【制　法】　将枸杞子洗净,放入茶杯中,用沸水浸泡3～5分钟即可。

【用　法】　代茶饮用。

【功　效】　有健脾养肝的功效。

方24　芹菜首乌瘦肉粥

【原　料】　芹菜150克,制何首乌30克,猪瘦肉末50克,粟米100克,精盐、味精各适量。

【制　法】　将制何首乌洗净、切片,晒干或烘干,研成细末,备用。将芹菜洗净,取其叶柄及茎,切成粗末,待用。将粟米淘洗干

净,放入沙锅,加适量水,大火煮沸,加瘦肉末后改用小火煨煮 30
分钟,调入芹菜末及制何首乌末,拌和均匀,继续用小火煨煮 20 分
钟,粥成时加精盐、味精,拌匀即成。

【用　法】　每日服食 1 次。

【功　效】　有健脾养胃的功效。

方 25　牛乳粥

【原　料】　牛乳 100 毫升,粳米 200 克。

【制　法】　先将粳米加水煮至半熟,去少量汤,加入牛乳,煮
熟即可。

【用　法】　每日服食 2 次。

【功　效】　补虚健体。

方 26　陈皮莲子薏米水鸭汤

【原　料】　陈皮 6 克,去芯莲子肉 30 克,炒薏苡仁 30 克,淮
山 12 克,生姜 10 克,水鸭肉 250 克。

【制　法】　先将水鸭肉用清水洗净血污,斩块。薏苡仁用铁
锅炒至微黄,莲子去心洗净,淮山药用水稍浸,陈皮、生姜用水洗
净,然后将全部用料一齐放进汤煲内,加入清水,先用武火煮沸,再
用文火煲 2 小时,调味即可。

【用　法】　吃鸭肉喝汤。

【功　效】　本汤能补脾益胃,去湿健体。

方 27　芡实扁豆排骨汤

【原　料】　淮山药 15 克,芡实 15 克,炒薏苡仁 15 克,炒扁豆
15 克,北黄芪 12 克,白术 10 克,猪排骨 200 克。

【制　法】　先用水浸泡淮山药,以去掉硫磺之味。扁豆、薏苡
仁用锅炒至微黄,猪排骨洗净血污并斩件,芡实、北黄芪、白术用清

水洗净,然后将全部用料放进汤煲内,用中火煲90分钟,调味即可。

【用　法】　吃排骨喝汤。

【功　效】　此汤有去湿抗疲劳作用,对脾虚湿重、精神不振者尤宜。

方28　陈皮白术猪肚汤

【原　料】　陈皮6克,白术30克,鲜猪肚1个,砂仁6克,生姜5片。

【制　法】　先将猪肚去除肥油,放入沸水中去除腥味,并刮去白膜。陈皮、白术、砂仁、生姜用清水洗净。然后将全部用料放入汤煲内,煮沸后用慢火煲2小时即可。

【用　法】　每日服食1次。

【功　效】　有健脾开胃,促进食欲的作用。对纳食不香、消化不良者尤宜。

方29　党参黄芪薏米粥

【原　料】　每次可选用黄芪15克,党参15克,炒薏苡仁60克,炒扁豆15克,大枣2个,大米100克。

【制　法】　先将薏苡仁、扁豆炒至微黄,大枣去核,用清水洗净黄芪、党参并放入沙锅内,加清水煎汁;药汁好后,去除药渣,将炒薏苡仁、炒扁豆、大枣肉、大米一同放进药汁中煮沸,后用文火煮成粥。

【用　法】　每日服食1次。

【功　效】　能补中益气,健脾去湿。

方30　大枣韭菜虾粥

【原　料】　大枣20枚,全虾50克,韭菜10克,大米100克。

【制　法】　将全虾(不去头及外壳)洗净切段,大枣破开去核,韭菜洗净切小段,与大米同煮为粥。

【用　法】　早晚食用。

【功　效】　有益气健体功效。

八、夏季食管疾病调养食疗方

暑热天气饮食应清淡、多样化,以清为补,宜补气清暑,健脾养胃。多食营养丰富的果蔬和蛋白质,并适当食用生姜、葱、蒜、醋,既能杀菌防病,又能健脾开胃,可多食绿豆、百合、黄瓜、豆芽、鸭肉、冬菇、紫菜、西瓜、番茄、赤小豆、薏苡仁、南瓜等食物,同时也可以配合药膳进行调理。

方1　三汁饮

【原　料】　菱角100克,藕100克,鲜芦根100克。

【制　法】　将原料用清水洗净,切碎,再分别搅烂如泥。用纱布挤压成汁或放入榨汁机中榨成汁,混合搅匀即可。

【用　法】　每日下午服食1次。

【功　效】　清热消暑,生津止渴。

方2　海带绿豆汤

【原　料】　绿豆300克,粳米50克,白糖200克,海带50克。

【制　法】　将海带洗净,泡发,切丝;将绿豆,粳米淘洗干净后一同放入沙锅,加适量水,先用大火煮沸,加入海带,文火煮至豆烂粥成,再加入白糖,大火煮沸即成。

【用　法】　每日服食1次,

【功　效】　有消暑生津功效。

方3 水果西米露

【原　料】　西米100克,牛奶300毫升,梨、橘子、苹果、猕猴桃、香蕉各1个,白糖少许。

【制　法】　梨、橘子、苹果、猕猴桃、香蕉均去皮切丁。西米洗净后,倒入沸水中。煮到西米半透明,将西米捞出。再煮一锅沸水,将煮到半透明的西米倒入沸水中煮,直到全透明,将沸水倒掉。煮一小锅牛奶并加少许白糖。将西米倒进牛奶中煮至开锅。将煮好的西米牛奶晾凉,加入水果丁即可。

【用　法】　每日下午服食1次。

【功　效】　清解暑热,补养脾胃。

方4 蚕豆皮汤

【原　料】　蚕豆皮50克。

【制　法】　将蚕豆皮放铁锅内炒焦,再放入茶壶中,冲入沸水,晾凉即可。

【用　法】　代茶饮。

【功　效】　本汤有健脾,渗湿,利尿之功用。

方5 梨子粥

【原　料】　梨子2个,粳米100克。

【制　法】　梨子洗净后连皮带核切碎,加粳米100克煮粥。

【用　法】　每日服食1剂。

【功　效】　有清热生津的功效。

方6 海带豆腐

【原　料】　海带、豆腐各250克,姜片、葱丝、食盐、鸡精各适量。

【制　法】　将海带洗净切丝,豆腐切块。先用炒锅将姜片、葱丝爆香。加入豆腐、食盐,翻炒至豆腐微黄,再放入海带,翻炒约1分钟。加水(漫过主料1厘米),加入鸡精,武火烧10分钟。剩少许汤即成。

【用　法】　每日或隔日1次食用。

【功　效】　有清热解暑功效。

方7　生地石斛粥

【原　料】　生地黄15克,石斛30克,粳米50克,冰糖适量。

【制　法】　将2味药水煎取汁,加大米煮成粥,待熟时冰糖调味即可。

【用　法】　每日服食1剂。

【功　效】　可清热凉血,养阴生津。

方8　竹叶汤

【原　料】　青竹叶、鲜藿香叶各30克,青蒿15克,茶叶10克。

【制　法】　将原料洗净放锅内,加水1 500～2 000毫升,煎煮15～20分钟,滤取汁。再取茶叶10克放茶壶中,冲入煎好的药汁即可。

【用　法】　经常饮用。

【功　效】　此汤有芳香化湿,清解暑热之功效,适用于夏季感受暑热毒邪食管疾病病人。

方9　莲藕羹

【原　料】　新鲜莲米100克,藕300克,蜂蜜、白糖各适量。

【制　法】　将藕用擂钵加清水擂碎,取其混悬液,澄清去水,即得净藕粉。再将莲肉碾成细末,置乳钵内再加清水碾得极细,亦取混悬液,澄清去水,取用净莲粉。将两粉等分和匀,干燥后置瓶中贮存。

【用　法】　每日早、晚各服 1 次,每服 30 克,加蜂蜜、白糖、水适量调匀,沸水冲成糊羹即可。

【功　效】　本品有健脾益胃,调中补虚,清热凉血的功效。适用于体虚食少、脾虚便溏、阴虚内热及出血诸症。

方 10　三元汤

【原　料】　莲子(去心)30 克,水发后,煮至软烂取出。取大枣(去皮核)10 克,桂圆肉 15 克,冰糖 10 克。

【制　法】　莲子(去心),水发后,煮至软烂取出。取大枣(去皮核),桂圆肉,冰糖,同莲肉一起放入碗内,加入适量煮过莲子的水,隔水炖 2 小时。

【用　法】　于临睡前 1 小时食用。

【功　效】　有养心健脾的功效。适用于体质素弱,心脾两虚。

方 11　苦瓜瘦肉汤

【原　料】　鲜苦瓜 250 克,去瓤切块,猪瘦肉 100 克,食盐适量。

【制　法】　鲜苦瓜去瓤切块,猪瘦肉切片,同放锅内加适量水煮汤。煮熟后加适量盐调味食用。

【用　法】　吃肉喝汤。

【功　效】　有清热解暑,消肿去毒作用。

方 12　鲜奶莲子羹

【原　料】　莲子 30 克,鲜牛奶 500 毫升,藕粉 50 克,冰糖适量。

【制　法】　莲子置碗内加水及冰糖适量,蒸至软烂,再以鲜牛奶煎沸,倒入莲子汤内共煎至沸时,加藕粉调均匀,见黄后起锅即可。

【用　法】　每日服食 1 次。

【功　效】　对病后体虚及出血病人有一定滋补作用。

方 13　乌梅汤

【原　料】　乌梅 100 克,白糖 50 克。

【制　法】　将乌梅用 1 000 毫升水煎,加糖后即成。

【用　法】　代茶饮,夏天饮用时,先把它放置在冰箱内冷藏一会再饮。

【功　效】　有生津止渴、除烦安神之效。对暑天心烦、汗多、口渴等症非常适宜。

方 14　甘蔗白藕汁

【原　料】　鲜甘蔗(去皮)、鲜白藕各 500 克。

【制　法】　将原料一并榨汁。

【用　法】　分 3 次服完。

【功　效】　清热解暑。

方 15　鲜藕姜汁

【原　料】　鲜藕(去节)500 克,鲜姜 50 克。

【制　法】　将原料捣汁。

【用　法】　一日内分数次服完。

【功　效】　有调中和胃的作用。

方 16　鲜桃白藕汁

【原　料】　桃子(去皮、核)10 个,白藕(去节)500 克。

【制　法】　将原料捣汁。

【用　法】 不拘量代茶饮。

【功　效】 有清热的功效。

方 17　莲子山楂糕

【原　料】 莲子 250 克,山楂、茯苓、山药各 60 克,鸡内金 30 克,粳米粉 300 克,糯米粉 100 克,白糖 60 克,蜂蜜 100 毫升,西瓜子仁、花生仁各 30 克,糖渍桂花 10 克。

【制　法】 将莲子,山楂、茯苓、山药,鸡内金共碾细末。加粳米粉,糯米粉,白糖,蜂蜜,水适量,调匀,平铺在蒸笼布上。撒上西瓜仁、花生仁、糖渍桂花,蒸熟;待冷切块,即可。

【用　法】 分次食用。

【功　效】 有扶脾健胃,消疳补中的功效。

方 18　莲子茯苓糕

【原　料】 净莲子 90 克,生山药、茯苓、芡实各 60 克,上等面粉 150 克,熟地黄、芡实各 20 克,白糖 150 克,食盐 6 克,胡桃仁 60 克,枸杞子 30 克,蜂蜜 50 毫升。

【制　法】 将净莲子,生山药、茯苓、芡实,蒸熟捣烂,与上等面粉和匀,以熟地黄、芡实肉煎浓汁代水和面,加入白糖,食盐揉匀,铺于蒸笼布上,撒上胡桃仁、枸杞子,略按入面团内,再以蜂蜜浇于面上,蒸熟;待冷切块,即可。

【用　法】 分次食用。

【功　效】 适用于久病体虚病人。

方 19　赤豆内金荷叶粥

【原　料】 赤小豆 60 克,鸡内金 10 克,鲜荷叶 1 张。

【制　法】 将鲜荷叶洗净,切碎,鸡内金研成细粉,备用。赤小豆洗净后入锅,加适量清水,用小火煮至赤小豆熟烂,加入荷叶、鸡内金粉,再煮 5 分钟即成。

【用　法】　早晚分食。

【功　效】　有健脾利湿功效。

方 20　化湿泄热茶

【原　料】　青蒿 10 克,薄荷 15 克,通草 3 克,荷叶 1 张,茶叶 3 克。

【制　法】　将原料一起放入大杯中,用沸水冲泡。

【用　法】　代茶,频频饮用。

【功　效】　有清热化湿,宣通开胃的功效。

方 21　大枣花生汤

【原　料】　大枣、花生、冰糖各 30 克。

【制　法】　先煎花生,后加大枣、冰糖。

【用　法】　每日 1 剂,每晚睡前服。

【功　效】　有补血健体的作用。

方 22　益气养身粥

【原　料】　太子参 30 克,山药 30 克,莲子(莲肉)30 克,粳米 200 克。

【制　法】　将太子参、山药、莲子、粳米洗净同放入锅内,加适量水同煮至米烂粥成。

【用　法】　温热服食。

【功　效】　健脾益气,养阴清心。

方 23　鸭肉冬瓜汤

【原　料】　冬瓜 500 克,鸭肉 500 克,猪瘦肉 100 克,芡实、薏苡仁各 50 克,荷叶 1 片,陈皮 5 克,精盐、味精各适量。

【制　法】　将鸭肉、猪瘦肉洗净切块,冬瓜连皮洗净切块,荷叶洗净剪成小块。上四味与芡实、薏苡仁、陈皮一起放入沙锅中，加适量清水，先用大火煮沸，再用小火煮至鸭肉熟烂，调入精盐、味精即成。

【用　法】　当菜佐餐，食肉饮汤。

【功　效】　健脾利湿。

方 24　生脉饮

【原　料】　太子参 15 克，麦冬 10 克，五味子 5 克。

【制　法】　将上 3 味药煎水。

【用　法】　当茶饮。

【功　效】　可益气养阴。

方 25　黄鳝饭

【原　料】　黄鳝 150 克，生姜汁 10 毫升，粳米 500 克，精盐、花生油各适量。

【制　法】　将黄鳝宰杀，去内脏，去骨，洗净后切成片，放碟内，以生姜汁、精盐、花生油拌匀。将淘洗干净的粳米放入沙锅中，加适量水，先用大火煮沸，再用小火煮，待水分减少一半后，放入黄鳝于饭上，继续煮至饭熟即成。

【用　法】　作晚餐食用。

【功　效】　补益肝肾，调中健胃。

方 26　山药枣豆糕

【原　料】　山药 50 克，扁豆 30 克，陈皮丝 5 克，大枣肉 50 克，淀粉 150 克，白糖适量。

【制　法】　先将山药、扁豆洗净放入锅内煮熟。大枣肉切丝，将淀粉加适量水和成浆。放入山药、扁豆、大枣肉拌匀。加入适量白糖，倒在盘中，放入锅内隔水蒸熟即成。

【用　法】　作零食吃。

【功　效】　健脾益气。

方27　山楂麦芽饮

【原　料】　山楂15克,生麦芽30克,太子参15克,竹叶心10克。

【制　法】　将山楂、麦芽、太子参、淡竹叶洗净,用水煮沸,浸泡15分钟即成。

【用　法】　代茶饮。

【功　效】　益气清心,健脾消滞。

方28　白术猪肚粥

【原　料】　白术30克,猪肚1只,粳米60克,生姜少许。

【制　法】　将猪肚洗净切成小片,同白术、生姜加水煎煮取汁,再加粳米同煮成粥。

【用　法】　早晚2次分服。

【功　效】　用于脾胃虚弱、食欲减退等症。

方29　豆蔻馒头

【原　料】　白豆蔻15克,面粉1000克,酵母50克。

【制　法】　将白豆蔻研为细末,待面粉发酵后,一起加入制成馒头。

【用　法】　作早餐食用。

【功　效】　增进食欲,调节脾胃。

方30　冬瓜百合汤

【原　料】　百合50克,鲜冬瓜100克,切薄片,蛋清1个,食盐、熟猪油、味精各适量。

【制　法】　先将百合、冬瓜倒入沸水中。汤沸后将蛋清倒入，然后放入食盐、熟猪油、味精即可。

【用　法】　经常服食。

【功　效】　有清凉、祛热、消暑之效。大便秘结、小便赤热者也可选用。

九、秋季食管疾病调养食疗方

进入秋季，雨量偏少，天气显得特别干燥。尽管此时不少人会使用加湿器，但这时不仅皮肤需要加湿，人的五脏也需要"加湿"，因此仅用加湿器，"秋燥"难以得到根本改善。

饮食稍有不慎，更容易伤害食管。常吃火锅，频繁食用辛辣刺激性食物，是秋季食管病多发的根源。此时，多服用一些养阴生津的药粥，能对机体起到很好的缓解作用，也对食管黏膜是很好的呵护。

方 1　沙参麦冬粥

【原　料】　沙参、麦冬各 15 克，大米 50 克，冰糖适量。

【制　法】　将沙参、麦冬水煎取汁，加大米煮成粥。

【用　法】　冰糖调服，每日服食 1 剂。

【功　效】　可益气养阴，润肺生津。

方 2　肉馅汤圆

【原　料】　糯米 250 克，猪瘦肉 100 克，葱、姜、食盐、味精各适量。

【制　法】　将糯米淘洗干净，用水泡 2 天，水磨成浆，白布滤过，晒干成粉。猪肉剁茸，葱、姜切成末。加食盐、味精、清水适量，搅拌成馅。用加工好的糯米粉包成汤圆，沸水中煮熟即可。

【用　法】　作早餐食用。

【功　效】　有健体强身作用。

方 3　海带排骨汤

【原　料】　海带 100 克,猪排骨 250 克,精盐适量。

【制　法】　取海带,温水泡软,洗净,切小块。猪排骨洗净,切段。共入锅中,加水 1 500 毫升,武火煮沸,文火炖至骨酥肉烂,酌加精盐,即成。

【用　法】　食肉喝汤,每日 1 次。

【功　效】　营养丰富,抗冷御寒。

方 4　洋参牛乳粥

【原　料】　西洋参 2 克,牛乳 150 毫升,大米 50 克,冰糖适量。

【制　法】　将洋参研为细末备用,先取大米加清水适量煮沸后,下洋参、牛乳,煮至粥熟,冰糖调味。

【用　法】　每日服食 1 剂。

【功　效】　可益气养阴,生津止渴。

方 5　麦冬粳米粥

【原　料】　麦冬 20～30 克,粳米 100 克。

【制　法】　用麦冬煎汤取汁,再以粳米煮粥待半熟,加入麦冬汁和冰糖适量同煮至粥成即可。

【用　法】　每日服食 1 剂。

【功　效】　有养阴生津作用。

方 6　百合银耳粥

【原　料】　百合 30 克,银耳 10 克,大米 50 克,冰糖适量。

【制　法】 将银耳发开洗净,同大米、百合入锅中,加清水适量,文火煮至粥熟后,冰糖调味即成。

【用　法】 每日服食1剂。

【功　效】 可养阴益气,健脾益胃。

方7　猪肺莲米粥

【原　料】 猪肺150克,莲米15克,大米50克,调料适量。

【制　法】 将猪肺洗净,切块,加清水适量煮沸后,去浮沫,下莲米和大米,煮至粥熟后,加调料调味即可。

【用　法】 每日服食1剂。

【功　效】 可有养阴、生津的作用。

方8　海带羊肉汤

【原　料】 取海带100克,羊肉150克,白萝卜、胡萝卜各50克,姜片、葱丝、食盐、鸡精各适量。

【制　法】 先将海带洗净,温水泡发切丝。将羊肉洗净,氽水后,放入炖锅中与姜片同煮,后放入海带丝煮至熟,加入葱丝、食盐调味即可。

【用　法】 每日服食1次。

【功　效】 有增强体质,补益虚损的作用。

方9　黄精粥

【原　料】 黄精30克,粳米30克。

【制　法】 黄精洗净,加水煎取浓汁,放入洗净的粳米煮粥。

【用　法】 每日服食1剂。

【功　效】 有补脾胃、润心肺的功效。适宜于脾胃虚弱、体倦乏力者食用。

方10　珠玉粥

【原　料】　薏苡仁60克,山药60克,柿饼30克。

【制　法】　将薏苡仁60克洗净煮粥,再加入山药60克,柿饼30克,共同煮至黏稠即可。

【用　法】　每日服食1剂。

【功　效】　有健脾养胃的功效。适宜于阴虚内热者服用。

方11　健脾补血粥

【原　料】　大枣5个,菱角5个,栗子4个,糯米、粳米、粟米、秫米、赤豆各20克,红糖、桂花卤、玫瑰卤、花生仁、葡萄干、瓜子仁、核桃仁各适量。

【制　法】　大枣洗净,去核,切成1厘米大小的丁。菱角、栗子用刀斩一口子,煮熟去壳,取肉切成碎丁。将各种米、豆淘洗干净,放入大锅里,加上清水、大枣、栗子、菱角上火烧沸,慢慢熬煮,要不时搅动,防止糊底。待粥煮成时,加入红糖、桂花卤、玫瑰卤,调拌均匀即可。将粥盛入碗内,放上花生仁、葡萄干、瓜子仁、核桃仁、白糖即成。

【用　法】　每日服食1次。

【功　效】　有健脾补血的功效。

方12　百合炒南瓜

【原　料】　南瓜1/4个(约300克),鲜百合1个,白砂糖3克,食盐3克,油15毫升。

【制　法】　南瓜去掉瓜瓤、瓜子,削去外皮,切成0.5厘米厚的片,鲜百合剥成瓣,去掉边上褐色部分,洗净,大火烧沸煮锅中的水,放入百合瓣焯烫2分钟,捞出,沥去水。炒锅内放入油,大火烧至七成热,放入切好的南瓜片,加入白砂糖和200毫升冷水翻炒均匀,待煮沸后改小火焖至南瓜熟软。炒锅中加入焯烫过的百合瓣,调入食盐,翻炒 1 分钟至熟即可。

【用　法】　佐餐食用。

【功　效】　防燥抗衰。

方 13　小米大枣粥

【原　料】　小米 25 克,碎玉米 25 克,大枣 100 克,冰糖 50 克。

【制　法】　大枣用温水泡发。小米、碎玉米加水大火煮沸,转文火熬煮。文火熬煮 10 分钟后,加入大枣和冰糖,并不停搅动,持续 10 分钟,到粥黏稠为止。

【用　法】　每日服食 1 剂。

【功　效】　健脾和胃。

方 14　小米南瓜粥

【原　料】　小米 50 克,南瓜 150 克。

【制　法】　小米用清水洗净,放入锅中加水熬煮。熬到七成熟时加入南瓜,继续熬,直到粥熬成金黄色,略稠即可。

【用　法】　早、晚各服食 1 次。

【功　效】　有补益虚损的功效。

方 15　栗子柿饼糊

【原　料】　栗子肉 15 克,柿饼半个。

【制　法】　同煮烂成糊即成。

【用　法】　每日服食 1 剂。

【功　效】　益气补虚。

方 16 肉酱南瓜

【原　料】　南瓜 500 克,猪肉馅 100 克,香葱 1 棵,酱油 15 毫升,食盐 5 克,香油 10 毫升,白胡椒粉 2 克,绍酒 15 毫升。

【制　法】　将南瓜洗净,切去两端根、蒂,再对半剖开,挖去南瓜子,带皮切成滚刀块。香葱洗净,切碎末待用。在南瓜滚刀块中调入食盐(2 克)混合均匀,放入烧烤架上,移入已预热至 180℃ 的烤箱中,用上下火烤制约 20 分钟。在猪肉馅中调入香葱碎末、酱油、香油、绍酒、白胡椒粉和剩下的食盐(3 克),搅拌均匀。将烤好的南瓜滚刀块从烤箱中取出,再拌入调制好的猪肉馅混合均匀,盛入耐高温烘烤的大碗中待用。将大碗放入已预热至 200℃ 的烤箱中,用上下火烤制约 20 分钟即可。

【用　法】　佐餐食用。

【功　效】　增进食欲,提高免疫力。

方 17 黄瓜猕猴桃汁

【原　料】　黄瓜 200 克,猕猴桃 30 克,凉开水 200 毫升,蜂蜜两小匙。

【制　法】　黄瓜留皮切成小块,猕猴桃去皮切块,一起放入榨汁机,加入凉开水搅拌,倒出加入蜂蜜,即成。

【用　法】　于餐前 1 小时饮用。

【功　效】　黄瓜性甘凉,入脾胃经,能解毒润燥。

方 18 红薯炒乳瓜

【原　料】　红薯 300 克,乳瓜 100 克,香菜叶、葱段、蒜末、食盐、鸡精各适量。

【制　法】　将红薯、乳瓜切成块;油四成热时放入蒜末、葱段,倒入红薯块煸炒至半熟时再放入乳瓜炒匀,加入适量清水、食盐、鸡精,汤汁收干即可。

【用　法】　佐餐食用。

【功　效】　营养丰富,能补虚健脾。

方19　蜜枣核桃羹

【原　料】　蜜枣250克,核桃仁100克,白糖适量。

【制　法】　将蜜枣去核,洗净,沥干水分;与核桃仁、白糖一起下锅小火炖煮;待汤黏稠、核桃绵软即可。

【用　法】　每日服食1剂。

【功　效】　补脾润燥。

方20　蜜梨膏

【原　料】　取生梨数个。

【制　法】　用榨汁机榨成梨汁,加入适量蜂蜜,以文火熬制成膏即成。

【用　法】　每次1匙。

【功　效】　能清热去火,生津润燥。

方21　香糯粉蒸南瓜

【原　料】　南瓜400克,糯米、鲜香菇各100克,豌豆50克,生抽、素油、白砂糖各适量。

【制　法】　糯米淘洗后沥干水分,加热炒锅至微热,放入洗好的糯米,用小火慢慢炒,炒至糯米颜色变得微黄关火;炒好的糯米晾凉后,放入搅拌机中打成米粉,注意不要打成太细的粉末,只要打成微小的颗粒即可。南瓜洗净削皮,掏去瓜瓤,切成滚刀块,豌豆淘洗干净,香菇洗净后去蒂,切成约1厘米的小丁。将南瓜块、豌豆和香菇丁盛入一个大碗中,加入打好的米粉,再加入生抽、素油和白砂糖拌匀,放入蒸锅,大火蒸约25分钟至豌豆熟烂即可。

【用　法】　每日食用1次。

【功　效】　增进体力,抗衰防病。

方22　羊骨粟米粥

【原　料】　羊骨适量(捣碎),粟米100克,陈皮5克,高良姜10克,苹果10克,生姜50克。

【制　法】　将上面原料除粟米外用水煎浓汁,然后去羊骨、药渣,加入粟米煮粥即可。

【用　法】　每日服食1剂。

【功　效】　有补益虚损的功效。

方23　枣仁冰糖桂圆粥

【原　料】　大枣100克,核桃仁50克,大米50克,冰糖100克,桂圆肉适量。

【制　法】　将大枣、大米分别用清水浸泡片刻,洗净后放入无油渍锅中。加入核桃仁、桂圆肉以及适量清水,大火烧沸后,用小火煮约1个小时,至成粥为止。放入冰糖,待冰糖溶化后即成。

【用　法】　每日早餐服食1剂。

【功　效】　具有益气养血的功效,可补气血、益五脏、抗衰老、延年益寿。

方24　栗子茯苓粥

【原　料】　栗子肉30克,茯苓12克,大枣10个,大米60克。

【制　法】　将原料共煮粥,至熟后用白糖调味即成。

【用　法】　早、晚各服食1次。

【功　效】　可治脾胃虚寒。

方 25　木耳腐竹炒白菜

【原　　料】　水发腐竹 150 克,水发木耳 150 克,白菜 200 克,蒜末、淀粉、鸡汤、鸡精、食盐、素油各适量。

【制　　法】　炒锅里放油,倒入蒜末炒香,下水发腐竹、白菜片、水发木耳翻炒片刻,放食盐和鸡精调味,淀粉和鸡汤调成水淀粉勾芡即可。

【用　　法】　佐餐食用。

【功　　效】　益气养血。

方 26　豆角猪肝

【原　　料】　猪肝 300 克,豇豆、香菜、蒜末、鸡精、素油各适量。

【制　　法】　锅里倒油放蒜末爆香,放入猪肝和豇豆。加一点鸡精调味,出锅前放香菜即可。

【用　　法】　佐餐食用。

【功　　效】　补气生血,温中暖下。

方 27　板栗猪肉汤

【原　　料】　栗子 250 克(去壳),猪瘦肉 200 克,食盐、味精各适量。

【制　　法】　将原料同煮汤,用食盐和味精调味食用。

【用　　法】　佐餐食用。

【功　　效】　有益气养血,补肾滋阴作用。适用于体虚者。

方 28　番茄蔬菜水果汤

【原　　料】　番茄 1 个,菠萝(凤梨)30 克,罐装甜玉米粒 1 汤匙,黄瓜 1/3 根,食盐 15 克。

【制　　法】　番茄、菠萝、黄瓜清洗干净,分别切成 1 厘米见方的小丁。锅中加入 400 毫升清水,放入玉米粒煮至八成熟。加入番茄丁和凤梨丁,调入食盐,继续煮至熟,加入黄瓜丁煮沸即可。

【用　法】　每日服食 1 次。

【功　效】　暖肚开胃。

方 29　大枣三仁鸡

【原　料】　用大枣 20 枚,杏仁、白果仁、核桃仁各 10 克,鸡肉 200 克,调料少许。

【制　法】　将鸡肉洗净切小块,与诸药用文火炖 1 小时即可。

【用　法】　分早、中、晚食用,吃鸡肉、杏仁、白果仁、核桃仁及大枣,并喝汤。

【功　效】　可益精养血。

方 30　玉竹粥

【原　料】　鲜玉竹 30～60 克,粳米 60 克,冰糖少许。

【制　法】　将鲜玉竹洗净,除去根须、切碎。加水煎取浓汁约 500 毫升,再加粳米煮为稀粥。加少许冰糖即可。

【用　法】　每日服食 1 次。

【功　效】　适用于阴虚内热的食管病病人。

小贴士——

上火时不宜吃辛辣食物、喝酒、吸烟,应注意保持口腔卫生,经常漱口,多喝水。新鲜绿叶蔬菜及黄瓜、橙子、梨、胡萝卜、绿茶也有很好的清火作用。

十、冬季食管疾病调养食疗方

冬季有些人特别怕冷,这与缺少某些矿物质有关,比如钙、铁和钾。钙在人体内含量的多少,会直接影响到心肌、血管及肌肉的伸缩性和兴奋度;血液中缺铁是导致缺铁性贫血的重要原因,体温低、手脚冰冷就是因为缺铁。因此,补充富含钙和铁的食物可提高机体的御寒能力。而碘可以促进甲状腺素的分泌,增加身体的产热能力,使基础代谢率增强,皮肤血液循环加快,抗冷御寒。

含钙的食物主要包括牛奶、豆制品、海带、紫菜、贝壳、牡蛎、沙丁鱼、虾等;含铁的食物则主要为动物血、蛋黄、猪肝、黄豆、芝麻、黑木耳和大枣等。含碘丰富的食物有海带、紫菜、发菜、海蜇、菠菜、大白菜、玉米等。

中医学认为,冬季调理脾胃,食管受益。浓冬大雪时节肾气正旺,饮食宜增苦忌咸,可多吃羊肉、牛肉、鸡肉、鹌鹑、墨鱼、章鱼、北黄芪、党参、熟地黄、黄精、枸杞子、玉蜀黍、芋头、花生、山药、栗子及杏脯等食物或药食两用之品。

另外,因为大雪时节降水较少,天气干燥,易伤津液,宜多食新鲜蔬菜、水果,如橘子、苹果、冬枣等以生津润燥。同时,冬天是进补的好时机,大雪时节可以结合药膳进补。

方1 大枣肉桂糕

【原　料】 白术 10 克,干姜 1 克,北黄芪 15 克,大枣 30 克,肉桂 6 克,面粉 500 克,白糖 150 克,发面、碱水各适量。

【制　法】 将白术、北黄芪、干姜、大枣、肉桂放入沙锅内。加适量清水,用大火烧沸后,转用小火煮 30 分钟,去渣留汁。再将面粉、白糖、发面放入盆内,加药汁和适量清水,揉成面团,待面团发酵后,加碱水,试好酸碱度,然后做成糕坯。将糕坯上笼用大火蒸

30 分钟即可。

【用　法】　作早餐食用。

【功　效】　有健脾温肾,和胃益气的功效。

方 2　海带水

【原　料】　海带 50～100 克。

【制　法】　将海带洗净,切丝,放入 1 000 毫升水中煮 10～20 分钟即成。

【用　法】　吃海带喝水,每日 1～2 次。

【功　效】　加速体内组织细胞的氧化,加快皮肤血液循环,增加产热能力。

方 3　羊肉补中粥

【原　料】　新鲜羊肉 250 克(洗净切碎),山楂 30 克,怀山药 25 克。

【制　法】　加水适量,用慢火煮羊肉至熟烂时,取出山楂,加糯米 300 克,用慢火煲成粥。

【用　法】　分 6 次食用,早、晚各 1 次。

【功　效】　适用于中气不足,饮食无味的食管疾病病人。

方 4　黄精炖肘子

【原　料】　黄精 10 克,猪肘子 750 克,党参 10 克,怀山药 20 克,大枣 5 粒,姜、料酒、味精、食盐各适量。

【制　法】　猪肘子去毛洗净,剁成块。与黄精、党参、怀山药、大枣、姜一同放入沙锅,加适量水,置大火上煮沸,小火煨炖至熟,调入料酒、味精及食盐即成。

【用　法】　佐餐食用。

【功　效】　有补脾益胃的功效。

方5　山药枸杞鸡汤

【原　料】　怀山药 30 克,枸杞子 15 克,母鸡半只(约 500 克),生姜 3 片,食盐适量。

【制　法】　母鸡洗净切块。与怀山药、枸杞子、生姜一同放入沙锅,加适量清水。先用大火煮沸,再用小火熬煮 1.5～2 小时,调入食盐即成。

【用　法】　下午服食,或佐餐食用。

【功　效】　有养阴健脾的功效。

方6　板栗粥

【原　料】　栗子肉 20～30 克,大米(或糯米)50～100 克,白糖适量。

【制　法】　将原料同煮粥,用适量白糖调味即成。

【功　效】　作早餐食用。

【功　效】　可健脾养胃。

方7　木耳烩青豆

【原　料】　黑木耳 100 克,听装青豆 150 克,葱白 25 克,鸡油、食盐、味精、高汤、水淀粉各适量。

【制　法】　锅内放入鸡油烧热,下葱白丁、青豆、食盐,炒几下,加入高汤烧入味,放入黑木耳,再放味精、水淀粉收汁,起锅即成。

【用　法】　佐餐食用。

【功　效】　可补脾益气。

方8　红花菜焖鸡片汤

【原　料】　扁豆 200 克,鸡胸脯肉 150 克,葱花、鸡蛋、淀粉、盐、鲜汤、味精各适量。

【制　法】　将扁豆洗净,改刀成段,投入沸水锅中焯后,捞起用凉水过一下,沥干水待用;鸡肉切成片,放上盐、蛋清、淀粉待用;净锅内放鲜汤、食盐烧沸,下鸡片烧至微沸时,打净浮沫,加入扁豆煮熟,起锅盛入碗内,放上味精、葱花即成。

【用　法】　佐餐食用。

【功　效】　可温中益气,增进食欲。

方9　板栗核桃粥

【原　料】　板栗、核桃仁各50克,大米100克,食盐1克,鸡精1克。

【制　法】　将板栗剥壳后切粒,核桃仁切粒,大米淘洗干净,备用。锅置火上,注入适量清水,用大火烧开,下入淘净的大米,改用中火烧约10分钟。取紫沙锅,将汤锅里的大米倒入,用小火煲至米开花,然后加入板栗、核桃仁,再煲20分钟,调入食盐、鸡精拌匀即可。

【用　法】　每日服食1次。

【功　效】　补虚益气。

方10　羊肉扶弱煲

【原　料】　新鲜羊肉1 000克(洗净切块),扁豆15克(打碎),当归9克,干姜适量。

【制　法】　将原料放入锅中,加水猛火煮沸后,再以文火焖熟后,加盐调味即可。

【用　法】　分3~5次食用。

【功　效】　主要适用于体质虚弱的老年食管病病人,特别是久病卧床者。

方 11 五米果仁粥

【原　料】 粳米、麦仁米、玉米、薏苡仁、杏仁、核桃仁、栗子、花生仁各 25 克,糯米、白莲子、白芸豆、葛仙米、蜜桂花各 50 克,饭豆、大枣、红糖各 100 克,大枣 10 枚。

【制　法】 将白芸豆、白莲子(去绿色莲心)提前泡发,先下锅煮 20 分钟,再加入大米、糯米、麦仁、葛仙米、大枣及饭豆,栗子去掉硬壳和内衣。将上述原料洗净,放入锅中,加入足够的清水,大火煮沸,改小火慢煮 40 分钟,至粥稠豆糯、枣烂时止。粥熟后加蜜桂花、红糖,拌匀即成。

【用　法】 每日服食 1 剂。

【功　效】 暖胃补脾。

方 12 笋菇虾肉粥

【原　料】 大米适量,胡萝卜 2 根,熏干 2 块,青笋 1 根,香菇 7～10 朵,木耳少许,猪肉馅 250 克,虾仁 5～8 个,食盐少许。

【制　法】 先将米淘净,放入沙锅里,多加水,用小火煲。再将瘦猪肉馅打散放入锅里,待开锅后撇去泡沫。虾仁洗净放入锅内。将泡好的香菇切成约 3 毫米小丁,泡好的木耳切碎,一同倒入锅内。胡萝卜切成小丁,放入锅内;15 分钟后,将熏干也切成小丁,放入锅内。10 分钟后,将青笋切成小丁,放入锅内。应经常搅动粥,避免粘锅。30 分钟后,加少许食盐调味即可。

【用　法】 每日晚餐服食。

【功　效】 增进食欲,适用于体弱病者。

方 13 羊肉健脾粥

【原　料】 新鲜羊肉 250 克(洗净切碎),大米 200 克,薏苡仁 30 克,食盐、生姜、胡椒、花生油各适量。

【制　法】　加水适量,将羊肉,大米,薏苡仁放入。用慢火煲2小时成粥后,再加适量食盐、生姜、胡椒和花生油调味。

【用　法】　分早、午、晚3次食用。

【功　效】　适用于脾胃虚寒,疲惫无力的食管疾病病人。

方 14　枸杞核桃芝麻鸡丁

【原　料】　枸杞子90克,核桃仁150克,黑芝麻50克,嫩鸡肉600克,素油适量。

【制　法】　将去皮的核桃仁用温油炸透,加入枸杞子,即起锅沥油。锅烧热注入素油,待油五成热时,投入鸡丁,炒熟,投入核桃仁及枸杞子炒匀即成。

【用　法】　佐餐食用。

【功　效】　健脾益胃。

方 15　排骨附香汤

【原　料】　排骨350克,小茴香4克(另包),附子3.5克(打碎后先煎半小时),生姜10克,食盐适量。

【制　法】　将排骨切段,与生姜片一起爆炒断生。后加水1 000毫升,慢火煲至排骨熟烂,加食盐调味即成。

【用　法】　分2～3次佐餐,吃肉喝汤。

【功　效】　适用于虚寒腹痛,五谷不化,舌苔白嫩,脉虚弱者。

方 16　当归炖子鸡

【原　料】　当归30克,小母鸡1只。

【制　法】　将小母鸡宰杀去毛、去肚肠。将当归填入鸡腹,放入沙锅中,加水适量,先大火煮沸,打去浮沫,再小火煨至熟烂。

【用　法】　佐餐,吃肉喝汤,每日1剂。

【功　效】　补血益气,和胃止痛。

方 17　枣泥汤圆

【原　料】　枣泥 50 克,汤圆干粉 250 克,白糖适量。

【制　法】　将枣泥加白糖适量,做成馅料;将汤圆干粉用适量水调;再将馅料包入汤圆粉中做成汤圆。

【用　法】　作早点食用。

【功　效】　健脾补虚。

方 18　羊肉防寒粥

【原　料】　新鲜羊肉 300 克(洗净切碎),大米 150 克,生姜 50 克,胡椒粉 10 克。

【制　法】　将原料放入汤锅中,加水适量,用猛火煮沸后,再用慢火煲 3 小时。

【用　法】　早、晚各进食 1 次。

【功　效】　适用于气血虚寒者。

方 19　海带猪腿肉汤

【原　料】　海带 100 克,猪腿肉 200 克,食盐、鸡精、花椒、姜片、黄酒、葱末、香油各适量。

【制　法】　取海带 100 克,浸泡后,放蒸锅内蒸 20 分钟。取出再用温水泡发,洗净控水,切成方块。将切碎的猪腿肉 200 克,入沸水锅中煮 15 分钟,捞出,温水洗净。共入高压锅内,加水适量,放入食盐、花椒、姜片、黄酒,用武火烧沸,高压 10 分钟即成。拣去姜片,加入葱末、鸡精、香油即可。

【用　法】　每日 1 次食用。

【功　效】　抗癌防病。

方20　羊肉补血汤

【原　料】　新鲜羊肉300克（洗净切片），当归25克，红花15克，白芍15克，熟地黄25克，葱、料酒、食盐各适量。

【制　法】　将原料放入汤锅中，加水适量，慢火煲2～3小时，然后加入葱、料酒、食盐调味即可。

【用　法】　每天食用1次，连续食用3～5天。

【功　效】　适用于贫血病人。

方21　西湖牛肉羹

【原　料】　牛肉150克，鸡蛋清2个，高汤素油、食盐、白糖、干淀粉、葱末、料酒、胡椒粉各适量。

【制　法】　牛肉洗净，先切成大片，再切成丝，最后切成麦粒大的小粒。锅内加清水，放入牛肉粒烧开，余焯水至血沫浮起，迅速捞出用清水冲洗干净。鸡蛋清搅拌均匀，加入干淀粉及适量清水搅匀成蛋液。另起油锅烧至油温5成热时，放入牛肉粒略炒，加料酒炒匀，再放入高汤大火烧沸撇去浮沫。水淀粉再次搅匀淋入锅中勾芡，再加入蛋液，最后加食盐、白糖、胡椒粉调味，撒入葱末即可。

【用　法】　佐餐食用。

【功　效】　调补气血，增进食欲。

方22　栗子糊

【原　料】　板栗肉200克，白糖适量。

【制　法】　板栗肉研粉，煮成糊，加入白糖。

【用　法】　早晚服食。

【功　效】　养胃健脾。

方23 红花菜羊肉汤

【原　料】　嫩红花菜200克,嫩羊腿肉150克,葱花15克,蛋清、淀粉、食盐、味精、鲜汤、料酒各适量。

【制　法】　将嫩红花菜洗净,切成段,投入沸水锅中焯水后,沥干水待用。将嫩羊腿肉切成片,放上食盐、蛋清、淀粉拌匀待用。锅内放鲜汤、料酒、食盐,烧沸,将羊肉片抖散下锅烧沸,打净浮沫,放嫩红花菜烧至沸,放味精、葱花起锅即成。

【用　法】　佐餐食用。

【功　效】　可健脾益气、温补肾阳、清热解毒。

方24 韩国泡菜锅

【原　料】　辣白菜100克,豆腐1块,猪五花肉50克,白菜、香菜、豆芽、小葱、生姜、蒜末、洋葱、食盐、素油、黄豆酱各适量。

【制　法】　洋葱切丝,生姜切丝,蒜切末,小葱切末。白菜段切丝,菜叶撕小片,香菜切段。辣白菜切小块,五花肉切片,豆腐切小块;五花肉切片后,撒少许食盐腌渍一会儿,这样煮的时候会进味。锅中加2勺素油,下入蒜末和姜丝煸炒2分钟,将五花肉片下入锅中,煎至肉两面变色。下入洋葱丝、辣白菜丝、葱白翻炒5分钟,炒出香味,加入清水,烧沸后转小火炖煮10分钟左右。加入适量的水,要没过原料略多一些。十几分钟后,下入豆腐,转中小火煮。并加1勺黄豆酱在汤里。中小火煮至豆腐入味,起锅前将配菜加入烫熟即可食用。

【用　法】　佐餐食用。

【功　效】　调补气血,增进食欲。

方25 萝卜炖羊肉

【原　料】　羊肉250克,大枣5颗,白萝卜1段,白胡椒粒、桂皮、小茴香、食盐、冰糖、酱油、料酒、姜片适量。

【制　法】　将氽过的羊肉放入沙锅中,倒入酱油、料酒,最后加入足量的温水。放入大枣和包入白胡椒粒、桂皮、小茴香、姜片的香料包。中火烧沸后,转小火慢炖,八成熟时,用适量的食盐和冰糖调味,然后放白萝卜块,用中火再炖大约30分钟即可。

【用　法】　每日进食1次。

【功　效】　补气生血。

方26　板栗煲排骨

【原　料】　排骨300克,生姜5克,枸杞子10克,板栗肉15～20粒,食盐、味精、鸡精各适量。

【制　法】　将排骨剁成寸块,在沸水中氽一下,放入汤锅内。再把枸杞子、板栗肉、生姜依次放入锅中,倒入高汤适量。大火烧沸后,文火再煲1小时。出锅时,调入食盐、味精、鸡精即可。

【用　法】　佐餐食用。

【功　效】　可益气补血,治脾胃虚弱,有较好的滋补疗效。

方27　小米桂圆粥

【原　料】　桂圆肉30克,小米100克,红糖少许。

【制　法】　桂圆肉洗净。将锅置火上,放入适量清水,入小米、桂圆肉,先用大火煮沸,后改用文火煮至粥熟,调入红糖即可。

【用　法】　每日服食1剂。

【功　效】　益气血,补虚损。

方28　大枣炖乳鸽

【原　料】　大枣50克,乳鸽2只,生姜片10克,葱白、胡椒粉、料酒、食盐、鲜汤、味精各适量。

【制　法】　将鸽子宰杀后,去毛、内脏,洗净,放入沸水锅中氽水后,再次洗净待用;净锅内放鲜汤、生姜片、鸽子,烧沸,打净浮沫,加入葱白、胡椒粉、料酒炖至鸽肉熟烂时,放入食盐烧至入味,再放味精、大枣烧沸,起锅即成。

【用　法】　佐餐使用。

【功　效】　调养脾胃。

方 29　茯苓山药包子

【原　料】　茯苓 10 克,山药 15 克,面粉 150 克,鲜猪瘦肉 50克,生姜 2 克,胡椒粉 1 克,香油 2 克,绍酒 2 克,食盐 2 克,酱油 2克,大葱 5 克,骨头汤 30 毫升。

【制　法】　先把茯苓、山药洗净,文火焙干,碾成细末,与面粉混匀。然后把茯苓山药面粉倒在案板上,加入发面、水适量,揉成面团发酵。再把猪肉剁成泥,倒入盆内,加酱油拌匀,将姜末、食盐、香油、绍酒、葱花、胡椒粉、骨头汤等放入盆中,拌匀成馅。待面团发成后,加碱水适量,揉匀,搓成 3～4 厘米粗长条,按量揪成 20个面团,擀成圆面皮,放入馅料包成包子生坯。最后把包好的包子生坯摆入蒸笼内,沸水上笼,用武火蒸 15～20 分钟即成。

【用　法】　早餐食用。

【功　效】　健脾和中。

方 30　甲鱼沙参汤

【原　料】　甲鱼 1 只(300 克以上),知母 20 克,沙参 30 克,山药 50 克。

【制　法】　先把甲鱼放入沸水中烫死,揭去鳖甲,掏去内脏,洗净,切成小方块。再把知母、沙参、山药洗净,与肉同入锅中,加水适量,武火烧沸,改用文火炖至甲鱼肉熟烂即可。

【用　法】　单食或作配餐菜肴。

【功　效】　养阴益胃,滋补身体。

小贴士——

　　中医学认为,羊肉食用过多也可致病或加重病情,如平素阴虚者可导致舌红少津、口舌生疮等;肝阳上亢者可导致血压升高、头晕目眩等;胃热炽盛者可导致胃阴不足和便秘等。

十一、食管癌病人全程食疗方

　　食管癌病人饮食治疗原则:由于食管癌治疗前后大多有不同程度的进食困难现象,加之手术、放射治疗、化学治疗等对人体的损害,病人大多会出现正气不足、长期缺乏营养的症状,特别是缺少蛋白质及各种维生素。所以,饮食方面应主动补充丰富的蛋白质、糖、脂肪和维生素等,可酌情多吃一些鱼、瘦肉、鸡蛋等。中药方面可以多吃一些山药、大枣、桂圆、核桃等,以补充气血、扶正抗癌。

　　在放射治疗期间或放射治疗后,病人通常会出现口干咽燥、舌红少苔等症状。中医学认为,这是因为热毒伤津所致,饮食上应多食用一些滋阴、生津、润肺的食物,如莲藕汁、梨汁、冬瓜、西瓜、丝瓜、芦笋等。

　　食管癌晚期病人应吃些流质、半流质、菜汤等容易消化、吞食的食物。

　　现介绍几款适合食管癌病人的食疗方。

方1　阿胶炖肉

　　【原　料】　阿胶6克,瘦猪肉100克,调料适量。

　　【制　法】　先加水炖猪肉,熟烂后加阿胶炖化,加调料即成。

【用　法】　每日1次。

【功　效】　具有补血，活血，滋阴，润肺作用。适用于出血日久、身体虚弱、贫血等食管癌病人。

方2　紫苏醋散

【原　料】　紫苏30克，醋适量。

【制　法】　将紫苏研成细末加水1500毫升，水煮过滤取汁。加等量醋后再煮干。

【用　法】　每日3次，每次1.5克。

【功　效】　具有利咽，宽中作用。适于食管癌吞咽困难者。

方3　鸡蛋菊花汤

【原　料】　鸡蛋1个，菊花5克，藕汁适量，陈醋少许。

【制　法】　鸡蛋液与菊花、藕汁、陈醋调匀后，隔水蒸炖熟后即成。

【用　法】　每日1次。

【功　效】　可止血活血，消肿止痛。适用于食管癌咳嗽加重，呕吐明显者。

方4　刀豆梨

【原　料】　大梨1个，刀豆50粒，红糖30克。

【制　法】　将梨挖去核，放满刀豆，再封盖好，连同剩余的刀豆同放碗中。入笼蒸1小时，去净刀豆后即成。

【用　法】　可经常服用，吃梨喝汤。

【功　效】　具有利咽消肿功效。

方5　瓜蒌饼

【原　料】　去子瓜蒌瓤250克，白糖100克，面粉800克。

【制　法】　以小火煨熬瓜蒌瓤,拌匀压成馅备用。面粉做成面团,包馅后制成面饼,烙熟或蒸熟食用。

【用　法】　经常服食。

【功　效】　具有清热,止咳作用。适用于食管癌咳喘不止者。

方 6　枸杞乌骨鸡

【原　料】　枸杞子 30 克,乌骨鸡 100 克,调料适量。

【制　法】　将枸杞子、乌骨鸡加调料后煮烂,然后打成匀浆或加适量淀粉或米汤,成薄糊,煮沸即成。

【用　法】　每日多次服用。

【功　效】　补虚强身,滋阴退热。适用于食管癌体质虚弱者。

方 7　蒜鲫鱼

【原　料】　活鲫鱼 1 条(约 300 克),大蒜适量。

【制　法】　鱼去肠杂留鳞,大蒜切成细块,填入鱼腹,纸包泥封,晒干。炭火烧干,研成细末即成。

【用　法】　每日 3 次,每次 3 克,用米汤送服。

【功　效】　具有解毒,消肿,补虚作用。适宜于食管癌初期。

方 8　生芦根粥

【原　料】　鲜芦根 30 克,红米 50 克。

【制　法】　用清水 1 500 毫升煎煮芦根,取汁 1 000 毫升,加米于汁中煮粥即成。

【用　法】　经常食用。

【功　效】　清热生津。

方 9　山药猴菇水鸭汤

【原　料】　山药 40 克,猴头菇 80 克,水鸭 1 只,猪瘦肉 80

克,陈皮1角,食盐少许。

【制　法】　山药、陈皮分别用清水浸透,洗干净,备用。猴头菇用清水浸透,洗干净,切片,备用。水鸭宰杀,血控干净,去毛、去内脏,斩块,备用。猪瘦肉用清水洗干净,备用。瓦煲内加入适量清水,先用猛火煲至水沸,然后放入以上全部材料,候水再沸,改用中火继续煲3小时左右,以少许食盐调味即可。

【用　法】　经常饮用。

【功　效】　健脾养胃,补益虚损。适用于食管癌病人,身体虚弱、不思饮食、形体消瘦、手脚无力、精神疲乏者。

方10　菜干蜜枣鸭肾汤

【原　料】　猪瘦肉30克,白菜干100克,蜜枣2个,腊鸭肾2个。

【制　法】　将白菜干浸软洗净,切段;蜜枣洗净,腊鸭肾温水浸半小时,洗净,切片,猪瘦肉洗净,切片。把全部用料一齐放入锅内,加清水适量,武火煮沸后,文火煮1~2小时,调味即可。

【用　法】　吃肉喝汤。

【功　效】　滋阴润燥,养胃消食。适用于食管癌属胃阴不足者,其他癌肿化疗期间和治疗后胃津不足者,口渴,不思饮食等病症。若无腊鸭肾,用鲜鸭肾获同效。

方11　无花果败酱草猪肉汤

【原　料】　无花果8个,败酱草40克,北沙参20克,玉竹20克,丹参20克,猪瘦肉250克,食盐少许。

【制　法】　无花果用清水洗净,切开,备用。败酱草、北沙参、玉竹、丹参分别用清水洗净,备用。猪瘦肉用清水洗净,备用。瓦煲内加适量清水,先用猛火煲至水沸,然后放入以上全部材料,再煮沸后改用中火继续煲2小时,以少许食盐调味即成。

【用　法】　经常饮用。

【功　效】　养阴清热,解毒化瘀,滋养胃阴。适用于食管癌病人、胃内灼热、口干口渴、食后胃痛、心下痞硬、呕血便血、大便干结者。

方12　谷皮糠粥

【原　料】　谷皮糠30克,粳米50克。

【制　法】　将粳米入锅内,加水500毫升,煮为稀粥,再加入谷皮糠,调匀,煮2～3沸即可。

【用　法】　每日服食2次。

【功　效】　适用于食管癌病人的辅助治疗。

方13　洋葱蘑菇炒鹅血

【原　料】　洋葱头1个(约100克),鲜蘑菇60克,熟鹅血250克,生姜2克。

【制　法】　将熟鹅血切小方块;洋葱头去衣,洗净,纵切成条;蘑菇洗净;姜洗净,切丝。起油锅,放洋葱、蘑菇略炒,放鹅血、姜丝略炒,加盐调味,炒熟即可。

【用　法】　佐餐食用。

【功　效】　滋阴养胃,解毒益肠。适用于食管癌、胃癌,其他癌肿放疗、化疗有胃肠反应,呕吐,不思饮食,噎膈不爽等病症。

方14　鹅血茅根汤

【原　料】　熟鹅血100克,鲜茅根200克,香菜20克,葱花、姜末、酱油、醋、香油、味精各少许。

【制　法】　将鲜茅根洗净,切段,加水适量,煎煮30分钟,去渣留汁待用。将熟鹅血切成1厘米见方的小块;香菜洗净后切成2厘米长的段待用。锅内加香油,烧热后加葱花、姜末、酱油炝锅,把鲜茅根汁加入,再加入鹅血,煮5～10分钟后,加入香菜、醋、味精等调味即可。

【用　法】　经常服食。

【功　效】　消肿解毒。适用于食管癌之阴虚血热、口干舌赤、烦躁失眠等症,能明显改善症状。

方 15　牛奶银耳

【原　料】　银耳 100 克,鲜牛奶 50 克,菱角 15 克,白糖 40 克,白醋、味精、食盐、芥末、素油各适量。

【制　法】　将银耳洗净,用温开水泡发,再放沸水中焯一下,捞出沥水,盛盘内待用。将菱角煮熟,去壳,研成细末,撒于银耳上。将牛奶煮沸数分钟,起锅后将白糖、白醋、味精、食盐等加入牛奶内,搅匀化开,浇银耳上,滴入适量芥末油即可。

【用　法】　每日服食 1 次。

【功　效】　益气健身,抗癌治噎膈。

方 16　竹叶猴头汤

【原　料】　鲜竹叶 100 克,猴头菇 100 克,鸡肉 50 克,白菜心 100 克,食盐、料酒、葱、姜、味精、胡椒粉、素油各适量。

【制　法】　将鲜竹叶洗净,加水适量,水煎 30 分钟,去渣留汁待用。将鸡肉切丝,加水用小火炖烂待用。将猴头菇洗净,放入盆内用温水发胀,削去底部的木质部分,再洗净切成 2 毫米厚的薄片,发猴头菇的水用纱布过滤待用。葱切段,姜切片,白菜心洗净用手掰碎。锅烧热,下入素油适量,油热后投入葱、姜、熟鸡肉丝煸炒后,再放入食盐、料酒、发猴头菇的水、竹叶汁,并加入猴头菇片,烧 30 分钟,再下入白菜心、味精、胡椒粉,略煮一下即成。

【用　法】　经常食用。

【功　效】　清热利水,豁痰利窍,益气抗癌。对于食管癌病人呕吐痰涎、饮食不下、口渴、尿赤等症,有明显的治疗效果。

方 17   赭石蘑菇汤

【原　料】　生赭石 50 克,蘑菇 200 克,嫩鸡块 100 克,水发黑木耳 25 克,食盐 5 克,熟猪油 15 克,香油 6 克,味精少许,胡椒粉 2 克,黄酒 20 克,酱油 10 克。

【制　法】　将生赭石打碎,加水 1 500 毫升,煎至 1 000 毫升时去渣留汁待用。将蘑菇洗净切块待用。锅内放熟猪油烧热,用酱油炝锅,加赭石水 1 000 毫升,沸开后下入鸡块,用小火炖熟烂。将蘑菇块、黑木耳下锅中煮 3～5 分钟,加入食盐、味精、胡椒粉、黄酒,淋上香油即成。

【用　法】　经常服食。

【功　效】　降气,扶正。对食管癌之呕吐痰涎、胸膈满闷、大便秘结等症,有较好的治疗作用。

方 18   薏苡仁粥

【原　料】　薏苡仁粉 30～60 克,粳米 50 克。

【制　法】　先将粳米煮成稀粥,加入薏苡仁粉,搅匀,再煮 3～5 沸即可。

【用　法】　每日 2～3 次,温热服食。

【功　效】　益气健身。

方 19   苦瓜炖猪蹄

【原　料】　猪蹄 1 个,苦瓜 200 克,葱、姜、食盐、味精各适量。

【制　法】　猪蹄氽烫后切块,苦瓜去子切成长条;锅中油热后,放入拍破的姜、葱,煸炒出香味后,放入猪蹄和食盐同煮;猪蹄熟烂时,放入苦瓜稍煮,用味精调味出锅。

【用　法】　吃肉喝汤。

【功　效】　滋阴补液,清热凉血。

方 20 银耳苡米羹

【原　料】　薏苡仁 50 克,水发银耳 10 克,白糖、淀粉各适量。

【制　法】　将薏苡仁洗净泡透,与银耳(撕碎片)同煮粥,加白糖,勾芡,煮沸即可。

【用　法】　每日 1 剂,早晚温热服食。

【功　效】　调补气血,滋养身体。

方 21 鲫鱼羹

【原　料】　活鲫鱼 1 条(约 400 克),干姜 3 克,橘皮 3 克,胡椒、葱白、生姜、生粉、食盐各适量。

【制　法】　将鲫鱼去鳞、鳃及内脏,洗净,放入锅中,加水适量,先用武火烧沸,后改用文火煨至熟烂,滗取鱼汤备用,鱼另食用;再把干姜、橘皮和胡椒同碾成细末,生姜和葱白切成碎末,同放入鱼汤中煮沸 5 分钟,最后加入生粉、食盐稍煮即成。

【用　法】　每日 1～2 次,每次 1 小碗,温热食用,连食 7 天。

【功　效】　增进食欲,补充营养。

方 22 三七莲藕鸡蛋

【原　料】　三七末 3 克,鸡蛋 1 个,鲜藕 250 克。

【制　法】　先将鲜藕去皮洗净,切碎绞汁备用,再将鸡蛋打入碗中搅拌,加入藕汁和三七末,拌匀隔水炖 15 分钟即可。

【用　法】　每日清晨空腹食之,10 天为 1 个疗程。

【功　效】　益气抗癌。

方 23 茯苓粥

【原　料】　白茯苓粉 15 克,粳米 100 克,味精、食盐、胡椒粉各适量。

【制　法】　将粳米淘洗干净,加茯苓粉,放锅内加水适量,置火上,先用大火烧沸,后移小火上,煎熬至米烂,再放入味精、食盐、胡椒粉即成。

【用　法】　每日服食。

【功　效】　利水渗湿。适用于阴虚火旺、口干咽燥者的食管癌病人。

方 24　五指毛桃煲猪脊骨

【原　料】　五指毛桃(属桑科植物)50克,猪脊骨约250克,香油、食盐各少许。

【制　法】　五指毛桃与猪脊骨同放瓦锅内,加清水适量,武火煮沸后,改为文火煲1～2小时,加香油、食盐调味即成。

【用　法】　佐餐食用。

【功　效】　适用于体质虚弱的食管癌病人。

方 25　双味保健汤

【原　料】　排骨200克,鱼头1个,黄豆20克,食盐适量。

【制　法】　把鱼头煎成两边微黄,排骨洗净剁成块。锅中放水烧沸,然后把弄好的排骨、鱼头及少许泡好的黄豆一并放入锅中,先用大火煲20分钟,然后再用慢火煲2小时,加食盐调味即成。

【用　法】　吃肉喝汤。

【功　效】　这道菜味道鲜美,营养丰富,食疗作用明显。适用于体质虚弱的食管癌病人。

方 26　苦瓜炒鸡蛋

【原　料】　苦瓜200克,鸡蛋2个,红辣椒1个,食盐、白糖、料酒各适量。

用力击掌,越响越好。击掌主要是刺激两手上相应穴位,一般在20次左右。

(4)浴手:浴手是保健按摩中的一种。取习惯体位,排除杂念,心静神凝,耳不旁听,目不远视,意守肚脐,两手合掌由慢到快搓热。

(5)搓面:把搓热的手平放在面部,两手中指分别由前沿鼻两侧向下至鼻翼两旁,反复揉搓,到面部发热为止。然后闭目,用双手指尖按摩眼部及周围。

(6)搓耳:耳郭上有很多穴位。用两手食指、中指、无名指三指,前后搓擦耳郭,刺激分布在耳郭上各个穴位。次数多少也是视各人情况而定,一般以20次左右为度。

(7)搓颈:先用两手食指、无名指反复按摩颈后部的风池、风府穴,力量由轻到重,直到局部发热,然后左右前后转动颈部,速度要慢但幅度要大。

(8)缩唇:呼吸直立,两手叉腰,先腹部吸气。停顿片刻,然后缩唇,不要用力,慢慢呼气,直到吐完为止,再深深吸一口气,反复十余次。这样能延长氧气在肺泡内的时间,促进氧气与二氧化碳交换。

(9)弯腰:双脚自然分开,双手叉腰,先左右侧弯30次,再前后俯仰30次,然后两臂左右扩胸数次。

(10)散步:散步是指不拘形式,闲散、从容地踱步。但要注意以下散步技巧:散步前应该让全身放松,适当地活动一下肢体,调匀呼吸,平静而和缓,然后再从容展步,否则达不到锻炼目的。步履宜轻松,犹如闲庭信步。这样,周身气血可调达平和,百脉流通,内外协调。散步宜从容和缓,不宜匆忙,把一切琐事暂时扔开,方能解疲劳、益智神。散步宜循序渐进,量力而行,做到形劳而不倦,可别气乏喘吁。

散步的速度:①分缓步,指步履慢,行走稳健,每分钟60～70

步,这样散步适于年老体弱者及饭后运动。②快步,指步履速度稍快的行走,每分钟120步左右,由于这种散步比较轻快,久行之能振奋精神,兴奋大脑,使下肢矫健有力。③逍遥步,指散步时且步且停,且快且慢。走一段距离后停下来稍作休息,然后再走;或快走一程,再缓步一段。这种走走停停快慢相间的散步,适用于病后康复和体弱多病的人。散步最关键的一点是持之以恒,日久天长功用才能显现出来。

九、叩齿咽唾防病治病

叩齿不仅是牙齿保健法,更是养生长寿之法;咽唾可起到养生防病、延年益寿的作用。叩齿咽唾法贵在持之以恒,只有常年不懈、日日坚持才可以起到防病保健的作用。叩齿就是轻叩牙齿,被认为是一种常见的牙齿保健方法。

古代有"万物养生,莫先口齿"之说。《修齿要旨》中介绍长寿经验时也提到:"每晨醒时,叩齿三十六遍。"可见,叩齿不仅是牙齿保健法,更是养生长寿之法。

咽唾就是吞咽唾液。唾液是人体内一种十分珍贵的体液,古人称之为"金津玉液",足见其珍贵程度。古代一些养生学者认为,只要每日简单地将口中产生的唾液有意识地一口口咽下,持之以恒,常年不懈,就可以起到养生防病、延年益寿的作用。

(1)叩齿咽唾可坚固牙齿预防早衰:研究证实,轻叩牙齿可以对牙周组织产生生理性刺激,促进牙周组织的血液循环,兴奋牙神经和牙髓细胞,从而增加牙周组织的抗病能力和再生能力,使牙齿变得坚强稳固。此外,由叩齿产生的类似咀嚼的运动可以反射性地促进食管及胃的生理性蠕动,加速食物的向下传导及胃内容物的排空。

唾液曾一度被认为仅仅是一种具有初步消化功能的消化液,

具有湿润食物以利吞咽的作用。近年的一些研究成果表明：唾液中有一种激素可强化肌肉血管，增强血管壁弹性和结缔组织活力，从而预防早衰。

唾液所含的溶菌酶对强烈致癌物黄曲霉素、亚硝酸等有很好的解毒作用，有助防癌。

唾液中的碱性物质和黏液蛋白能中和部分胃酸，并相互作用产生沉淀物附着于食管及胃的黏膜上形成保护膜，从而增强食管及胃黏膜的抗酸能力。

唾液中含有的丰富的神经生长因子和表皮因子，能促进细胞加速生长，并聚集于黏膜损伤部位，促进伤口愈合。

（2）叩齿咽唾对反流性食管炎病人有保健作用：反流性食管炎是指胃内容物反流到食管，引起胃灼热、反酸、胸骨后疼痛及咽部异物感等不适症状和（或）并发症的一种疾病。酸性胃液停留附着在食管壁上，除了可以引起病人胃灼热、胸骨后疼痛等不适外，还可能导致食管黏膜的破损，引发食管溃疡，甚至食管癌。

现代医学认为，本病的发生除与食管下端括约肌功能障碍有关外，尚与食管蠕动功能减退，食管黏膜保护功能下降、胃排空减缓等因素相关。

叩齿动作可以反射性地促进食管及胃的蠕动，加速食管中的食物向下传导，促进胃排空，从而减少反流的发生。唾液中的碱性物质和黏液蛋白能中和部分胃酸，并相互作用产生沉淀物附着于食管及胃的黏膜上形成保护膜，从而增强食管及胃黏膜的抗酸能力。

唾液中含有的丰富的神经生长因子和表皮因子，能聚集于黏膜损害部位并促进细胞加速生长，从而促进食管炎症的愈合。另外，吞咽唾液产生的对食管的冲刷作用，可以减少反流入食管的酸性胃液停留在食管壁的时间，进而减少酸性物质对于食管黏膜组织的损害。

由此可见,叩齿咽唾法不失为胃食管反流病患者的一种良好的保健方法,对于中老年人还有防病保健延年益寿之功。

(3)叩齿咽唾方法:精神放松,口唇微闭,心神合一,徐徐叩击,轻重交替,节奏有致。宜每日早、晚各做1次。每次叩齿数可因人而异,叩齿的力量也不求一律,可根据牙齿的健康程度,量力而行。叩齿结束,将口内蓄积的唾液咽下,或辅以"赤龙搅天池",即用舌在口腔内搅动,先上后下,先内后外,搅动数次,聚集唾液,分次吞咽。

需要注意的是:叩齿的力量不宜过大,尤其对于已经患上牙病的人,叩齿力量应以轻微为要。咽唾吞咽的是唾液而非痰液,若口中有痰,应吐出后,再通过舌顶上腭或"赤龙搅天池"的方法聚集唾液后吞咽。

叩齿咽唾法贵在持之以恒,只有常年不懈、日日坚持才可以起到防病保健的作用。

咀嚼口香糖具有类似叩齿咽唾的功效,但其中含有的薄荷可能对中老年反流性食管炎病人有不良作用,建议中老年反流性食管炎病人采用叩齿咽唾法,而青壮年反流性食管炎病人则可以通过咀嚼口香糖达到类似效果。

十、食管疾病病人的康复锻炼

食管疾病病人经过治疗后,病情稳定,可以适当活动:步行、上下楼梯、扫地、做饭等,这些均可以成为自己运动和锻炼内容。还可以循序渐进地再做些适合于自己体力和耐力的保健操。生命在于运动,锻炼可以使病人增进食欲,促进新陈代谢,早日恢复健康。

康复体育锻炼有主动和被动两方面:主动锻炼是指自己能做的各种形式的运动,以提高肌肉张力,改善持久力和忍耐力。被动锻炼是指借助于他人的操作如按摩而使病人被动接受运动,改善局部血液循环,放松身心,从而帮助机体功能的康复。

康复体育锻炼可由简到繁,由轻微运动逐渐加大运动量,根据自己的承受能力,逐步坚持运动,使自己能适应日常生活需要。所以开始只能在床上或床边做些简单的动作,如料理自己的生活小事等,然后视体力再增加运动量。

当病人病情缓解或体力恢复到一定程度时,进行比较剧烈的活动不是绝对不行。有的食管癌病人术后恢复很好,照样可以游泳。国外也有的人主张癌症病人作爬山运动,至于打乒乓球、网球、棒球等只要体力可以,也是允许的,但切记要量力而行。

适当的锻炼对增进食欲、恢复体力及睡眠均有裨益。当然,也要因病而异,要根据身体全面情况,选择自己的活动项目。如食管癌手术或放、化疗后,肝功能较差的情况下,再去爬山、游泳,就会引起不适。

现在适合包括食管病人康复期练习的运动有:"五禽戏"、"八段锦"和"练功十八法"较为常见。

五禽戏有保健、强身、治病的作用。目前流行的五禽戏主要有外功型,此类以体操形式演练。练习时讲究形神结合,全身放松,意守丹田,呼吸均匀等。

八段锦是由八节动作编集而成的一套深受欢迎的医疗保健操。以柔为特色,动作较简易,采用站式,故又称八段,文八段。

文八段要领:"双手托天理三焦,左右开弓似射雕;调理脾胃单举手,五劳七伤往后瞧;摇头摆尾去心火,双手攀足固肾腰;攒拳怒目增气力,背后七颠百病消。"

坐式要领:"手抱昆仑;天柱微震;左右开弓;交替冲拳;叩击全身。"

这套保健操特点是简单、易学、易炼,男女老幼皆可锻炼,不但能柔筋健骨,养气壮力,而且可以行气活血,协调五脏六腑功能。锻炼时讲究调心调息相结合。

食管癌病人手术后（包含术后放、化疗）如何进行康复锻炼呢？食管癌病人手术后适当的全身活动是必要的，但要以身体状况允许为前提，因人而异。

术后如无禁忌证，病人应在1～7天后离床活动，即早期离床活动，可由家属搀扶在病房里走动，促进身体各部功能恢复。如果手术创伤较重，术后体力较差，不能下床时，可在床上做肢体运动和翻身动作。如果身体恢复良好，可逐步加大运动量，变换锻炼内容，从散步、养生功、太极拳到做操乃至慢跑等。

十一、太极拳学所诠释的养生观

太极拳学是动静、虚实、开合、吞吐、刚柔、攻守、奇正、上下、内外、左右、进退、阴阳矛盾的辩证学说。

它的运动方式充分反映了"生命的内部矛盾及每一对矛盾的两个方面，不但对立、排斥、制约和斗争，也相互联结、依存、渗透和转化"这一规律，从而证明太极拳是一种"全身运动"和"交替运动"。

人体各系统生理功能内部或功能之间，通过动静、虚实、开合、吞吐、刚柔、攻守、奇正、上下、内外、左右、进退、阴阳的交替，进行二元或多元交替运动锻炼，克服对偶失衡的锻炼方式。

人的智能、精力、记忆力等高级精神活动，是通过大脑实现的，大脑的两半球，分别支配着对侧眼、耳、肢体等器官的感觉和运动。而肢体，特别是上肢，"外部的脑"，也即"人的第二大脑"。它的运动也给大脑发育提供了条件。而大脑的健全却是健康长寿的最重要的保证。

研究表明，在一个人的大脑皮质上有140多亿个细胞，一生中起作用的只有10%左右，约90%的脑细胞如一片荒芜的处女地尚待开发。太极拳对偶完全平衡的交替肢体运动，使大片"荒芜"的处女地的开发，大大提高了脑利用率，给我们的健康和长寿带来意想不到的奇迹。

一般运动，就"右利手"而言，大都在大脑的左半球起作用，"左撇子"则反之。而太极拳左右交替平衡的运动方式，即虚实分明，虚中有实，实中有虚；开合有致，开中有合，合中有开；刚柔相济，柔中有刚，刚中有柔；奇正相生，奇中有正，正中有奇的交替对偶平衡运动，则在大脑的两个半球同时起作用。它为人类健康、长寿、祛病、益智，开发人体的潜能带来了广阔的前景。

太极拳学静势动态的平衡，动中的秩序和和谐，自然与人相对应而一致。

经过内家太极拳学特定的基本八法和法则及"五字要诀"的锻炼和熏陶，使演练者明白了"中庸"，找到了"平衡点"，只有平衡才有包容性，才能改变人的心灵、性情、气质和风貌，才能提高人的修养和理性。

心灵的宁静和情绪的稳定，使人机体处于高水平的协调一致；气质的改善，修养的提高，化粗鲁暴躁为柔和平静，避免了愤世嫉俗的恶劣心境，防止了心理的严重倾斜。心理的平衡必然导致五脏六腑的平衡，生理功能的平衡，防止人沾染上不良的生活方式。

"形为本，神为上"修炼观的内家太极拳学，更超越了一般拳术重意不重形或重形不重意的偏差。"形者，神之本；神者，形之用，无神则形不可活，无形则神无以生"。"神为形所生，形依神而存"。体现了形神对立统一的朴素辩证法思想。

正是内家太极拳学独特的"形与神俱"修炼的修炼观，通过塑形，俗称摆架子，达到身正、体柔；通过贯劲，达到息匀、劲整；通过抒意，达到目平、意远；通过追神，达到心静、神庄。练习者在精、神、意、志、筋、骨、劲、气各方面得到全面的锻炼，达到身心内外的全面平稳，从而使人克服和远离不良的社会习气和生活方式。

饮食的偏颇也是一种常见不良生活方式,是一种很大的失衡。《保生要旨》说:"凡所好之物,不可偏袒,耽则伤而生疾;所恶之物,不可全弃,弃则脏气不均。"人类的饮食理念一直莫衷一是。

长期练内家太极拳的人,都有一个共同感受:运动后不会刺激食量,而只会令食物更可口。使人自动解脱偏食的习惯。"主动"的去寻求膳食平衡,荤素平衡。食物结构的自然平衡,为人类强健身体带来了积极和乐观的前景。

"艺术之能事不仅见于知所取,尤其见于知所舍"。内家太极拳法,行云流水,一切都自然而然,这就是取舍恰到好处。

"尽意莫若象,尽象莫若意"。"得意而忘象,得象而忘意"。千百年来的内家太极拳学,追求的就是阴阳合德形神合一的最高境界。苍健劲直是形的静的物理,超拔清逸则是神的动的神情。静的高举远慕的形的本体,动的万有流变的神的礼赞,在金木水火土"五行"中充分的交融汇合,使内家太极拳学,不仅在武术的单一领域,更将在健身疗疾、养生益智及开发人体潜能的领域里开辟新的天地,开创一代新风。

太极拳不仅锻炼身体,自卫,尚有重要意义存在。太极拳学要求道德的圆满和技术上的完臻相统一,要求操持者"德艺双馨"。因而倡导性心情志的修养,其内容有"八心""四志"。

八 心

诚心诚其心,待天下之人。

容心大其心,容天下之物。

虚心虚其心,受天下之善。

平心平其心,论天下之事。

潜心潜其心,观天下之势。

定心定其心,应天下之变。

仁心仁其心,爱天下之生。

忍心忍其心,忍天下之辱。

"四 志"

志存高远则目标远大,习拳一生,弘传不朽。

情志淡泊则自感寂寞,乐于清贫,心志高洁。

志趣高雅则自无俗态,赏心悦目,风格高雅。

意志坚韧则百折不回,不屈不挠,无坚不摧。

以上心志的熏陶、培养,则是人体的一种特殊的心身运动。只有通过心志的熏陶、培养和锻炼,太极拳学才能由清秀走向拙朴,由俊美走向深厚,由严谨走向飘逸自由,由清晰具体走向抽象意念。洗尽铅华,清雅脱俗,大气磅礴,独领风骚。得到太极拳"内之足以统轫群艺,外之足以吸纳文明"的韵味和魂魄。

十二、太极拳的健身魅力

太极拳的魅力还在于具有较高的健身养生功效。许多科技工作者对太极拳的功理、功法进行了各种测试与研究,结果表明,太极拳运动完全符合科学健身的规律,它对人体的消化、神经、循环、呼吸、骨骼、关节以及肌肉等,都有积极的影响。

(1)对消化系统的调节:练习太极拳,要求做到呼吸深长、"气沉丹田",这样能增加膈肌和腹肌的活动幅度,对食管、胃、肠等消化器官起着一定的按摩作用,进而增强食管、胃、肠蠕动,促进消化液的分泌和食管、胃、肠、肝、胆、胰腺等内脏器官的血液循环,最终提高食管、胃、肠的受纳、消化和吸收功能。因此,长期练习太极拳,对食管、胃、肠等消化系统的疾病均有良好的防治作用。

(2)对神经系统的调节:练习太极拳要求做到心平气和,精神内守,用意念引导动作,处处柔缓圆活,速度均匀而有规律。这就需要在与人体各个肌群相应的运动神经中枢之间,以及运动神经中枢与自主神经中枢之间达到高度的协调。这种有规律的调节过程,能改善各种器官的功能。现代医学研究表明,长期练习太极拳者,脑电波的清醒波占主导地位,大脑处于良好的觉醒状态,这种状态能增强人体的内脏功能及免疫能力。因此,坚持太极拳锻炼,对神经衰弱、失眠、头晕、记忆力弱,以及由神经系统功能障碍造成的其他疾病,均有良好的防治效果。

(3)对循环系统的调节:常言道:"人身血脉似长江,一处不到一处伤。"这形象地说明了人体气血畅活对健康的重要性。太极拳是一种螺旋式的弧形运动,这种运动过程对血管与淋巴管能起到良好的机械按摩作用,促使阻塞的或狭小的动脉两侧的小血管分支得以扩张,保持气血畅活。

同时,太极拳的练习又要求全身肌肉放松,从而反射性地引起血管舒张,最终减轻心脏负担,使高血压得以下降。因此,经常练习太极拳可以明显提高心肌的功能,改善心脏的泵血功能,降低血管阻力和血黏度,从而对心、脑血管系统的疾病起到良好的防治作用。

(4)对呼吸系统的调节:太极拳运动中的开、合、虚、实动作,要求与呼吸相结合,即实为呼,虚为吸。练习太极拳时,要气向下沉,即"气沉丹田"。这样可以保持胸宽和腹实的状态,使得胸部舒适、自然,腹部松沉,从而能有效地放松紧张的呼吸肌,改善肺通气量,增强肺脏的代偿功能,延缓肺腑呼吸系统的衰老。因此,练习太极拳能有效地防治气管炎、肺气肿等呼吸道疾病。

(5)对运动系统的调节:练习太极拳时要求做到松静安舒,以意领气,用意念引发劲力。这种劲力是在意念的引导下呈螺旋式运动时产生的,它发源于腹部,并通过腰部运至四肢,最后到达手指和足尖。这种螺旋式运动过程,能诱发机体内部的自动按摩,加快血液循环和新陈代谢。

因此，长期练习太极拳，不但能保持骨骼、肌肉应有的弹性和韧性，使各关节周围组织的营养状况得以改善，而且还对关节变形、肌肉萎缩等病症有良好的防治效果。

十三、健美操的健身意义

健美操是我国全民健身运动的一个重要组成部分。健美操作为一项体育运动，以其独特的魅力在众多的传统体育项目中脱颖而出，受到越来越多的人的喜爱。目前，健美操已成为全民健身运动的一个重要组成部分。

健美操练习是一种卓有成效的锻炼身体的方法。健美操作为一项有氧运动，具有所有有氧运动的健身功能，如全面提高身体素质、提高心肺和消化功能和肌肉耐力，促进机体各组织器官的协调运作，使人体达到最佳功能状态。

此外，健美操不同于其他有氧运动项目之处在于它是一项轻松、优美的体育运动，在健身的同时，带给人们艺术享受，使人心情愉快，陶醉于锻炼的乐趣中，减轻了心理压力，促进身心健康发展，从而更增强了健身的效果。

"健康美"是一种积极的健康观念和现代意识，"健康美"是机体最有效发挥其功能的状态。一个具有"健康美"的人除了自我感觉良好、可轻松应付日常工作与生活外，还有充沛的精力参加各种社交、娱乐及闲暇活动，亦能自觉地处理突发事件的应激状态。

一个具有"健康美"的人应该具备的身体素质是良好的心肺耐力、肌肉力量、平衡性、灵敏性、柔韧性和协调性。心肺耐力的发展使心脏与循环系统有效运作，将机体所需的营养物质、氧气及生物活性物质运送到肌肉和各组织器官，并把代谢产物运走，在有机体的生命活动中发挥重要作用。消化系统功能旺盛，能多方面吸收营养物质,提供机体能量和各种所需营养物质。肌肉力量的发展不仅塑造强健的体魄,亦具备强大的活动能力,减缓肌肉与附着组织的退化和衰老过程,使身体动作机敏、灵活、富有朝气。

健美操作为一项有氧运动,其健身功效已基本达成共识。有研究认为,有氧运动最能发展人体的心肺功能,而健美操不仅具有有氧运动的功效,且兼备发展身体柔韧性和灵敏性的作用。可以说健美操是目前发展身体全面素质的较为理想的运动。

长期的健美操练习可改善不良的身体状态,形成优美的体态,从而在日常生活中表现出一种良好的气质与修养,给人以朝气蓬勃、健康向上的感觉。

健美操运动还可塑造健美的体型。通过健美操练习尤其是力量练习,可使骨骼粗壮、肌肉围度增大,从而弥补先天的体型缺陷,使人变得匀称健美。

其次,健美操练习还可消除体内和体表多余的脂肪,维持人体吸收与消耗的平衡,降低体重,保持健美的体型。可以预防和治疗反流性食管炎、食管贲门失弛缓症、食管癌等食管疾病的发生。

体育运动可缓解精神压力,预防各种疾病的产生是科学研究已证实的事实。而健美操作为一项体育运动,以其动作优美、协调、锻炼身体全面,同时有节奏强烈的音乐伴奏而著称,是缓解精神压力的一剂良方。在轻松优美的健美操锻炼中,练习者的注意力从烦恼的事情上转移开,忘掉失意与压抑,尽情享受健美操运动所带来的欢乐,得到内心的安宁,从而缓解精神压力,使人具有更强的活力和最佳的心态。

另外,健美操锻炼增强了人们的社会交往。把人们从工作和家庭的单一环境中解脱出来,可接触和认识更多的人,开阔眼界,从而为生活开辟了另一个天地,大家一起跳、一起锻炼、共同欢乐、互相鼓励,有些人因此成为终身的朋友。因此,健美操锻炼不仅能强身健体,同时还具有娱乐功能,可使人在锻炼中得到一种精神享受,满足人们的心理需要。

健美操还具有医疗保健功能。健美操作为一项有氧运动,其特点是强度低,密度大,运动量可大可小,容易控制,因此除对健康的人具有良好的健身效果外,对一些病人、残疾人和老年人也是一种医疗保健的理想手段。

总之,只要控制好运动范围和运动量,健美操练习就能在预防损伤的基础上,达到医疗保健的目的。

十四、活血化瘀之运动五法

当消化系统出现微循环障碍时,难免会出现腹痛、腹胀、食欲减退等表现。学会一些改善内脏微循环的方法,活血化瘀于身体健康大有益处。

微循环是指直接参与组织、细胞间新陈代谢物质交换的微动脉和微静脉之间的血液循环。它直接给细胞供血、供氧、供能量及有关营养物质,同时还排出对人体有害的代谢产物,如肌酸、乳酸、二氧化碳等,这样微循环就是人体新陈代谢的场所,是人体的内环境,是生命的最基本的保证。

(1)拍打法:即用双空心拳或健身锤,从上到下拍打全身,重点敲击背部及足三里、命门、涌泉等重要穴位。此法可以促进击打部位的血液循环。产生振动波和冲击波,传至肌肉和内脏器官的深部,促进肌肉和内脏的微循环,使全身末梢血液供应得到改善。

(2)抖动法:是由自身发动的浑身颤抖。方法是挺胸站立,以脚跟和膝盖为轴,有意识地进行全身上下各部位肌肉和内脏颤抖,此法对全身微循环有良好的促进作用。

(3)擦身法:每天坚持冷水擦身或干毛巾擦身,从上到下把全身皮肤都擦得发热发红,是促进体表微循环的有效方法。

(4)撞墙法:背对墙壁,与墙壁保持3寸距离。全身站直,双脚并拢。然后,上身后倒,用背部轻轻撞击墙壁,每次 15 下,每天 2 次。可有效改善内脏血液循环。

(5)揉摩法:平卧在床上,全身放松。用双手交互搓热手心,以上腹部剑突为中心,顺时针按揉胸腹部 36 次,然后逆时针按揉胸腹部 36 次。此法可增加食管和胃、肠蠕动,促进消化系统血液循环,增强消化功能,预防消化系统疾病。

十五、叫化功调养食管疾病

叫化功相传是旧社会被压迫、被剥削的劳动人民为了抵抗饥饿、寒冷的侵袭和防治食管及胃肠疾病,积多年经验而创编的一种有效的锻炼方法。故而戏称为"叫化功"。

许多功法都是禁忌在饱食或饥饿的时候练,惟有"叫化功"这一方法,不但饥饿时可以练习,就是在吃饱之后,亦可如法练功。因为它能帮助消化,对于食管或胃、肠疾病病人,有益无害。尤其是对有消化不良、蠕动迟缓、嗳气反酸等均有康复效果。

叫化功具体功法如下:

(1)先选择笔直的门板或墙壁。

(2)全身放松,将头、背、臀贴着门板或墙壁,两脚跟距门板或墙根约两拳远,两脚距离与肩同宽。

(3)上身贴墙,双腿缓缓屈膝下蹲,直到臀部与脚跟距一拳为度。同时把双掌覆在膝盖上,中指轻轻地扣掐着膝部的"犊鼻穴"。下蹲的同时,配合吐纳运气的"嗨"字诀,动作与吐纳一致。

(4)将腰背离开墙壁,同时提起脚跟,把重心集中在脚趾尖上,顺势把脚前推,以平为度。使腰、臀、背悬着,后脑勺靠着门板或墙壁。但须注意,全身放松,不可用力。这时的胸、腹部都应挺起来成一直线,使胃肠恰好受到适当的运动。在这个动作当中,配合吐纳运气的"四"字诀,动作与吐纳要一致。

(5)照第4项操练,返回原来的蹲势,缓缓把脚跟落平,肩、背、腰、臀贴着门板或墙壁,还原时配合"嗨"字诀。

来回蹲下运动,可根据自己的支持能力而定其次数。可以3~5次,也可以8~10次,不愿练了,则慢慢贴着门板或墙壁站起来。功夫纯熟后,只需用肩顶住门板或墙,往往一挺就站起来了。

所用的吐纳运气方法,是用"逆呼吸"。采用"嗨"字诀,呼气外出,肚子鼓大;用"晒"字诀,则吸气人内,肚皮缩凹。"嗨"字诀系吐气发出的声音,张口平舌而呼气,发的是"喉音";"晒"字诀则微微张唇,叩齿而吸气,发的是"舌齿音。"

十六、巧用按摩祛百病

在这个越来越注重健康的时代,人们对养生知识的渴求与实践也日益花样繁多。在有着几千年历史的中医保健中,有相当多的人痴迷于穴位按摩。但认准穴位是个"技术活",按准了,保健长寿;按不准,则可能适得其反。掌握以下6个保健区,就算只是随便揉揉,也能起到良好的保健作用。最易操作的部位:揉小腹和按摩脚心。

(1)揉小腹:有助健脾胃。肚脐是精气比较集中的地方,也是中医里的一个重要穴位"神阙"。周围分别还有中脘、关元、气海等穴,轻轻揉按,对调整人体气血、改善体内脏腑功能都有好处。中医学一直提倡"腹宜常揉"的保健方法,讲究的就是在醒后、睡前分别揉按小腹周围,长期坚持,可增加食管和胃、肠蠕动、增强食管和脾胃功能。还可以在饭后进行腹部按摩,将手心放在肚脐,采用逆时针和顺时针交替的方法轻揉肚脐及四周,对消化有促进作用。对小腹进行适当的热敷也能达到保健效果。热敷时,可用略高于体温的热水袋或热毛巾,轻轻敷在肚脐上,数分钟后取下,每天坚持敷1~2次。如果在室外,可把温热的手放在肚脐附近热敷。

(2)按摩脚心：能增强血脉运行，调理脏腑，舒通经络，增强新陈代谢，从而强身健体，祛除病邪。人的脚掌密布许多血管，故科学家把脚掌称为人的"第二心脏"。脚心的涌泉穴是足少阴肾经的起点，按摩这个穴位，有滋阴补肾、颐养五脏六腑的作用。经常按摩脚心，能活跃肾经，强壮身体，防止早衰，有利于健康长寿。老年人常按摩脚心，还能防止腿脚麻木，行动无力，脚心凉冷等现象。

按摩脚心时，还要多动脚趾。中医学认为，大脚趾是肝、肺两经的通路。多活动大脚趾，可舒肝健脾，增进食欲，对肝脾肿大也有辅助疗效。第四趾属胆经，按摩可防便秘、肋骨痛。常按摩脚心、脚趾，对神经衰弱、顽固性膝踝关节麻木痉挛、肾虚、腰酸腿软、精神性阳痿、失眠、慢性支气管炎、周期性偏头痛及肾功能紊乱等都有一定的疗效或辅助治疗作用。

按摩手法要正确，否则达不到祛病健身的目的。每晚用热水洗脚后坐在床边，将腿屈膝抬起，放在另一条腿上，脚心歪向内侧，按摩左脚心时用右手，按摩右脚心时用左手，转圈按摩，直到局部发红发热为止。

隔2～3天用热水泡泡脚，每次30分钟，是非常简便易行的一种保健方法，可以起到温经通络、促进血液循环的作用。如果能在泡脚水中加入一些有助于气血运行的中药，效果会更好。如将当归、红花、三七、川芎、丹参各少量包进纱布，做成中药包，提前放入热水浸泡，约半小时后即可泡出药效，而后还可加点白酒或醋。

在看电视的同时，用一侧手掌的大鱼际（手掌上拇指与手腕间的突起处）揉按对侧脚底的涌泉穴，既有保健作用，还能活动手脚。

此外，使用足部按摩器，或弯弯脚趾、经常散步、踩鹅卵石等，都有促进脚部血液循环的作用。

【制　法】　先把鸡蛋加入食盐、白糖、料酒打成蛋液；苦瓜洗净切片，用盐腌上10分钟，挤出苦汁后放入蛋液中，搅匀。锅内放油烧至七成热时，把苦瓜和蛋液一并放入锅中翻炒，出锅前加些切好的红辣椒丝。

【用　法】　佐餐食用。

【功　效】　增进食欲，补充营养。

方27　韭菜汁

【原　料】　鲜韭菜1 000克。

【制　法】　将鲜韭菜去杂质，洗净沥水，切碎榨汁备服。

【用　法】　每日2～3次，每次50毫升。

【功　效】　消肿解毒。

小贴士——

食管癌一日食谱举例

早餐：甜牛奶300毫升（牛奶300毫升，白糖10克，可可粉10克），鸡蛋羹（鸡蛋50克）。

加餐：鲜果汁（橘汁200毫升）。

午餐：大米粥（大米100克），肉末豆腐胡萝卜（豆腐100克，瘦肉末100克，胡萝卜泥50克），西红柿汤（西红柿50克，黄瓜50克，鸡蛋50克）。

加餐：豆浆（豆浆250毫升）。

晚餐：细面条（面条100克），炒黄瓜肉末（瘦肉末50克，黄瓜丁100克，西红柿汁100毫升）。

加餐：鲜牛奶250毫升（全日烹调用油40克）。

十二、食管癌病人疼痛食疗方

方1 雷公藤大枣饮

【原　料】　雷公藤（根及茎）10克，大枣20枚，蜂蜜30克。

【制　法】　先将采挖的雷公藤去皮，连根及茎洗净，晒干或烘干，切成片或碎末，放入沙锅，加水适量，大火煮沸，放入洗净的大枣，煎煮2次，每次1小时，合并2次浓煎滤汁，用洁净纱布再过滤，取汁放入容器，对入蜂蜜，拌匀即成。

【用　法】　每日2次分服，大枣可一并嚼食，每日1剂。10天为1个疗程。

【功　效】　解毒抗癌，通络止痛。

【评　价】　雷公藤性味苦、辛、寒，功专祛风解毒、通络止痛。现代药理实验和临床实践表明，雷公藤煎剂有抗炎作用。因雷公藤毒性较大，本食疗方中佐以大枣，并用蜂蜜拌和之，以缓和其对机体的毒性反应，而使其抗癌止痛作用得以充分发挥。还有学者认为，运用雷公藤抗癌止痛的同时，佐以黄芪、女贞子等药，有助于提高机体细胞免疫、体液免疫功能。

方2 食管癌止痛糊

【原　料】　延胡索粉30克，三七粉10克，白及粉50克，普鲁卡因粉0.5克，氢氧化铝混悬液100毫升。

【制　法】　先将延胡索粉、三七粉、白及粉充分混合均匀，备用。将普鲁卡因粉拌入氢氧化铝混悬液，使成凝胶状，再调入延胡索、三七、白及三味混合粉剂，边调边搅拌，使呈半糊状，瓶装，备用。

【用　法】　视需要每日2次或3次，每次30克，口服。

【功　效】　活血化瘀,护膜定痛。

【评　价】　本食疗方对食管癌痛有较好的止痛效果。方中延胡索善于行气活血止痛,三七功专化瘀止血定痛,白及有较强的收敛止血效果,上3味均有抗癌抑癌功效,相辅相成,共奏活血化瘀、止血定痛的治疗作用,普鲁卡因为有效的局部麻醉药,氢氧化铝混悬液有助于形成糊状,其本身有局部止血和护膜吸附作用,可使本食疗方定痛作用明显而持久。对中老年食管癌疼痛频发而持续者来说,运用本食疗方可明显缓解疼痛症状,并可活血化瘀,发挥较好的辅助治疗作用。

方3　川乌黄药子大蒜汁

【原　料】　川乌30克,黄药子30克,七叶一枝花30克,延胡索30克,冰片5克,紫皮大蒜头100克。

【制　法】　先将川乌、黄药子、七叶一枝花、延胡索、冰片分别拣杂,再将前4味洗净,晒干或烘干,切成片,与冰片共研成极细末,过100目筛,收取过筛药末,瓶装,防潮,备用。将紫皮大蒜头瓣开,除去外膜,洗净,切碎,剁成泥糊,用洁净纱布(多层)包裹压榨取汁,盛入杯中,待用。

【制　法】　每日3次,每次取过筛药末3克,以大蒜汁调和药粉,吞服。本食疗方中所取紫皮大蒜量为1日压榨取汁量。

【功　效】　清热解毒,抗癌止痛。

【评　价】　本食疗方中,川乌性味辛、苦,热,功专散寒止痛,其止痛作用强于附子;黄药子性味苦,平,擅长清热解毒、软坚散结;七叶一枝花尤以清热解毒著称;延胡索的活血止痛效果明显;冰片可活血行气,以上5味经现代医学研究证实,均有不同程度的抗癌抑癌功效,再佐以具解毒抑癌作用的大蒜汁调服,可对食管疼癌痛发挥较好的治疗效果。

方4 麝香止痛羹

【原　料】　麝香粉 2 克(另包),三七 15 克,延胡索 15 克,没药 15 克,五灵脂 15 克,白芷 15 克,藕粉 40 克。

【制　法】　先将三七、延胡索、没药、五灵脂、白芷分别拣杂,洗净,晒干或烘干,共研为极细末,过 100 目筛,将所取过筛药末与麝香粉末拌和均匀,瓶装,防潮,备用。

【用　法】　视需要每日 2 次,每次取 2 克拌和麝香的过筛药末,以 20 克藕粉调和均匀,用刚煮沸的沸水冲调成羹,吞服,亦可先将藕粉冲调成羹,再搅入 2 克拌和麝香的过筛药末,吞服。

【功　效】　行气活血,抗癌定痛。

【评　价】　本食疗止痛羹中,麝香有较强的活血消痈,散瘀止痛功效。三七善于化瘀活血、止血定痛;延胡索活血止痛效果明显;没药散瘀止痛;五灵脂化瘀止血、活血止痛功效均有独特之处;白芷消痈止痛作用显著,且能行气定痛,在临床验证中缺麝香时可以白芷代替。以上 6 味,再佐以藕粉为羹,对中老年食管癌疼痛病人尤为适宜,不仅有明显的行气活血止痛效果,而且具有不同程度的抗癌抑癌作用,多重药味与食药兼用之品相辅相佐,共奏抗癌止痛的效果,疼痛期间,坚持服食,可发挥明显的辅助治疗作用。

方5 丹参鹅血汤

【原　料】　丹参 50 克,郁金 30 克,鹅血块 300 克,鲜嫩豆腐 150 克。

【制　法】　先将丹参、郁金分别拣杂,洗净,晒干或烘干,切成片,放入沙锅,加水适量,浓煎 30 分钟,过滤取其浓煎汁,备用。将鹅血块、鲜嫩豆腐分别放入沸水锅中焯烫片刻,捞出,用冷水过凉,切成 1.5 厘米见方的小血块、小豆腐丁块,待用。烧锅置火上,加植物油烧至六成热,加葱花、姜末煸炒炝锅,出香后即放入鹅血丁、豆腐丁,轻轻翻炒,加入鲜汤及清水,用小火煨煮至沸,调入丹参、郁金浓煎汁,拌和后,煨煮 20 分钟,加精盐、味精、五香粉,再煮至沸,以湿淀粉勾薄芡,即成。

【用　法】　佐餐当汤,随量服食,饮汤汁,嚼食鹅血块、嫩豆腐。

【功　效】　活血行气,抗癌止痛。本食疗方适用于食管癌胸痛明显、疼痛不安等症。

【评　价】　丹参亦称紫丹参,性味苦,微寒,善长活血祛瘀,凉血消痈,且擅长治气滞血瘀所致的胸痹刺痛等症。郁金活血行气功效十分显著,上二味相佐为伍,对中老年食管癌病人血瘀气滞所引起的胸脘胁肋疼痛有较明显的辅助治疗效果。现代药理实验证实,鹅血及豆制品均具有一定程度的抗癌抑癌功效,以鹅血为例,对小鼠艾氏腹水癌的抑制率达 40％以上,大豆及其制品的营养十分丰富,其所含的 10 多种维生素及铁、钼、锰、铜、锌、硒等多种微量元素均有助于增强机体的抗癌功能。这两种食物特别受到老年人的喜爱。因此,本食疗方对中老年食管癌癌痛病人尤为适宜,坚持经常服食,还可防止食管癌疼痛的发生,或减轻其疼痛的程度。

第七章　强身健体　百病远离

一、健身健心殊途同归

好的健身方法,坚持下来可以达到健心的目的。对于养生来说,健身健心伯仲之间,锻炼效果殊途同归。

现介绍健身健心受益者所推荐的养生心得,即冷热二功,四常四有,三通三点,平日五坚持。

(1)冷热二功:即冷热疗法。从夏天开始,习惯用冷水洗脸、通鼻,一直坚持到秋、冬季节也如此。夏练三伏,夏季里,尽量少用空调;坚持户外活动(做好防暑降温的预防措施,避免在烈日下活动)。让身体适当出汗,促进机体新陈代谢,增强抗病能力。

(2)四常四有:四常是:要常笑,始终保持愉悦心情。要常跳,动乃健康之源,每天要坚持活动(包括干家务活儿)。要常俏,时刻想着自己还年轻,注意衣着打扮,保持一颗童心。要常掉,即忘掉自己曾是头头脑脑,放下架子,掉下价码,以平常之心处事为人。门前车马稀,来客日渐少,实属正常。四有是:有童心、猴态、龟性、蚁食(少食多餐)的健康益寿之法。

(3)三通三点。所谓三通,即早起喝一杯凉白开(或淡盐水),润滑食管,以通肠胃;坚持活动,伸展四肢,呼吸新鲜空气,以通鼻肺;无论有无便意,要去厕所一趟,以通肠道。所谓三点,就是在家生活琐事要超脱一点:不要一头扎进生活堆里去,更勿因小事而争吵,须知家庭大战无赢家,只有家和万事兴。陈年往事不必萦怀:

对于旧事、不愉快之事,要善于忘却,勿耿耿于怀。要向前看,把握今天,过好明天。放下包袱,轻装前进。对人对己宽容一点要多行善意做好事,对人对己勿苛求,要容人大度。

(4)平日五坚持:坚持多吃素,坚持饭后走,坚持常到户外活动,坚持心大度,坚持忘年龄(不认为自己老了)。

二、选择适合自己的运动方式

不论是短暂的或长期的运动,都会产生显著的心理效果。常运动的人看起来精神比较好,不容易生气、沮丧,也较不容易觉得有压力;不运动的人则容易感到疲劳及情绪低落。这对上了年纪的人特别有参考价值,

因为多项医学研究指出,年龄与沮丧有密切的关系。年纪越长,身体状况越差,人的心情越容易沮丧。但是若能有规律地运动,保持身体与心理的活力,自然会减轻沮丧的程度。

许多人开始时热情很高,但要持之以恒就很难了,结果是半途而废。原因是刚开始订的目标太高,一时达不到,很容易泄气而放弃。

如何选对适合自己的运动方式? 很多人都有这种经验,好不容易下定决心买套昂贵的健身器材,结果没两下子就全无兴致,器材被冷落在屋角并堆满灰尘。别灰心,这并不一定就是因为特别懒惰或没有恒心的缘故,而是很可能根本没有选对运动方式。

心理学家指出,许多人做运动不能持之以恒,主要是因为选择的是适合自己体能、但不适合自己人格特征的运动方式。

(1)选择适宜的运动:那么该如何找出适合自己人格特征的运动呢? 心理学家提出七个社会心理的人格指标可供评估人格特征。

◆ 社交性:是不是很容易跟陌生人聊天、做朋友。喜欢一个

人独力完成工作,或者喜欢打团队仗。

◆ 心志自由度:喜欢即兴式的决定,或者总是详细规划。

◆ 自律性:很容易轻言放弃,或是即使困难重重也坚持到底。

◆ 侵略性:是否很喜欢自己主张、控制全场,或是在必须表明坚决立场时会害羞怯场。

◆ 竞争性:对激烈的竞争甘之如饴,还是深以为苦。

◆ 精神集中性:是否很容易集中精神,或者是很容易转移注意力。

◆ 冒险性:是否很有冒险犯难的精神,或不喜欢打没有把握的仗。

根据上面七个指标的答案,很容易找到适合自己人格特征的运动。

例如,散步较随心所欲,网球最适合社交能力强、竞争性高、偏好随心所欲、不大喜欢纪律的人。而游泳则最需要高度自制力,与社交力无关。尽管采取适情适性的运动方式,有助于提高运动的兴趣,不过想要改变自己的人,可以选择不同运动,调整生活步调。

例如,忙碌的工商人士可以选择低竞争性的瑜伽运动,有助松弛紧张情绪。有的时候,我们可以借着从事与自己人格特性截然不同的运动,来改变自己的生活。不过,在做这种运动以前,一定要先确定有足够的条件支持自己持之以恒,直到对这项运动发生兴趣。

(2)坚持运动的建议

◆ 慢慢地开始:就算是简单的动作,都会造成第二天的肌肉酸痛。刚开始运动的人,最忌讳运动过度,如果搞得第二天疲惫不堪、爬都爬不起来,很容易因此信心大减,一点继续运动的兴趣都没有了。

◆ 不要和他人比:运动是为了自己,不要和那些比自己年轻、运动技巧佳,或是爱表现的人比。跑步和走路所消耗的热能一样,只不过跑步比较快而已，运动的结果都是一样的。

◆ **正确性比较重要**：运动前订个小小的目标，比方说，跳绳要跳 100 下，或是做 10 分钟的跑步。即使达不到目标也没有关系，最重要的是尽自己的力量，用心、正确地做每一个步骤，而不要为了达到目标敷衍了事。

◆ **找个运动伙伴**：有个朋友一起运动时，效果会出奇的好。而且就算洋相百出，也有个好友和你一起开怀大笑。

◆ **别忘了呼吸**：很多人觉得运动很辛苦，因为他们常忘了怎么一边运动，一边呼吸。氧气是身体的燃料，运动当中若能适当、规律地呼吸，自然不会上气不接下气。

（3）对家人提示：有关专家研究认为，大多数沮丧者是因为缺乏运动，而跑步是有氧运动，除了活动肌肉外，也能加强心、肺和循环、消化系统的功能，将原本应该有而缺少的东西放回到生命中。同时，跑步能分散注意力，跑步者注意到身体新的感受，原本因沮丧引起的不适就忽略了。

研究还表明，沮丧的原因是脑神经元中缺乏副肾髓质以外组织分泌出的激素，跑步时，该激素增加，跑步后，分泌量还能增高，所以能消除人的沮丧心理。传统的看法是，空气清新的早上最适宜于锻炼，但新近研究结果表明，锻炼的最佳时机却是黄昏。在晚餐前慢跑能消除一天的压力，还能多少控制胃口，只要能腾得出时间，一天中任何时候跑步都能起到较好的作用。

三、快乐健身告别食管疾病

要想快乐健身，首先就要消除无法运动的借口。缺乏运动恒心的人时间压力往往比规律运动者大，只不过他们处理事情的优先顺序不同罢了。为此，建议把运动计划列入记事本。如果运动计划常被其他琐事耽搁，或担心运动使自己忙碌不堪，建议在清晨运动。

（1）运动计划保持弹性：情绪、饮食、睡眠状况，甚至工作压力都会对体能产生影响。在某些日子，会觉得自己的体能水平时好时差，可适当增加或减少运动量。长期运动的人不会给自己制定硬性目标，循序渐进地增加运动量才是最好的办法。

（2）主动寻找运动伙伴：找一个或一些"玩"得来的运动伙伴，不仅可减少运动本身的单调枯燥，而且可以提高运动情趣，消除羞怯、畏难、自卑等心理障碍，激励自己坚持运动。

（3）运动时保持魅力：许多有经验的运动者会预先调整心态，使身心节奏合一，运动时就不会感到生硬。运动前，不妨利用5分钟时间想象自己运动的情形，想象自己越来越健康、容光焕发的样子。运动时穿上漂亮的运动装，漂亮的运动鞋。循序渐进地使运动融入自己的生活，如用爬楼梯代替乘电梯，踏单车代替乘公交车。这样，花在健身房的时间减少了，运动效果反而更持久。

（4）给运动添些色彩：运动时可利用各种外部条件，给单调的运动增加一些趣味，弱化人的乏味感和疲劳感。例如，跑步选择景色优美的林间小路，增加新鲜感。可戴着随身听，边跑边听喜爱的音乐，使慢跑变得有滋有味。此外，还可改变运动项目、交替进行游泳、骑单车、有氧操、打网球等不同运动，营造趣味盎然的氛围，享受美好生活。

（5）还要补充高纤维与高蛋白饮食：摄取适当养分或足够热能，应多吃水果、蔬菜及其他碳水化合物来补充体力，并摄取足够的蛋白质来强健肌肉。此外，要记住补充水分，激烈运动后半小时内不进食，含糖饮料应避免。

（6）要学会倾听身体讯息：当身体发出警告：食欲减退，失眠，做事效率低，经常感到疲惫时，就要及时修正运动计划。

激烈运动后的肌肉至少需休息48小时才能复原。运动姿势是否正确也会直接导致运动伤害的产生，尤其要注意渐进地进行不同难度的运动,或请专人指导。

记住:运动是很人性的,不妨跟着感觉走。

四、春季运动正当时

春天万物萌发,适合户外活动和锻炼。食管疾病病人此时运动正当时,可帮助身体早日康复。适合春季运动方式有以下这些:

(1)踏青:也叫郊游,最好是近山、近湖、近树、近草。呼吸着清新的空气,满眼绿色,身心可以彻底融入到大自然的湖光山色美景中。踏青最好多人同行,彼此可以相互照应。

(2)垂钓:垂钓是一项休闲的活动,既能够亲近大自然,又对身心是很好的调节。特别是收获的喜悦能让人忘却烦恼,忘却病痛。垂钓时要注意做好防晒、防蚊虫叮咬等措施。

(3)放风筝:春天放风筝是一种集休闲、娱乐和锻炼于一体的活动。放风筝时,通过手、眼的配合和四肢的活动,可达到疏通经络、调和气血、强身健体的目的。对精神抑郁、视力减退、失眠健忘、肌肉疲劳等症均有祛病养生的作用,较适合于青少年。中老年人在放风筝时要注意保护颈部,头颈不要长时间后仰,而应后仰与平视交替,以平视为主。放风筝最好以2～3人一起,选择平坦、空旷的场地进行为宜。

(4)慢跑:慢跑是一种简便而实用的运动项目,它对于改善心肺功能、降低血脂、提高身体代谢能力和增强机体免疫力、延缓衰老都有良好的作用。慢跑还有助于调节大脑皮质的兴奋和抑制,促进胃肠蠕动,增强消化功能,消除便秘。慢跑前做3～5分钟的准备活动,如伸展肢体及徒手操等。慢跑速度掌握在每分钟100～200米为宜,每次锻炼时间以10分钟左右为好。慢跑的正确姿势为两手握拳,步伐均匀有节奏,注意用前脚掌着地,不能用足跟着地,慢跑后应做整理运动。

锻炼时间以早晚为宜,宜选择空气新鲜而平坦的地方进行。

(5)其他:在我国传统的健身方法中还有炼太极拳、养生功、五禽戏、八段锦等,也是春季很好的锻炼项目。

另外,日常生活中爬楼、骑车、甩手、仰卧起坐、退步行走等都是可以选择的项目。

五、夏季的助眠操和提神操

夏季炎热,人的体力消耗大,总是容易感觉头昏脑涨,肢体慵懒。到了晚上却常常无法入睡,早上醒后迟迟打不起精神。如果这时学做"助眠操"和"提神操",坚持下来可以收到很好的效果。

(1)助眠操:①双膝跪在床上或地板上(如在地板上进行,要有垫子或其他柔软物),双手上举,手心向前,身体缓慢向后仰,同时配合吸气并含在口中,直到头部、双臂及手背接触到床面或地板,后腰部及臀部尽量抬起,双膝保持紧贴于床面或地板。②保持上面的动作 5~10 秒钟,然后腰部用力使身体挺起配合呼气并向下做俯卧运动,双臂尽量向前伸,双眼向前看,头部可接触床面或地板,双膝始终保持不动。③身体自然仰卧在床上或地板上,双臂向上位于头部两侧,双腿并拢并做蜷腹抬腿运动,双腿可尽量向头部上抬直至臀部提起。④保持双腿上抬 3~5 秒钟后将双腿缓慢放下,使身体恢复至初始状态,反复做 3~5 次即可。

(2)提神操:①身体自然仰卧在床上或地板上,一手向斜上方上举并随全身向一方侧屈,另一只手向前扶于床面或地板,下肢用力伸直并拢,左右侧屈各做 6~8 次。双眼目视方向与手上举的方向保持一致,醒后即做。②两臂向前平举,握拳,双腿稍微下屈,两臂做后振并收回运动,后振幅度由小及大,同时配合均匀地深呼吸,运动时间为 1~2 分钟。

此项运动最好在阳台等宽敞通风的地方进行,可以呼吸到新鲜的空气,在早餐之前做为好。

六、秋季健身好项目

强健的体魄,良好的体质取决于多种因素,如先天发育、饮食结构、医疗保健、生活环境、体育锻炼等。从某些角度来讲,健身锻炼可以弥补先天不足。而运动保健也是取得健康最为简便易行,最为有效和最经济的手段。俗语说"药补不如食补,食补不如锻炼"。

入秋以来,几场秋雨,气温有所下降,在经历了炎夏的酷暑和湿闷后,人们倍感秋季的凉爽和舒适。宜人的秋季,也是锻炼身体的黄金季节,这里列出几项比较适宜秋天的健身运动。

(1)登高:一般就是指民间的爬山运动。作为一种体育锻炼,登高的保健作用是:能使氧气吸入量增加,血液循环增强,内脏器官血流量增加,加速机体排毒。秋日登高,由于气候的独特,气象要素的变化对人体生理功能还有些特殊的益处。

登山时,随着高度在一定范围内的上升,大气中的氢离子和被称作"空气维生素"的负氧离子含量越来越多,加之气压降低,能促进人的生理功能发生一系列变化,对食管、胃、肠等消化系统疾病的康复还可以起到辅助治疗的作用,并能增高贫血患者的血红蛋白和红细胞数。

秋日登高,温度变化最为频繁,这对人体健康本身是有益处的:使人的体温调节机制不断地处于紧张状态,从而提高人体对环境变化的适应能力(中医学上的"秋冻"也包含了这层意思)。当然,对年老体弱者,不可一味强调这种保健效果,登高时间要避开气温较低的早晨和傍晚,登高速度要缓慢,上下山时可通过增减衣服达到适应空气温度变化的目的。合并有高血压、冠心病等疾病的病人更要量力而行,以防产生不测。

(2)慢跑:这也是一项很理想的秋季运动项目,能增强血液循环,改善机体代谢功能;改善身体的血液供应和细胞的氧供应,促进消化器官的蠕动功能。跑步还能有效地刺激新陈代谢,增加能量消耗,有助于减肥。对于反流性食管炎的病人来说,跑步能大大减少由于不运动引起的反流症状,减少食管黏膜受损的几率。近年来,科学家还发现,坚持慢跑者得癌症的机会比较少,有助于延年益寿。

(3)"空气浴":无论是在户外慢跑,还是散步。这一过程实际上也是在经历"空气浴"。如果人们经常处在污浊的空气中,就会感到精神疲惫、四肢无力,工作效率下降。因此,无论是健康人还是病患者,都应多到户外去活动活动,多呼吸新鲜空气。秋高气爽正是走出家门,到大自然中去锻炼的大好时机。一天之中,人们如果有1～2个小时到室外呼吸新鲜空气,其中抽出40分钟左右进行慢跑,不仅会少染疾病,体质也会增强,精力也会日益充沛起来。还能够预防癌症。

(4)冷水浴:所谓冷水浴,就是用5℃～20℃的冷水洗澡,秋季的自然水温正是在这一范围内。冷水浴的保健作用十分明显。首先,它可以加强神经的兴奋功能,使得洗浴后精神爽快,头脑清晰。其次,冷水浴可以增强人体对疾病的抵抗能力,被称作是"水疗体操";还有,洗冷水浴还有助于消化功能的增强,对包括食管疾病在内的许多消化系统疾病有一定的辅助治疗作用。

冷水浴锻炼必须采取循序渐进的方法:秋天气温逐渐降低,人体对寒冷和冷水也逐渐适应,以至于到了深秋和冬季,洗冷水浴也不感觉太冷。冷水浴应循序渐进,包括洗浴部位由局部到全身,水温由高到低以及洗浴时间的由短到长。

常见的冷水浴有以下四种:头面浴,即以冷水洗头洗脸;脚浴,双足浸于水中,水温可从20℃左右开始,逐渐降到5℃左右;擦浴,即用毛巾浸冷水擦身,用力不可太猛,时间不宜太长,适可而止;淋浴,先从35℃左右温水开始,渐渐降到用自来水洗浴。

特别提醒:必须说明的是,冷水浴并非对每个人都适合。有些人的皮肤对冷水敏感,遇到冷水就会产生过敏症状,如起疹子、生紫斑等,这类特异体质的人就不能进行冷水浴;此外,患有严重高血压、冠心病、风湿病、空洞性肺结核、坐骨神经痛,以及高热病人都不可进行冷水淋浴。

七、冬季锻炼有讲究

冬季时节,若坚持适宜的体育锻炼,不仅可以调心养肺,提高消化器官的功能,而且有利于增强各组织器官的免疫功能和身体对外界寒冷刺激的抵御能力。然而,由于冬季气候寒冷,要想收到良好的健身效果,必须注意四防:

(1)防滑倒拉伤:冬季下雪,地面容易结冰,户外锻炼一定要穿防滑的鞋子,注意安全,提防滑倒。还有,因为人的肌肉和韧带在气温较低的情况下会反射性地引起收缩,黏滞性增加,伸展度降低,关节的活动幅度减小,神经系统对肌肉的指挥能力下降,锻炼前若不充分做好准备活动,会引起关节韧带、肌肉拉伤等。准备活动的时间和内容可因人而异,一般以做到身体发热为宜。

(2)防受凉感冒:冬季风大气温低,不可穿着单薄衣服去户外活动,应根据户外的气温变化增减衣服。锻炼时不宜一下脱得太多,应待身体发热后,方可脱下过多的衣服。锻炼后切忌穿着汗湿的衣服在冷风中逗留,以防身体着凉。

(3)防运动过度:冬天锻炼的活动量要适度,但此时因人体阴精阳气正处在收敛内养阶段,故运动也应顺应这一原则,即运动量不宜过大,以防出汗过多,阳气耗损,运动宜选择轻松平缓、活动量不大的项目。

(4)防冬燥:冬天气候常感觉寒冷干燥,温度低,易引起咽喉干燥、口舌少津、嘴唇干裂、鼻出血等症。冬天干燥的气候对食管容易造成伤害。对于运动者来说，每次锻炼后应多吃些滋阴、润肺、补液生津的食物，如梨、芝麻、蜂蜜、银耳等。

运动后还要注意多补充水分，多吃甘蔗、梨、苹果、乳类、芝麻、新鲜蔬菜等柔润食物，以保持食管的湿润润滑。如运动时出汗过多，可在白开水中加少量食盐饮用，以维持体内酸碱平衡，防止肌肉痉挛，补充时以少量、多次、缓饮为好。

此外，如进行长跑锻炼，还要饮用适量的糖开水，以防低血糖，出现头晕、出虚汗、四肢乏力等不良生理反应。

八、上班族的健身小技巧

上班族工作节奏快，所以锻炼方法也要简单易学且有效，以下介绍几项适合上班族工作间隙的健身小技巧，试一试能不能坚持？

（1）叩头：每天早晨或晚上睡前轻叩头部——刺激头部穴位，能够调整人体健康状况。全身直立，放松。双手握空拳举于头部，自然活动腕关节，用手指轻叩头部，先从前额向头顶部两侧叩击，然后再从头部两侧向头中央。次数视各人情况自定，一般50次左右为好。

（2）梳头：首先直向梳刷，用木梳（别用塑料、金属制梳，最好是黄杨木梳，若无木梳，也可用手指代替）从前额经头顶部向后部梳刷，逐渐加快。梳时不要用力过猛，以防划破皮肤。接着斜向梳刷。先顺着头形梳，将头发梳顺，接着逆向梳，再顺着头形梳。每分钟20～30下，每天1次，每次3～5分钟。这样可以刺激头皮神经末梢和头部经穴，通过神经和经络传导作用于大脑皮质，调节经络和神经系统，松弛头部神经，促进局部血液循环，达到消除疲劳、强身和促进头发生长的效果，对脑力劳动者尤为适宜。

（3）击掌：两手前平举，呈90度角，两手五指伸直展开。然后